中医师承学堂

伤寒新解与六经九分应用法

——从伤寒“溯本求源”到临证“执简驭繁”

张再良　著

中国中医药出版社
·北京·

图书在版编目（CIP）数据

伤寒新解与六经九分应用法/张再良著．—北京：中国中医药出版社，2012.12（2020.3 重印）
（中医师承学堂）

ISBN 978－7－5132－1182－6

Ⅰ.①伤… Ⅱ.①张… Ⅲ.①《伤寒论》－研究 Ⅳ.①R222.29

中国版本图书馆 CIP 数据核字（2012）第 244504 号

中国中医药出版社出版
北京经济技术开发区科创十三街 31 号院二区 8 号楼
邮政编码　100176
传真　010 64405750
保定市中画美凯印刷有限公司印刷
各地新华书店经销

*

开本 880×1230　1/32　印张 14　字数 279 千字
2012 年 12 月第 1 版　2020 年 3 月第 2 次印刷
书　号 ISBN 978－7－5132－1182－6

*

定价 48.00 元
网址　www.cptcm.com

如有印装质量问题请与本社出版部调换 010 64405510

社长热线　010 64405720
购书热线　010 64065415　010 64065413
书店网址　csln.net/qksd/
官方微博　http：//e.weibo.com/cptcm

序

我一直认为应该有两个《伤寒论》，一个是在具体的疾病证治中形成的《伤寒论》，一个是反过来具有指导所有疾病证治价值的以六经辨证治法方药体系为基础的《伤寒论》，二者相辅相成，相映成趣。能够看清楚这一点，很重要，也很有意思！如果知其一而不知其二，则或失之于泛，或失之于狭，都不利于我们对事物的理解和把握。基于这样的认识，本书首先介绍我近年归纳总结的“六经九分法”，这是以六经治法方药为基础的临床证治体系，是所有辨证论治的基础，能够起到执简驭繁的作用，每一个中医临床医生都应该有所了解和把握。

在提出了基本的证治框架以后，还有必要进一步考虑产生这样治法方药体系的基础。几年前读过付滨等的文章“从疾病演变史探‘伤寒’原义”，脑海中留下深刻的印象。当时写过一篇“关于伤寒的广义与狭义”小文，但对流行性出血热并没有作进一步深入地学习和思考。最近再次拜读，又有新的收获，同时翻阅了相关资料，抚今追昔，联想很多。我越发感觉到搞清“伤寒”这个问题的重要，确实，在现实中对此加以关注的人也许不太多，好像“伤寒”是什么病也并不重要，大多数人只把注意力放在对《伤寒论》原文的理解和发挥上，热衷于从理论上过度推敲，无限拔高。把《伤寒论》的六经病证原文完全看作是抽象的东西固然很好，他们的理解也是精致细密，各有所到，多少也能让人受到启发。但这样还是让人有点不够满足，好像总还是缺少些什么。于是，我们不得不回到事情的原点，即《伤寒论》中所描述的“伤寒”究竟是什么疾病呢?

在查阅了相关的资料、经过反复思考以后，我想要说的是：正是在流行性出血热这个疾病的具体诊疗中才能够形成伤寒六经的证治！正是当时流行性出血热的蔓延，才给张仲景提供了论治“伤寒”的广阔舞台。流行性出血热的病因是病毒，这种病毒对全身的组织器官能够造成广泛性的损害，一开始主要影响全身的小血管，造成渗出、出血，同时几乎所有的内脏（包括大脑中枢神经系统）都受到侵害，当然更多的是肾脏。这个疾病有着临床上最复杂、最广泛、最严重的表现，其轻重的程度不同，差距甚大，不典型的表现亦多，又有着一定的自愈倾向，病期一般在10~15天左右。该病的阶段性进展明显，从发热期到低血压休克期，到少尿期、多尿期，再到恢复期，与伤寒六经病证的传变大体相似！1800年前有张仲景的《伤寒论》，今天则有林永焕先生的《流行性出血热诊疗学》，凡是对《伤寒论》感兴趣的人，我建议都应该去翻翻林先生的书。

在流行性出血热证治中形成的六经病证体系是具体的，

其中蕴含的理念、原则和方法是永恒的，正因为如此，它对后世才具备广泛的指导价值。将“伤寒”对应于流行性出血热，并不会限制经方的应用。古方古用，有它针对和特定的范围，古方今用，是它的扩展和变化。中医的方药大多着眼于调节人体的整体状态，所以有时可以万病一方。又因为一种疾病临证也会变化多端，所以一病又必须备万方。这也就是我们经常说的“同病异治”和“异病同治”。从流行性出血热的证治形成一本有113方的《伤寒论》，从伤寒六经证治又走向所有疾病的治疗，这正是一个最有说服力的事实。

“学问在空间，不在纸上。”（吕思勉）汉唐时期在临床实践中对“伤寒”病证治的归纳总结，至宋金元时期一变而成为对《伤寒论》的研究，医家倾心于对原文的解释，对“伤寒”是怎么一回事了解不多了。大家着力于文字上的发挥，并且尽量将《伤寒论》往《内经》上靠，日积月累，形成了洋洋大观的专门领域，不少人硬是把活生生的学问变成了毫无生气的纸上功夫！这种情况，即便是在今天不也仍然值得我们认真反省吗？

本书挣脱了以往解释和理解《伤寒论》的惯例，而是从流行性出血热的立场来重新思考原文所记载的内容，尽量使原文的叙述在临床上都能有所着落。主观愿望如此，但实际上难度甚大，因为我既不是研究《伤寒论》的专家，对流行性出血热的诊疗也只是个门外汉。我只是凭着一种直觉和兴趣，也有一种抑制不住的想要探究事物真相的冲动。本书一些不成熟的想法，也许会贻笑大方，但希望能对大家的思考有些许促动和帮助。

本书分为五个章节展开，第一章介绍我所归纳的六经九分应用法；第二章举例介绍我的治验，结合六经九分法作具体阐述；第三章将《伤寒论》原文打乱，按照流行性出血热的病程作相应的归类联系，同时用按语的方式简要阐述作者的见解；第四章介绍寒温在流行性出血热证治中的一致，并附录了流行性出血热疾病的概况，以便对照；第五章汇集作者有关热病证治的文章，以供读者参考，希望引起更多的思考。

本书对相关问题不进行细致详尽的论述，只抛砖引玉，仅仅提供一些思路而已。希望引起大家的共鸣，并希望有兴趣的同道能循此作进一步地深入探讨，坚信这样的研究将有助于事业的发展和人才的培养。

最后要深深感谢付滨等的文章和林永焕先生的著作，没有他们的启发，不会有我今天的思考！深深感佩中国中医药出版社刘观涛先生对事业的执著，感谢他对本书的热心策划！

张再良

2012年8月20日

前　言

执简驭繁："六经九分法"通治万病

——六经证治的框架位置说

在《伤寒论》的研究中，关于六经的认识，多达几十种，真有点让人摸不着头脑，相互间似乎又很不容易统一。仔细想想，其实也是由于每种认识的出发点（或立场）不同，或许每种认识都有它的合理性，不一定存在正确和错误的问题。但是，如果要说六经对临床证治的绝对指导意义，说六经可以钤百病，那么这个六经就必须具有一定的高度和广度，即六经是一个居高临下、涵盖甚广的东西，我在这里用框架来表示。用这个框架来衡量，临床的具体治法方药大体都能找到各自所处的位置，这才是可以并且值得称为临床基础的六经，否则就不值得花那么大的力气来反复讨论了。

还有一点必须提及，即不管东汉末年张仲景经历的是一场什么样的具体的疾病，《伤寒论》或六经病证一旦被拔高到用以指导整个临床辨证的高度，那么我们也就应该更多地考虑六经证治中共性的问题，亦即必须考虑对整个热病、甚至对整个中医临床证治起指导作用的六经。本文的目的也是要在这方面作一些归纳和思考，以方便理解。

1. 六经所规定的辨证框架和治法方药的位置

六经内容有提纲原文框定，有具体篇章展开。以后有对提纲原文进行质疑者，可见提纲还是有不到之处，亦可见以六经概括热病证治之难。阅读原文，可以知道，太阳病与太阳病篇在概念上的不同，其实六经皆然。据此，我们必然要发问，六经究竟是什么？六经到底有什么用处？临证为什么非要有个六经不可呢？

现代中医比较习惯用八纲来归纳和表述基本的问题了，古代中医自幼接受的是六经病证的思维方法。古今表述的方式不同，各有利弊，但其目的和实质还是一致的。下面列出的表格，提示出辨证的基本框架，提示出治法方药的基本位置（见表1、表2）。心中有了这个框架，临证遇到再复杂的情况也不至于慌乱。心中有了这个框架，后世的所有补充和发展大体上也就一目了然了。可见六经是临床辨证论治的基础，《伤寒论》奠定了辨证论治的基础，不是一句空话。

表1　　六经辨证的基本框架

太阳（寒） 表寒（虚寒）	太阳 营卫不和	太阳（热） 表热（虚热）
太阴 虚寒、寒湿、寒实	少阳 邪正相争	阳明 实热、燥热、热结
少阴（寒化） 虚寒、阳亡	厥阴 厥热胜复	少阴（热化） 虚热、阴竭

六经病证中，太阳为初期，辛温为主法，但实际上也有麻黄石膏相配的辛凉法。阳明、少阳和太阴居中，少阴和厥阴则步入了热病的晚期。最后的阶段，虚固无疑，而

且已经不是一般意义上的虚了，应该用阳亡阴竭来表述。少阴尽管有寒化热化的区别，毕竟以虚寒为急，见症以脉微肢厥为主，须用回阳救逆法，投四逆汤急温之。厥阴尽管有寒热错杂的证治，毕竟以虚热为重，见症以神昏风动为主，须滋阴息风或开窍，后世温病方可参。至于厥热胜复则少阴和厥阴中都是存在的，有关预后的原文很清楚地记载了这方面的情况。在热病的极期，寒热虚实真假错杂的判断和把握尤其重要，如对厥逆、腑实等的鉴别、处理，就体现了这一点。这些内容较多地表现在阳明和少阴病中，如发热、脉微、肢冷可用姜附，热厥则用白虎；体虚、热盛、腑实可用承气，津亏则用增液。

表2　　六经辨证治法方药位置

太阳(寒) 辛温:麻黄、桂枝 甘温:甘草、干姜	太阳 和营卫:桂枝　芍药　黄芪	太阳(热) 辛凉:麻黄、石膏 甘寒:百合、地黄
太阴 温补:人参、干姜、白术 温通:茯苓、桂枝、白术、干姜 温下:大黄、附子、细辛	少阳 调升降: 柴胡、黄芩、生姜、半夏 人参、大枣、甘草	阳明 辛寒:石膏、知母、人参 苦寒:黄芩、黄连、栀子 寒下:大黄、芒硝、甘遂
少阴(寒化) 回阳:附子 散内寒:附子、干姜、人参	厥阴 顾寒热: 干姜、附子 黄芩、黄连、人参、当归	少阴(热化) 救阴:阿胶 清虚热:黄芩、黄连、阿胶

六经病证给人一个临床证治的框架和方位，最初用来应对热病的证治，后世医家悟出了百病皆然的道理，也就是说，六经辨证是可以应对百病的，这就是《伤寒杂病论》奠定临床辨证论治基础的最好注脚。

六经如表所示，三个阶段，三个层面，可以收，也可以放，可以分，也可以合。临证治疗的千变万化，后世医家的丰富发展，大体都能在这个框架中找到合适的方位。六经的框架和方位具有统领全局的指导意义，临证对表里、寒热、虚实处理的具体方法尽在其中，并且由此可以进一步深入到更加细微的地方。

2. 传变体现了疾病进展的动态过程

提出了六经的框架和位置后，接着必须讲传变。传变赋予框架和位置以动感，即事物可以有相对的界限和位置，但事物之间又有着内在的联系，事物循此又处在不断的变动之中。传变有一定的规律，但又没有一成不变的模式可言，所以只能讲个大概，因为百病都有各自的独特之处，需要我们不断去认识和总结。后人在传经方面提出的各种见解，原因也正是出在此处。

伤寒六经病证的传变，过去有祝味菊的五段说，通俗易懂，也符合临证实际，比一般的初、中、晚三期更加细化些。《内经》的一日一经说，在《伤寒论》原文中仍然留有痕迹，以后对传经的认识趋繁，循经传、越经传、直中、两感等，也是因为临证时变化太多，规律性的东西实在难以捉摸，这就暴露了循经传变的缺陷，用一个固定的框架，来规范那么多不同的疾病，当然就有问题。所以应该说，六经传变既有顺序，又没有顺序，可以用五段或三段来勾勒，实际上又不必过分拘泥。但是不管怎样，关于传变的基本规律，对于临证把握治疗还是十分必要的。

六经病证的正治是常，是框架，六经分看各成一个格局，合看又反映了某些病证的规律。疾病的病程有初、中、晚，疾病的轻重有上、中、下。传变即进展，由太阳到阳明或少阳，再到少阴或厥阴，这是常。有的疾病始终在太阳，也有的疾病开始于阳明，甚至也有由太阳直入少阴和厥阴者，这是变。关于传变，结合一些后世温病的内容，也许更加有助于理解。吴又可曾经提出过“九传”说，也是流于繁琐而不切实用，未能超越六经。杨栗山在《伤寒温疫条辨》中说：“寒证有六经之传变，温病亦有六经之传变，其阴阳脏腑顺逆无二也。”

六经传变的阶段性和层次性可以用下表来表示（见表3）。

表3　　六经传变的阶段和层次

层次：＼阶段：	初期	中期	晚期
上焦	太阳 卫分（肺、心）腠理	太阳	太阳
中焦	太阴	阳明、少阳、太阴 气分（脾胃、胆）膜原	阳明
下焦	少阴	厥阴	少阴、厥阴 营血（肝、肾）命门

3. 合并病展现了疾病表现的复杂多样

合病与并病，是《伤寒论》六经病证中的重要内容之一。合病是指六经病证中两经或三经同时发病，数经之证同时并见的情况。并病是指六经中一经病证未罢，另一经相继为病，也是数经之证并见的临床表现。

就《伤寒论》而言，仲景将外感热病发病过程中错综复杂的情况，以六经病证加以框定，每一病证均有其主症、主脉及相应的治法和方药，此乃六经病证之常，是对外感热病最简略的概括。但实际中我们看到外感热病的发生、发展千变万化，在现实中的表现也并非都是那么整齐划一，所以用六经又根本不可能囊括全部的内容。而且热病的传变也不可能那么整齐划一地由某一经的表现直接地完全地转变为另一经的表现。因此《伤寒论》中又有合病并病的提出，还有兼变证、类似证的补充，这些都可看作六经病证的变化，这些都是对外感热病非典型性或者是边缘性证候的概括。这些内容作为六经病证的重要部分，和原文所述的典型表现是相辅相成、相得益彰的。

临床实际中往往是典型表现少，而不典型者多见。因此对仲景所提出的六经病证，应当从典型和不典型两个方面加以理解，《伤寒论》的六经并非是对所有外感热病的机械框定，而只是提供一种临床思维的模式、辨证的框架。六经示人以常，也示人以变，只有全面理解了六经病证之后，才能知常达变，举一反三，才能在临证时达到圆机活法、得心应手的境界。因此，对六经辨证的理解，不应该只停留在六经的典型表现上，还应该注意原文中表述的大量不典型的表现，本文仅对合病与并病作些归纳与思考。

张仲景在《伤寒论》中对合病、并病的论述虽然不多，但提出合病、并病的概念却非常重要。因为疾病的临床表现变化多端，疾病与疾病之间、脏器与脏器之间，常常是互相影响的，这在临床上是普遍存在的。明清时期的一些医案著作，如《名医类案》《续名医类案》中就记载着大量有关合病、并病的医案，可见合病与并病，既是理论问题，又是实践问题。对此张景岳有一段话讲得非常浅显易懂，不妨摘引如下以帮助理解："凡并病者，由浅而深，由此而彼，势使之必然也。此合病并病之义。而不知者皆以此为罕见之证，又岂知今时之病，则皆合病并病耳。何以见之？盖自余临证以来，凡诊伤寒初未见有单经挨次相传者，亦未见有表证悉罢止存里证者，若欲依经如式求证，则未见有如式之病而方治可相符者，所以令人致疑，愈难下手，是不知合病并病之义耳。"柯琴指出："病有定体故立六经而分司之，病有变迁更求合病并病而互参之。""六经之合并与内伤外感之合并，神而明之不可胜极。以阴阳互根之体，见阴阳离合之用，是知六经之准绳，更属定不定法矣，何漫云三阴无合并病也哉。"柯氏所谓的三阴合并病，也是对六经的发挥和补充，是有助于临床证治的。

六经病证之间的重叠具体可以作如下的说明：

①麻黄汤向桂枝汤的转化途中，可以考虑用桂枝麻黄各半汤。

②桂枝汤向银翘散的转化途中，可以考虑用桂枝二越

婢一汤、瓜蒌桂枝汤。

③表里同病阳虚湿滞，或温散或温通，可以考虑用桂枝人参汤、五苓散（或藿香正气散）。

④太阳向少阳的转化途中，可以考虑用柴胡桂枝汤（或三仁汤）。

⑤表邪未尽而里热或里实已现，可以考虑用葛根汤、白虎加桂枝汤、厚朴七物汤（或藿朴夏苓汤）。

⑥少阳证偏湿滞，可以考虑用柴平汤。

⑦少阳的清法合阳明的攻下，有别于阳明的寒下，可以考虑用柴胡加芒硝汤、大柴胡汤。

⑧太阴虚寒原则上可以早用少阴温药，太阴在少阴的包容之中，可以考虑用附子理中汤。

⑨寒热往来厥热胜复正气已经有所不支，可以考虑用麻黄升麻汤。

⑩阳明的热结，少阴的阴亏（或阳明的里结，少阴的寒甚），可以考虑用大承气汤（或大黄附子汤）。

⑪厥热胜复偏于寒胜，可以考虑用白通加猪胆汁汤。

⑫厥热胜复偏于热胜，可以考虑用炙甘草汤（复脉汤）。

另外，还有跨越式的连接，如发表和温散同用的麻黄附子细辛汤、麻黄附子甘草汤针对太少两感证；苦寒和辛温同用辅以甘补的半夏（生姜、甘草）泻心汤针对寒热错杂虚实夹杂证，类似太阴阳明相合。最后，除了二者的重合以外，其实还可以有三者、四者的重合，此属于更加复杂的情况。

以上的考虑也许不那么成熟，甚至会引起误解。请大家注意，六经病证的主线条不多，仲景把较多的笔墨花在了重叠和模糊的地方，这就引出了主方的加减变化，对于事物的兼夹错杂，合并病做了最好的注脚，当然还有兼变证的问题，这就是原文叙述的加减方明显多于基础方的道理。

古往今来，注目于六经研究的医家不少，着力于六经阐释的医著相当可观。六经是什么？六经为什么重要？我们固然可以引经据典，洋洋洒洒做出长篇大论，这如果是限于一定范围内的学术讨论，固然是很好，也是十分必要的。但是面向整个中医界，面对尚未入门的中医学子和对中医怀有广泛兴趣的西医人士，我们是不是应该考虑用更加简洁、更加通俗的语言，把复杂的事情讲得明白一些呢？我以为用框架和位置来表述六经，用传变和合并病作为补充来理解六经，基本上可以阐明六经的要点，基本上可以把握住六经的要害。

目 录

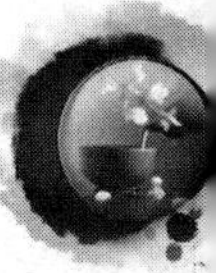

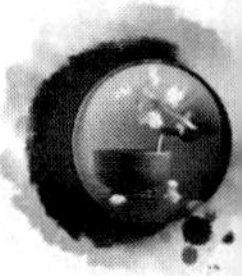

第一章　六经九分法是临床诊疗的基础

整个六经证治方药形成一个体系，几张基本方（代表方）就是它的布局，有着不可动摇的地位，而且每一张基本方又可以做进一步的加减变化，形成各自独特的体系，用以应对临证中复杂多变的情况。经方中证与证之间的移动、转换，以及主症的明显不同和伴随症的微妙变化，都可以十分敏感地通过方证反映出来，因此我们又应该用变动不居的眼光来看待经方。

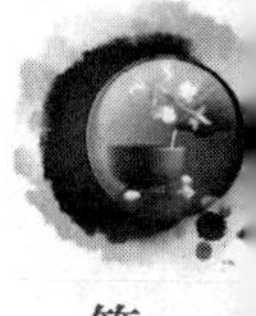

《伤寒论》《金匮要略》的好处之一，在于大部分原文都是在不厌其烦地教人如何用化裁变化的方法来遣方用药。当然，我们也承认临证中也不乏方证对应、可以原封不动使用原方的情况。经方有主次，有开合，有延伸。从这一点来看，可以说经方一直贯穿到了时方。经方是临床证治的源头，明白了经方也就大体上能够把握住中医的临床证治。

柯琴在《伤寒来苏集》中指出："仲景立方精而不杂，其中以六方为主，诸方从而加减焉。凡汗剂皆本桂枝，吐剂皆本栀豉，攻剂皆本承气，和剂皆本柴胡，寒剂皆本泻心，温剂皆本四逆。溷而数之为 113 方者，未之审也。"

“方各有经而用不可拘，是仲景法也。”“仲景制方不拘病之命名，惟求证之切当。知其机，得其情，凡中风、伤寒、杂病，宜主某方，随手拈来，无不活法，此谓医不执方也。”“仲景六经为百病立法，不专为伤寒一种，伤寒、杂病治无二理，咸归六经之节制。”“岂知仲景约法，能合百病，兼该于六经，而不能逃六经之外。只在六经上求根本，不在诸病名目上寻枝叶。”

其实，清代已有不少医家已经看出了六经框架、六经方药的根本所在，进而在临证中循六经框架拓展治法方药。章虚谷也说过：“理有一定而法无定，法有定而方无定，方有定而病则无一定也。执一定之方，治不定之病，其焉能合哉?”“仲景六经所概者广，凡风寒、温热、内伤、外感，自表及里，有寒有热，或虚或实，无所不包。”可见，六经证治体系是中医临证的基础，这句话实在内涵很深。

六经的治法方药及位置（表1）：

1. 麻黄汤（温散）：麻、桂。
2. 桂枝汤（调和营卫）：桂、芍、姜、枣、草。
3. 越婢汤（凉泄）：麻、石。
4. 理中汤（温补）：参、术、姜、草。
5. 柴胡汤（扶正达邪）：柴、芩、姜、夏、参、枣、草。
6. 白虎汤（寒泻）：知、石。
7. 承气汤（苦下）：硝、黄、枳、朴。
8. 四逆汤（散寒回阳）：姜、附。
9. 乌梅丸（寒热虚实兼顾）：柏、连、姜、附、参。
10. 黄连阿胶汤（清热养阴）：芩、连、胶、鸡。

表1　　六经治法及位置

1. 温散	2. 调和营卫	3. 凉泄
4. 温补	5. 扶正达邪	6. 寒泻
7. 回阳	8. 寒热兼顾	9. 救阴

表2　　六经九分法的代表方剂

温散（太阳寒）	和营卫（太阳）	凉泄（太阳热）
1. 麻黄汤	1. 桂枝汤	1. 越婢汤
2. 大青龙汤	2. 桂枝麻黄各半汤	2. 麻杏甘石汤
3. 小青龙汤	3. 桂枝加大黄汤	3. 麻黄连翘赤小豆汤
4. 麻黄附子细辛汤	4. 桂枝加附子汤	4. 升麻葛根汤
5. 乌头汤	5. 小建中汤	5. 银翘散
6. 川芎茶调散	6. 桂枝加龙骨牡蛎汤	6. 清燥救肺汤
温补（太阴）	**调升降（少阳）**	**寒泻（阳明）**
1. 理中汤	1. 小柴胡汤	1. 栀子豉汤
2. 四君子汤	2. 达原饮	2. 白虎汤
3. 补中益气汤	3. 半夏泻心汤	3. 黄芩汤
4. 半夏厚朴汤	4. 藿朴夏苓汤	4. 大黄黄连泻心汤
5. 瓜蒌薤白半夏汤	5. 四逆散	5. 茵陈蒿汤
6. 小半夏汤	6. 当归芍药散	6. 大黄牡丹汤
7. 枳术丸		7. 升麻鳖甲汤
8. 防己黄芪汤		8. 大承气汤
9. 五苓散		9. 大陷胸汤
10. 大黄附子汤		10. 抵当汤
11. 藿香正气散		11. 安宫牛黄丸
12. 参苏饮		12. 镇肝息风汤

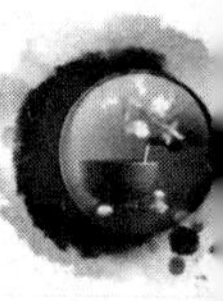

表2 续表

回阳（少阴寒）	顾寒热（厥阴）	救阴（少阴热）
1. 四逆汤 2. 真武汤 3. 桃花汤 4. 阳和汤	1. 乌梅丸 2. 干姜芩连人参汤 3. 麻黄升麻汤 4. 肾气丸	1. 黄连阿胶汤 2. 百合地黄汤 3. 竹叶石膏汤 4. 加减复脉汤

《伤寒论》六经病证的治法方药，是个开合自如的体系，它所展现的是一个临证的世界，构成这个体系的主要线条是六经、病证和方证。六经的阶段和层次，初、中、晚和上、中、下，三三得到九大块的内容，在九大块中间再细分的话，一是对仲景方可以把握得更加精细；二是对后世方能够认识得更加透彻。执简驭繁，从六经到整个热病，再从热病到杂病，所谓“以六经钤百病”“六经为百病之六经”。如果能够充分理解存在于六经病证中的治法方药体系，所谓“寻余所集”，那么，对中医临床的证治也就能“思过半矣”。

以上分九个方面对六经的治法方药做了一个大概的叙述。除了文字的分析，另有框表对方药进行位置提示。每一个治法其实都可以再展开，框图也可以三三六九区分，上表下里，左寒右热，这样会比较清楚每首方剂的具体位置，也许有助于理解和把握。当然，这只是一个大概，并不绝对，实际上还可以进一步地斟酌推敲。

本章节中所罗列的方药，还是按照六经九分法的治法框架展开。九个治疗大法，每个又可以做若干的细分，以法统方，方有主方、类方、变方，有些差别太大，则列为附方。整个方药的体系，以经方为基础，但也不排除后世的一些常用方，我在归纳中尽量做些源流上的梳理，以清楚整个证治系统的眉目，从而更加方便我们对每首方剂的理解和掌握。这里举出的代表方有60首，进一步展开涉及的方剂近400首。如果将六经九分法的代表方剂加以罗列的话，则有如下的归纳，可以看出，大体上是中间的内容多，左右两边的内容少，个中缘由，结合临床应该不难理解。

一、太阳（寒）病证——温散（辛温散寒）

诊疗要点：最为典型的要推太阳伤寒证，或称麻黄八证。基本病机以寒邪束表、郁遏营卫为主。症见面色白、恶寒怕风明显（也许有发热，用手可以触知，但病人尚无热感）、无汗、颈项板滞、头痛、身痛、腰痛。或伴有咳喘，痰白而稀。或伴有便溏腹泻，苔薄白，舌不红，脉浮紧。病程较短，一般在二三天内，临床上以病毒性上呼吸道感染多见。慢性病以慢性支气管咳喘、支气管哮喘和风湿性关节疼痛多见。

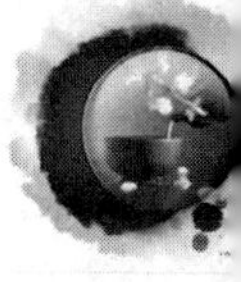

用药指南：以麻黄、桂枝的辛温发散相配为基础，必要时加入半夏、干姜、细辛，温肺而蠲除水饮；加入细辛、附子则温经散寒；加入乌头、芍药、黄芪则散寒通络止痛；加入石膏则兼清郁热、发越水气等。后世的川芎茶调散、荆防败毒散等也是常用的温散方。

治法概述：辛温发散，辛入肺，辛以行，温以通。辛温宣发，开泄升散，辛温助阳行气，化湿利水。气行则津布，故又可以说“辛以润之”。温散所对应的病证，首先当然是太阳病，如果太阳病指热病初期，则温散的范围太大，所以必须缩小到太阳伤寒麻黄汤证。麻黄八证，一派寒邪遏表的症状。表寒用辛温发散是对的，但是容易让人造成错觉，即辛温只限于表寒证。我们通常所说的辛温发汗，发汗是为了祛除表邪，所以辛温似乎就成了发汗解表剂，所谓“辛胜即为汗药”，也有一定的道理。

其实，辛温的用途甚广，辛温鼓动人体阳气向外、向上，看一下《金匮要略》中的证治就可以清楚，湿病要温散，痰饮、水气要温散或温消，中风也可用温散。辛温通达阳气，辛味行气，促进消化、循环、呼吸系统的功能（温散能化痰祛湿、通络、利尿、平喘止咳）。一般认为温散走表，其实辛温又何尝不走里呢？如果把温散作为配角，则涉及的面就更广了。

辛温发越太过则成弊端（应该重视《伤寒论》原文提出的麻桂剂的禁忌），所谓过汗伤阳，温燥伤阴。除了临证把握住用药的尺度以外，也要理解有升必有降的道理，如麻黄汤中麻桂宣散，杏仁就含肃降意，大小青龙汤中或用石膏或用芍药也是求降下内敛的效果。

表证属实，其实虚实又是相对的，邪留之处，其气必虚（虚体受邪，其病则实），仲景方中有麻黄附子同用的例子，后世的温散方中多加入人参、黄芪等补虚之品，也是提示了发汗散邪的相对性。即外感不避扶正，而在于把握扶正的时机与方法，注意邪正的主次，所以又有扶正解表的说法，可以用附子，也可以用人参。如果在温散中多用化湿行气之品，则就偏向藿香正气散法了。

辛温散寒也可以作广义解，即解表发汗是散寒，温经发汗也是散寒，此外，辛温还可以散寒止痛，辛温还可以温中补虚，辛温还可以回阳救逆，这样辛温就从太阳一直用到了太阴、少阴。辛温的主要作用是推动阳气的运行，故辛温可散内外之寒。辛温的代表方药，当推麻桂之配伍，麻黄汤无疑为代表方剂。但辛温并不局限于发汗，他如麻黄附子细辛汤、四逆汤、干姜附子汤、桂枝去芍加麻黄附子细辛汤、乌头赤石脂丸等，也均以辛温见长。发散力量最强者在此，因为非辛温则不足以发散。

甘草麻黄汤发越水气，半夏麻黄丸蠲饮定悸，麻黄加术汤温散寒湿，葛根汤发汗散邪舒缓筋脉，小青龙汤散寒温肺化饮，麻黄附子细辛汤助阳散寒，桂枝去芍药加麻辛附汤治疗心下坚而内外皆寒者。以上各方温散到底，用药的轻重缓急随病证而异。大青龙汤则明显有兼夹，即辛温当配清热，如麻杏薏甘汤也有些转向凉散，小青龙加石膏汤、射干麻黄汤、厚朴麻黄汤多少都显示了这一倾向。到了越婢汤、麻杏甘石汤、白虎汤则就完全转到以寒凉为主的清热阵营中了。《宣明论方》的防风通圣散（大黄、芒硝、山栀、黄芩、连翘、石膏、滑石清热攻下，麻黄、荆芥、防风解表，当归、川芎、芍药活血）尽管也有麻黄、荆芥、防风解表药的运用，但就整个方药来看，则彻底转向以清热为主了。

《古今录验》的续命汤治疗中风痱，肢体不遂，口不能言，药用麻黄、桂枝、人参、干姜、归芎、石膏、杏仁、甘

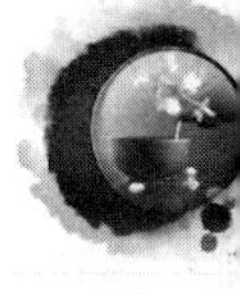

草。魏晋时期的方书中都有续命汤的记载，除了大小续命汤，还有西州续命汤，用药大同小异，不外温散、活血、清利，在药量的大小上体现出作用的强弱。《千金要方》中有续命煮散，更加附子、细辛、防风、防己、茯苓、白术、升麻、独活等。细看此处，辛温不是散邪而是行气了。后世辛温中注意用川芎止痛，注意用行气化湿和胃药如苍白术、厚朴、陈皮、半夏、茯苓等，以适应夏季热病的治疗，特别在南方梅雨或北方的多雨季节。沿这个方向再跨一步就可以进入太阴的领域了，如《和剂局方》的藿香正气散、东垣的清暑益气汤，偏于温散、温燥，表里兼顾，也是临证的常用治法。

此处将温散大法再细分为6个具体治法，也可以看作麻黄汤的辛温发汗的延伸，有辛温发散行水兼清郁热的大青龙汤，有温肺化饮平喘的小青龙汤，有温经助阳发汗的麻黄附子细辛汤，有祛风散寒、益气和营通络的小续命汤，有发汗解表、祛风止痛的川芎茶调散。其实，再往细走，还有很多层次可分。

1. 辛温发汗

麻黄汤 本方发汗解表，宣肺平喘，主治太阳伤寒证，是辛温解表的代表方剂，一般用于风寒表证。方由麻黄、桂枝、甘草、杏仁4味药物组成，方中麻黄发汗解表，宣肺平喘为主药；桂枝发汗解表，助麻黄辛温发汗；甘草和中，甘草配桂枝，辛甘发散，宣通阳气，助麻黄发汗；杏仁降气平喘，与麻黄相配宣肺平喘。本方证的原文叙述有“麻黄八证”之说，主要见有头痛、发热、身疼、腰痛、骨

节疼痛、恶风、无汗而喘、脉浮紧等症。其主要病机为风寒之邪袭表，影响到肺，卫气被遏，故恶风或恶寒；卫气抗邪则发热，脉浮；寒主收引，经脉不利，营阴郁滞则头痛、身疼、腰痛、骨节疼痛；寒主收引，腠理闭塞则无汗；风寒袭表，肺气失宣则喘；风寒束表则脉紧。方有执对本方有如下说："麻黄味苦而性温，力能发汗以散寒，然桂枝汤中忌麻黄，而麻黄汤中用桂枝，何也？曰：麻黄者，突阵擒敌之大将也；桂枝者，运筹帷幄之参军也。故委之以麻黄，必胜之算也；监之以桂枝，节制之妙也。甘草和中而除热，杏仁下气而定喘，惟麻黄有专功之能，故不须啜粥之助。"（《伤寒论条辨·卷之二》）本方证一般常见于外感热病的早期阶段。

本方属辛温发汗峻剂，而发汗过多会损伤正气。《伤寒论》中提出了不可发汗的禁例，如咽喉干燥、亡血等阴虚火旺、气血不足的病人不能用峻汗法，所以临床应用麻黄汤时应特别注意避免过汗伤正。柯韵伯指出：（麻黄汤）"此乃纯阳之剂，过于发散，如单刀直入之将，投之恰当，一剂成功，不当则不戢而招祸。故用之发表，可一而不可再，如汗后不解，便当以桂枝汤代之。"麻黄汤坐镇于太阳寒的位置，温散力强，属于以偏纠偏的典型方法，所以禁忌也多，一旦用错，弊害也大，而且临证时一般也不可能长期投用。另外应该注意麻黄汤和麻黄不是一回事，麻桂相配的温散用在表寒证，而麻黄与他药相配在热证或里证中应用亦多，我们大可不必因方而废了药。

后世医者对本方的运用有颇多发展，柯韵伯用本方治

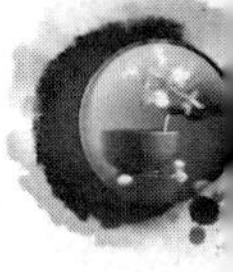

疗寒性哮喘及风寒湿痹，亦有用本方治疗水肿初起有风寒表实证者，说明不应该将本方仅仅局限在发汗解除表证这一点上。本方临证所用的几个方面，发汗解表也好，宣肺平喘也好，散寒通络也好，利水消肿也好，基础应该都在温散二字之上，由温散进一步演化，才有其他一系列的类方变化。

【变化】

麻黄加术汤　本方由麻黄汤加白术而成，在《金匮要略》中治疗湿病"湿家身烦疼"，属于温散的治法，辛温解表，散寒祛湿。方中麻黄配白术，虽发汗而不致过汗，且能行表里之湿邪，是湿病兼表寒的治疗方法。寒湿袭表，经脉不利，临证可见发热、恶寒、无汗、关节疼痛且沉重、脉浮紧、舌苔白腻等。

甘草麻黄汤　本方在《金匮要略》用于水气病的治疗，甘草与麻黄相配，宣肺而散水气，用以治疗皮水，此可以视为温散发汗最为基础的药对，水气病证治中的汗法就是由此扩展，或麻黄桂枝同用偏向于温，或麻黄石膏同用偏向于凉，用以应对不同病证的治疗。

杏子汤　本方出自《金匮要略》水气病的证治，方虽佚，但一般认为是麻杏甘石汤或甘草麻黄汤加杏仁，也是解表宣肺利水的方剂。本方证为外邪侵袭，肺失宣肃，以至于水湿泛滥于肌表，临证可见发热、恶寒、喘息、浮肿、脉浮等。

作为麻黄汤的进一步引申，后世有《千金要方》的麻黄引气汤，《摄生众妙方》的定喘汤，《兰室秘藏》的麻黄苍术汤，《脾胃论》麻黄人参芍药汤、麻黄蝉衣汤、加味麻黄汤，《张氏医通》的麻黄续命汤，《三因方》的麻黄甘草汤、麻黄左经汤、麻黄白术汤，《伤科补要》的麻黄温经汤、麻黄桂枝汤，《医学衷中参西录》的麻黄加知母汤等，也可以举出不少变方。历代医家中也不乏精于运用者，如《类证治裁》中用麻黄汤加半夏、橘红、苏叶、姜枣，治疗风寒咳嗽，也可以看作很典型的变通吧。今天临床上麻黄汤之所以少用，主要是发热初期的患者走到西医那边的多了，或者是受到西医的影响中医投用辛凉或苦寒药的多了，还有就是对麻黄桂枝的弊端渲染过度，使不少医者对温散药物敬而远之。当然过用或误用温散弊端立现，也是事实，如此一来，对麻黄汤应用的经验也就难以积累。

2. 辛温发汗散水、兼清郁热

大青龙汤　本方发汗解表，兼清里热，主要治疗太阳伤寒证兼见烦躁（郁热）以及溢饮（出自《金匮要略》痰饮病篇，身痛与身肿并见）等病证。原文对主症的描述为：发热，恶寒，身疼痛，不汗出而烦躁，脉浮紧；或当汗出而不汗出，身体疼重或身不疼但重，乍有轻时，伴四肢浮肿。本方证的病机为风寒袭表，里有郁热，或水气泛滥。风寒之邪袭表，卫气被遏则恶寒，身疼痛；正气抗邪则发热；风寒袭表，腠理闭塞则无汗；风寒袭表，兼有郁热则烦躁。当汗出而不汗出，水湿不得外越，溢于肌肤则身体疼重，四肢浮肿。本方由麻黄、桂枝、甘草、杏仁、生姜、大枣、石膏7味药物组成，方中麻黄、桂枝发汗解表；石膏辛寒清泄里热，配麻黄透解郁热；杏仁下气肃肺，配麻

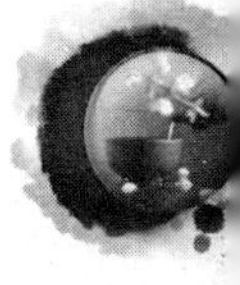

黄平喘；生姜、甘草、大枣和中散邪。本方的特点是温散的力量强，甚至超过麻黄汤，但同时又偏向清热，既有麻桂同用，又有麻石同用，如果减轻温散，则就偏向越婢汤的凉泄了。

【变化】

葛根汤 本方也可以看作由桂枝汤加麻黄、葛根而成，方中既有麻黄、桂枝的发散，又有芍药、葛根的清热生津，从这个意义上来说，本方开合的力量应该胜过桂枝汤，在《伤寒论》中治疗项背强几几，在《金匮要略》中本方用治刚痉，皆属无汗。本方的治疗也具有双向性，体表无汗项背强可以用，二阳合病下利也可用。方中葛根性平，味甘辛，辛温能升能散，升清阳以止泻，散外邪以退热。甘味生津以滋养筋脉，治外有麻黄、桂枝的温散，治内有芍药、葛根的清泄，因为葛根汤在整体上是以升散为主的，所以本方用于表证兼下利，也有称为逆流挽舟的。本方有作为麻黄汤类方的、也有专门另列为一类的，此处把它和大青龙汤列在一起，是因为发汗清里作用二者大致相同。

另外，在不少医书中都有葛根汤方名的出现，名同而药异，药物的配伍有葛根、栀子、枳实、豆豉（《济生方》）；有葛根、赤芍、赤茯苓、甘草（《疡医大全》）；有葛根、牛蒡子、荆芥、蝉蜕、连翘、郁金、桔梗、甘草（《疫痧草》）；有葛根、枳壳、半夏、生地、杏仁、茯苓、黄芩、生姜、甘草、黑豆（《奇效良方》）；有葛根、秦艽、荆芥、赤芍、苏叶、白芷、生姜、甘草（《医学心悟》）等，很明显，葛根汤的用药后来被引向清热的方向。日本习惯于将本方列为治疗肩背板滞症的首选，也是基于方证的相对，临证所见轻一点是强急，重一点则为痉。其实和桂枝汤合看，把它作为桂枝汤的加减变化也可以，本方也可视作调和气血营卫的方剂之一，它比桂枝汤调和的力量更大，既有麻黄、桂枝的升阳，又有葛根、芍药的凉泄，和桂枝汤证的不同在于汗之有无，可见本方的温散之力胜过桂枝汤，所以把它放在温散这边也无妨。

3. 温肺化饮平喘

小青龙汤 本方既能发汗解表，又能温肺化饮。药物由麻黄、桂枝、半夏、干姜、细辛、五味子、芍药、甘草等8味组成。方中麻黄、桂枝发汗解表，温散风寒，宣肺平喘；半夏、干姜、细辛温肺化饮，加五味子、芍药，则辛散之中寓有酸收苦降之意，温燥而不会太过，甘草调和诸药。本方证为外受风寒之邪，内有痰饮之停。临床所见以咳喘而兼有表寒之证为主。原文对本方证的描述为：发热，恶寒，咳喘，干呕等；或四肢浮肿，沉重疼痛，而咳逆倚息不得卧等。风寒之邪袭表，卫气受邪，故发热恶寒而身痛；肺有痰饮，肺气上逆，则咳喘，甚则倚息不得平卧；饮停气逆则干呕，甚或吐涎沫；水气内停，溢于肌肤则四肢浮肿而重。《伤寒论》将本方用于治疗风寒外袭、肺有停饮的咳喘，《金匮要略》用于治疗水气溢于肌肤的溢饮和咳喘呕吐的支饮，或也用于妇人吐涎沫等的治疗。

本方的特点是温散轻，而温里化饮的力量强，里是指肺，里中之表，原则上还是宣散为主，肺主气，温散通达阳气。本方临床上主要用于治疗呼吸系统的病证，如急慢

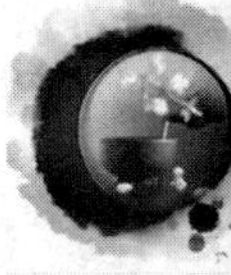

性支气管炎、支气管哮喘、肺气肿、肺心病、渗出性胸膜炎等。也有用于治疗肾炎水肿，以及过敏性鼻炎等病证的。本方用药偏于温燥，临证时可以加减变化，所以《金匮要略》治疗咳嗽上气又有如下变化了的3首方，这3首方演示了小青龙汤的临证加减，有助于我们体会经方的活用。

【变化】

小青龙加石膏汤 本方主治肺胀，该病证临床主要表现为咳而上气、烦躁而喘、脉浮等症。病机为外感风寒，内有饮邪，饮邪郁久化热。治法为表里兼顾，本方发汗解表，宣肺平喘，兼清里热。以小青龙汤发汗解表、温肺化饮、止咳平喘，加石膏清泄里热，适用于小青龙汤证伴有郁热烦躁者。

射干麻黄汤 本方主治咳而上气的病证，临床表现为咳而上气、喉中有水鸡声等。其病机为寒邪束表、痰饮郁肺、肺气不宣，治法为外散寒邪、宣肺降逆。方中射干消痰开结；麻黄宣肺平喘；细辛、生姜散寒行水；半夏、款冬、紫苑化痰降气止咳；五味子收敛肺气；大枣和中。本方仍然用于寒饮咳喘等病证，但已经减轻了小青龙汤的温燥。

厚朴麻黄汤 本方主治的咳逆，临床表现还可以见到胸满、烦躁、咽喉不利、痰声辘辘，或见头汗出、倚息不能平卧、脉浮等。病机为表邪未解，肺有停饮，兼有郁热。治法为化饮降逆、止咳平喘，兼清热。方中厚朴、麻黄、杏仁宣肺利气降逆，兼散外邪；细辛、干姜、半夏、五味子化饮平喘止咳；石膏清热除烦；小麦扶正安中。适用于

表邪未解，肺失宣肃，兼有郁热的咳喘病证。

甘草干姜汤　本方温肺复气，温中散寒。主治肺痿肺中冷，症见吐痰清稀而不咳不渴，由于肺气虚弱不能制约下焦，而见遗尿、小便数，阳虚而清阳不升则眩。本方可以视为辛甘温补剂的基础药对，治疗虚寒证的基本方，可以走上，也可以走中。所谓温肺温胃，其实干姜是中焦的药物，温中就已经带有温肺的意思了，用“培土生金”的套话，亦通。若加上附子则成为四逆汤，就一下子走到少阴寒证的位置上了，具有回阳救逆之功。

半夏麻黄丸、牡蛎汤　半夏麻黄丸宣肺化饮、蠲饮通阳，见症以心下悸动为主，其病机为水饮内停凌心所致。本方出自《金匮要略》惊悸的证治中，水停致悸与阴血不足之悸，治法方药完全不同，本方治在杂病中也含有对比鉴别之意，二味药都偏温，但麻黄应该是起主要作用的，本方在临床上有用于治疗病态窦房结综合征的，临证时又可以变通加减，如可以变到桂枝去芍加麻辛附子汤的，即温的力度自己可以酌情调节。牡蛎汤作为《金匮要略》疟病篇的附方，治疗牡疟，药用牡蛎、麻黄、甘草、蜀漆，也可以用以治疗胸腹饮停而致的悸动，麻黄的宣散和蜀漆的化痰同用，也是临证的选择之一。以上两方中都用麻黄，但化痰饮的药物有所不同。

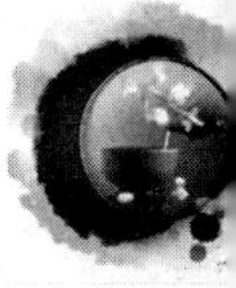

4. 温经助阳发汗

麻黄细辛附子汤　本方证可以视为表里同病、虚实夹杂之证，主要靠在寒证一边，也有简称为太少两感证，一般见于外感病初期，临床主要表现为发热、恶寒、头项强

痛、无汗、舌淡、苔白、脉沉等。病机主要为表受风寒、里阳虚衰。里阳尽管已有不足，但当风寒袭表时正气尚能抗邪，故见发热；但抗邪力量显然不足，气血流行不旺，不能全力趋表以抗邪，故脉不显浮而见沉，同时发热也只是低热。本方由麻黄、细辛、附子3味药组成，麻黄、细辛相配，辛温发汗解表，附子辛热温阳，不用生附子，说明阳虚尚不严重，还没有到非急救回阳不可的时候。

本方的治疗体现了温阳解表的大法，表有风寒，里阳不支，如不温里阳则表寒不易速去，如一味发汗温散太过，又有耗散阳气的弊端，故需在解表散寒的同时扶助阳气。由于本方病证属初起，正虚不重，辛温发汗解表和温经助阳二者相辅相成，相得益彰。本方所代表的温阳散寒法，非常重要，即机体本身的散寒力量不够，就必须用助阳药从里往外托，或用干姜温中，或用附子温肾，机体的表里、上中下本来就是贯通的。

【变化】

麻黄附子甘草汤　本方证亦属太少两感证，即风寒表证兼里虚寒，治疗亦属温阳解表法。本证病程较长，里虚寒较麻黄细辛附子汤证要重些，因此没有重用发汗解表药，怕过用伤正，而扶正的药力则稍有加强。本方用麻黄解表，附子、甘草两味药相配温阳益气，微微发汗，扶正以散外邪。

麻黄附子汤　本方出自《金匮要略》水气病的证治，属阳虚而水泛肌表之证，临证可见身肿、恶寒、无汗、小便不利、舌淡、苔白、脉沉等症，治以温阳益气、发汗利

水。方中麻黄一方面发汗散寒，另一方面宣肺而通利水道，附子、甘草的温阳益气也有助于水气的消散。

以上两方，名称不一，药物相同，体现了在药物轻重力度上的把握。

5. 祛风散寒、益气和血通络

乌头汤、乌头桂枝汤 乌头汤散寒祛湿止痛，在《金匮要略》中主治寒湿历节。寒湿痹阻关节，致关节剧烈疼痛，屈伸不利。药用麻黄发散寒湿；川乌散寒镇痛；芍药、甘草缓急止痛；黄芪益气走表，可以免麻黄发散之虚，可以助乌头祛寒止痛之力。而乌头桂枝汤尽管出自《金匮要略》寒疝病的证治中，但原文描述也有身疼痛，桂枝汤调和营卫气血而通利血脉，乌头散寒止痛，临证用于痹证的治疗亦多。

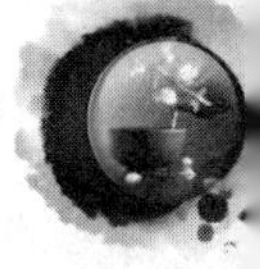

桂枝芍药知母汤 本方祛风散寒，除湿清热，宣痹止痛。方中防风、桂枝、麻黄、生姜辛温发汗，祛风散寒除湿，辛以散邪，辛以通痹；附子辛热温经散寒止痛；白术健脾燥湿；知母清热；芍药缓急止痛。本方在《金匮要略》主治风湿历节，症见身体羸瘦、肢体关节疼痛肿大变形，伴见头眩短气、温温欲吐等。病因为风寒湿邪痹着于关节，寒湿流注筋脉关节，阻滞气血，日久而有郁热，甚或兼有肝肾气血亏虚等体质因素。本方用药的特点是温散为主，祛风散寒除湿止痛，同时用药上也已经配伍了苦寒清热之药，兼顾了疾病慢性化以后的化热倾向，但临床用于慢性缓解期的治疗，则应当适当加入补益肝肾之品。

【变化】

小续命汤　本方作为附方，出现在《金匮要略》的中风病篇，由麻黄、桂枝、杏仁、黄芩、芍药、川芎、防风、防己、附子、人参、生姜、甘草等组成，用于治疗中风、痱等，原文描述的症状当属中风病证。本方祛风散寒、益气活血，方中人参、生姜、甘草温中益气；当归、川芎养血活血；麻黄、桂枝温散风寒；石膏、杏仁泄热。此方反映了汉唐时期对中风的治法，其实当时续命汤的加减变化亦多，但总以祛风温散通利之品为主。

千金三黄汤　本方作为附方，出现在《金匮要略》的中风病篇，药用麻黄、黄芪、黄芩、独活、细辛。温散祛风散寒，配有益气、清热之品。治疗中风手足拘急、百节疼痛、烦热心乱、恶寒、终日不欲食。本方与续命汤有相似之处，用药则更加精简缩略。

侯氏黑散　本方作为附方，出现在《金匮要略》的中风病篇，方中药物由桂枝、细辛、防风、当归、川芎、人参、干姜、白术、茯苓、桔梗、黄芩、菊花、牡蛎、矾石等组成，方中菊花、牡蛎息内风；桂枝、细辛散外寒；人参、白术、干姜、茯苓健脾化痰湿；矾石、桔梗祛既停之痰；当归、川芎活已滞之血。本方祛风化痰与益气活血共用，有健脾化痰祛风通络的作用，寒温并投，补泻兼施，也是可以较长时期服用的方剂，临床用于中风后遗症较多。

三附子汤、独活寄生汤　作为温散通络止痛的方剂，有《金匮要略》治疗湿病的三附子汤（分别为甘草、桂枝、白术附子汤），由此而延伸到治疗历节的桂枝芍药知母汤、乌头汤、治疗寒疝的乌头桂枝汤，以及后世补益气血、祛风散寒除湿的独活寄生汤等，这些都可以作为参考。经方用药偏于温散，乌头、附子、麻黄、桂枝、芍药、防风、白术等为常用之品，大体也是由湿病到历节，由三附子汤到桂枝芍药知母汤，主要针对风湿痹痛的治疗，后世的独活寄生汤相对结合了一些调养气血的药物，邪正兼顾，用于痹证的缓解期治疗比较合适，现代医家焦树德的补肾祛寒治尪汤也可以看作是对仲景治疗痹痛方的补充和扩展。

6. 发汗解表、祛风止痛

川芎茶调散　本方散寒祛风而止头痛，出自《和剂局方》，主治外感风邪头痛、偏正头痛或巅顶作痛，伴见恶寒发热、目眩鼻塞、舌苔薄白、脉浮者。药物由川芎、荆防风、细辛、白芷、羌活、甘草、薄荷等组成。本证由风邪外袭、循经上扰头部、阻遏清阳之气所致，故见头痛。风邪袭表，邪正相争，故见恶寒发热、目眩鼻塞、脉浮等症。外风宜散，方中川芎、白芷、羌活疏风止痛，其中川芎长于止痛，善治少阳、厥阴经头痛（头顶痛或两侧头痛），羌活善治太阳经头痛（后头痛牵连顶部），白芷善治阳明经头痛（前额部），都可以视为主要药物。细辛散寒止痛，并长于治少阴经头痛；薄荷用量较重，能清利头目，搜风散热；荆芥、防风辛散上行，疏散上部风邪。服用时以清茶调下，取茶叶的苦寒性味，既可上清头目，又能制约风药的过于温燥与升散，使升中有降。这种温散止痛的方剂更加精细到位，针对性也更强，可以补麻黄汤温散的不足。

【变化】

荆防败毒散　本方发汗解表，消疮止痛，出自《摄生

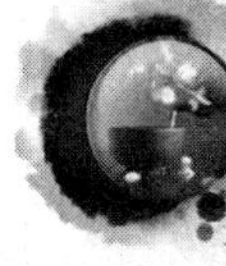

众妙方》。药物由荆芥、防风、羌活、独活、柴胡、前胡、川芎、桔梗、枳壳、茯苓、薄荷、生姜、甘草等组成。本方原来用以治疗疮肿初起见红肿热痛、恶寒发热、无汗不渴、舌苔薄白、脉浮数者。目前临证所见的表证，大多已经失去了初期的治疗，而以本方随症加减取效者亦多，一般适当加入清热之品。

杏苏散　本方辛温疏透，轻宣凉燥，宣肺化痰。药物组成为杏仁、紫苏、半夏、陈皮、茯苓、甘草、前胡、桔梗、枳壳、生姜、大枣。方中紫苏、前胡解表散邪，微发其汗；杏仁、桔梗宣肺达邪止咳；半夏、茯苓祛湿化痰；枳壳、橘皮理气宽胸；生姜、大枣、甘草调营卫。诸药相合，发表宣肺散寒，理气化痰而止咳。本方所治乃凉燥外袭，一般症见恶寒无汗、头痛、咳嗽痰稀等。本方也可以看作是参苏饮去人参、葛根、木香加杏仁而成。参苏饮原治虚人外感，风寒袭肺，故其人咳嗽痰多，胸膈满闷，头痛鼻塞，恶寒发热。二方用药相近，凉燥一病，实乃秋寒犯肺，故治疗也还是要从温散入手，治法相近，但所用药物已经有了很大的不同。

二、太阳（中）病证——调和营卫（通达气血）

诊疗要点：以太阳中风桂枝汤证为典型，基本病机以气血营卫阴阳失和为主，程度尚轻浅，并不严重。症见发热、恶寒怕风、有汗、皮肤稍松弛或湿润、面色稍红润、脉浮缓、苔薄白、舌不淡。此类患者易外感，或感邪后迁延不愈。一般情况可，病情大体属于由实转虚、由寒转热的过程中。在慢性杂病中属于气血两亏较轻者。

用药指南：以桂枝的辛温升散和芍药的苦寒降下相配为基础，在加减变化时要把握住寒热药物的比重，必要时可加入黄芪、龙骨、牡蛎等，甚至有时也可以加入补肾药物。桂枝汤加瓜蒌根、葛根、大黄或重用芍药，则降下的力量增强；加附子、麻黄、黄芪、人参、生姜或重用桂枝，则上升的力量增强。桂枝汤既走表，也入里。

治法概述：调和营卫的讲法稍嫌模糊，但是如果把桂枝汤放在中间的位置，模糊一点也对。营卫、气血、阴阳、寒热、虚实、表里的不和，就必须考虑这样的方法。桂枝汤应对太阳中风，有用表虚证来表述的，也有不同意这样说法的。

但是不管怎么说，桂枝汤应该是一回旋余地很大的处于过渡阶段的方剂。柯琴曾提出："桂枝之自汗，大青龙之烦躁，皆兼里热，仲景于表剂中便用寒药以清里。"如果将芍药看作清热，则很明确，说桂枝汤证表虚自汗，也就未必合适了。表证可以分出寒热，但临床上的证情所见，不可能非此即彼，划分的那么清楚，所以不妨把桂枝汤证看成是一个过渡的证型，可以是寒热间的转换，也可以是虚实间的错杂，甚或是由表及里的过渡。这样一考虑，对于很多情况下用桂枝汤来应对也就比较容易理解了。所谓桂枝汤"外证得之解肌和营卫，内证得之化气调阴阳"。这样的讲法基本到位，桂枝汤在临床证治中左右逢源、应对范围宽广，也就一点也不奇怪了。

桂枝汤或者桂枝和芍药的相配，杂病证治中也到处可以见到这样的用法，如痉病、历节、血痹、虚劳、奔豚气、

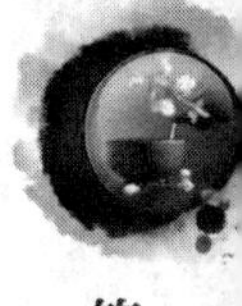

腹满、寒疝、黄汗、黄疸、妊娠等具体方治中都可以见到桂枝汤的影子。桂枝汤所用的药物，大多为药食两用之品，于此又可以感悟医药起源于生活实践，体会药疗和食疗的关系。所以，桂枝汤在仲景书中成为开首第一方，成为加减变化最多的一张方剂，也是顺理成章。如果要在后世方中举出一张与桂枝汤相似的方剂，一时竟也想不出哪首合适，真是后不见来者。桂枝汤的调和营卫，成了此类治法方药中的绝响。

桂枝汤作为和解剂，和解力量稍轻者在此，因为桂芍毕竟势单力薄，而姜枣草的配合，使整张方稍稍偏向于温散。而桂枝汤的加减变化则内容丰富，在仲景书中细数竟有如下之多：

①桂枝加桂汤（核起而赤，气上冲心）。

②桂枝加附子汤（汗漏不止，恶风，小便难，肢难屈伸）。

③桂枝加芍药汤（太阳下后，腹满时痛属太阴）。

④桂枝加大黄汤（同上，大实痛）。

⑤桂枝加葛根汤（汗出恶风，项背强几几）。

⑥桂枝二越婢一汤（热多寒少，脉微弱）。

⑦桂枝二麻黄一汤（发热形似疟，一日再发）。

⑧桂枝麻黄各半汤（发热如疟状，面有热色）。

⑨桂枝新加汤（汗后身痛，脉沉迟）。

⑩桂枝附子汤（发热，身疼烦，脉浮虚涩）。

⑪桂枝甘草汤（过汗，心下悸，欲得按）。

⑫桂枝甘草龙骨牡蛎汤（烧针、汗后烦躁）。

⑬桂枝去芍药汤（下后脉促胸满）。

⑭桂枝去芍药加附子汤（同上，微恶寒）。

⑮桂枝去芍药加蜀漆龙牡救逆汤（火劫取汗后，惊狂不安）。

⑯桂枝加龙骨牡蛎汤（虚劳失精）。

⑰黄芪桂枝五物汤（血痹肌肤不仁）。

⑱桂枝加黄芪汤（黄汗、黄疸）。

⑲ 桂枝加厚朴杏子汤（喘家，见太阳中风）。

⑳ 桂枝去芍药加麻黄细辛附子汤（气分心下坚，大如盘）。

㉑ 瓜蒌桂枝汤（柔痉）。

㉒乌头桂枝汤（寒疝兼身痛）。

㉓桂枝去桂加茯苓白术汤（汗下后，头项强痛，发热无汗，心下满，微痛，小便不利）。

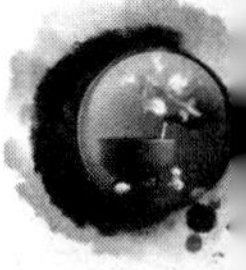

桂枝汤像是搭建了一个可以广泛利用的平台，临证中可以应对的病情亦多。

换一个角度，以桂枝汤的调和营卫为基点扩展开来，有小发其汗的桂枝二麻黄一汤；有和营清热通利的桂枝加芍药汤；有和营益气的黄芪桂枝五物汤；有温阳和营建中的黄芪建中汤；有补虚和营敛阳的桂枝加龙骨牡蛎汤等，以下不妨从6个方面加以归纳。

1. 调和营卫

桂枝汤　本方证的基本病机是营卫不和，在热病中的主要临床表现为发热、恶风、汗出、舌淡红、苔薄白、脉浮缓。发热较高时可见脉浮数，正气较弱时可见脉浮弱，

汗出较多时可见脉洪大。本方证亦可表现为经常自汗出，或身痛不止，或气上冲等症。太阳中风证是本方的主要适应证之一，属风寒外袭营卫、卫强营弱之证。病邪以风邪为主，导致卫阳受遏，营弱不能内守，故见症既有恶风，又有汗出，然尽管风性开泄，营不内守，但由于卫阳受遏，故汗出而不畅。由于风寒袭表，卫气奋起抗邪，气血流行趋于体表，故见发热、脉浮，由于寒邪不盛，且营气较弱，故脉不呈紧而见缓。但如邪正抗争较盛，发热较高，可见脉浮数。如已用汗解，汗出较多，气血流行较旺，而表邪仍未尽去，甚或可见脉象洪大，此时仍可再用本方解表。营卫不和是本方证的主要病机，营卫不和的表述比较抽象笼统，既可因外邪导致或加重，亦可因气血不足所致，或两者兼有之。营卫不和进一步可致阴阳失调。太阳中风证的治法为解肌祛风、调和营卫，调和营卫成为桂枝汤的基本功效。桂枝汤方由桂枝、芍药、甘草、生姜、大枣5味药组成。桂枝辛温发散风寒外邪；芍药苦寒而酸，泄热养营敛阴。两药相配宣卫益营，一散一收，营卫气血调和，则表邪得以解除。方中生姜助桂枝发散风寒，大枣助芍药调养营阴，甘草配桂枝辛甘通阳，配芍药酸甘化阴。一般将本方归属于辛温，与麻黄汤并立，故凡有里热、热毒、湿热者当禁用或慎用。本方辛温发汗力较弱，对于太阳伤寒证见到发热、恶寒、无汗者亦不可用，以免药轻病重，贻误治疗的最佳时机。

本方的适应范围极为广泛，有人认为它是“汗剂”，有人认为它是“和剂”，有人认为它是“补剂”。诸说不一，各执一词，但都只从一个侧面反映了本方的作用，而未能全面地揭示其效能与特点。其实本方是一首既能治表、又能治里，既能散邪、又能扶正的具有多种功能的方剂，正如徐忠可所云：“外证得之解肌和营卫；内证得之化气调阴阳。”所以柯韵伯用本方治疗自汗、盗汗、虚疟、虚痢，均称“随手而愈”。柯韵伯认为：“本方为仲景群方之魁，乃滋阴和阳、调和营卫、解肌发汗之总方也。凡头痛、发热、恶风、恶寒、脉浮而弱、汗自出者，不拘何经，不论中风、伤寒、杂病，咸得用此发汗。若妄汗妄下，而表不解者，仍当用此解肌，如所云头痛、发热、恶寒、恶风、鼻鸣干呕等病，但见一症即是，不必悉具，惟以脉弱自汗为主耳。”（《伤寒附翼·卷上》）吴鞠通将桂枝汤列为温病初起恶风寒的治疗，提出温热自内发、风寒从外搏的内热外寒之证可用本方辛温解肌，也是体现了桂枝汤所具有的两面性，即对寒热的兼顾。曹颖甫则换了一个角度，提出：“素体虚寒之老人及孕妇服此，诚有意想不到的效力，故仲景以本汤为温补之主方。”

本方在《伤寒论》条文中出现多达27次，其适应病证较多，如太阳中风证、阳明病表未解、太阴病兼表证、营卫不和证、气血不和证等。《温病条辨》中用桂枝汤治疗风温、温热、温疫、冬温初起恶风寒者，及温病解后，脉迟、身凉、汗自出者。我在六经九分的框架中将本方定位在太阳中，本方是一张左右上下都可以移动的方剂，和麻黄汤并列在一起并不合适，容易造成误解，而使人不敢使用。桂枝汤提供了一个调和的平台，理解了它的方义，学会了

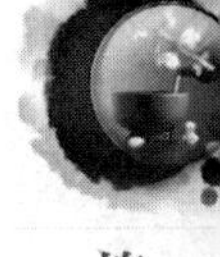

使用方法，将会十分方便。前人所谓“桂枝下咽，阳盛则毙”，其实未必如此。本方的类方较多，在《伤寒论》中主要有桂枝加附子汤、桂枝加厚朴杏子汤、桂枝加葛根汤、桂枝加桂汤、小建中汤等。在《金匮要略》中有桂枝加黄芪汤、桂枝加龙骨牡蛎汤、黄芪桂枝五物汤等。这些类方证候均有桂枝汤证的基本病机，但各方主治病证有异，故各方证的主症、病机、治法、方药均有一些区别。

【变化】

桂枝加厚朴杏子汤　本方治外感风寒表证误用泻下剂后，表证未解，增见微喘者。是邪犹在表、里气上逆，所以加厚朴、杏仁，下气平喘。若平素有喘病，又见外感风寒的表虚证，也可用本方。在桂枝汤证基础上出现咳喘、咯痰等症，此属外感风寒，营卫不和，肺气不利。治以桂枝汤解表、和营卫，加厚朴、杏子以宣肺化痰降逆。加味的目的很明确，对症处理，此类方剂后世也有，如桂枝汤加半夏、皂角等化痰等。

2. 小发其汗

桂枝麻黄各半汤　本方取桂枝汤调和兼以滋汗源，用麻黄汤发散以逐外邪，小其量而不使过汗。本方证迁延数日，邪正相持，所以在处理上既要发汗又不宜太猛。此处麻桂合用属发汗轻剂，这样的做法提示：要做到药证相符，一是在药物的配合上下工夫，另外也可以在药量的轻重上进行调整。原文中提出的见症为发热恶寒、热多寒少。不呕，提示邪不在少阳。二便自可，提示与阳明无涉。寒热如疟，一天中有二三次发作。若面色红、身痒、汗出不彻，为邪郁在表，此时可考虑用本方，方名各半，实际上是桂麻各取1/3的量。

桂枝二麻黄一汤 本方证见发热形似疟，即热型已有变化。一日二见，汗出而解，提示了邪正相争，而汗出不透，故治疗仍须汗解。一般汗出后不可再用猛剂，故变桂麻各半为桂二麻一，其实关键在于热型的改变。如疟状，但尚未见里证，提示邪在将出未出之际，以桂麻相合，既可托里又可散邪。

桂枝二越婢一汤 原文提出太阳表证，发热恶寒，热多寒少，可用桂二越一汤。以方测证，麻桂辛温发散依旧，但伍入石膏，提示病情有化热倾向，临证也可见口渴、心烦等症。表寒而里热，类似大青龙汤证，但用药的力量明显减轻。

以上3方作为一个系列，体现了发汗轻剂的用法，体现出临证遣方用药的变化法则。药和药可以相配，方与方可以叠加，麻桂并用小其量，以应对不典型的太阳病证治，根据病情逐步化热的倾向，从麻桂同用加芍药，到最后加入石膏以清热，也是体现了从辛温到辛凉的变法，为发表轻剂开出一条途径。

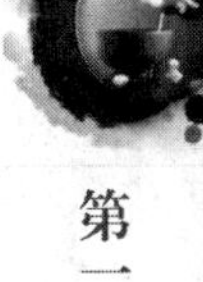

3. 和营清热通利

桂枝加葛根汤 本方证基本上仍属太阳中风证，如可见发热、恶风、汗出、头痛、项强等症，只是项强一症较甚，从项部到背部均感牵强拘急不舒，所谓“项背强几几”，此乃太阳经脉受邪、经气不利、经脉失养所致。治当解肌祛风、调和营卫、生津舒经，方取桂枝汤加用葛根，

葛根味甘性平，解肌退热，升阳生津，生津液以养经脉，可以助桂枝汤解肌祛邪。这里可以和葛根汤对看。葛根汤以麻桂同用，症见无汗，而本方症见有汗，以此来决定温散和凉泄的孰轻孰重。

瓜蒌桂枝汤 本方的治疗用桂枝汤解肌调和营卫，加瓜蒌根生津滋液，濡润筋脉，是治疗柔痉的代表方。方中瓜蒌根性偏凉，性凉者下行，使桂枝汤中芍药作用的方向加强，本方已有辛凉宣散之意。原文所说太阳病，其证备，是指头项强痛、发热汗出、恶寒等症俱备。身体强几几，为痉病主症，脉反沉迟提示邪阻而经脉不利。本方用药偏凉，对痉的初期以有汗无汗决定辛温发散药的轻重，并注意凉药的运用，说明仲景已经有这方面的经验，同时也为后世的清热息风开出路径。

桂枝加芍药汤、桂枝加大黄汤、桂枝去桂加茯苓白术汤 桂枝加芍药汤证为太阳误下，伤及里阳而出现腹满时痛，此属太阴虚寒之证，但和理中汤证有别，所以用桂枝汤调和，加芍药以和络缓急止痛，如果疼痛较甚而里有积滞，则当加大黄以泻结滞。至于桂枝去桂加茯苓白术汤，则利水通阳，主症为小便不利，同时见有发热、头项强痛、无汗，又有心下满而微痛，此为水气内停而太阳经气不利，当然关于本方的药物历来看法不一，去桂去芍或者二者皆不去。其实对此我们一要尊重原文，一要考虑临证实际，既然各种可能性都有，就不必过分执意于谋求唯一正确的解说。

4. **和营益气温阳**

黄芪桂枝五物汤　本方益气通阳，和营行痹。为桂枝汤倍生姜去甘草加黄芪，是益气活血法的体现，也有将本方视为补阳还五汤雏形的。本方在《金匮要略》中治疗血痹，而以益气的黄芪在方名中打头，也是气行则血行基本原理的体现。原文描述本方以身体不仁、如风痹状为主症，临床上本方的应用十分广泛，举凡体表的症状如荨麻疹、肢体麻木等，甚或中风后遗症的半身不遂、糖尿病的末梢神经炎等都可以本方为基础加减防治。

桂枝加黄芪汤　本方在《金匮要略》中治疗黄疸或黄汗，症见身黄兼发热恶寒、脉浮自汗等，此邪气在表，治当固表除湿、调和荣卫，宜选桂枝加黄芪汤。方中桂枝汤调和营卫，以黄芪固表除湿，使营卫调和，汗出湿去，则身黄可愈。黄疸病初期常见有表证，本方可用于寒湿发黄或湿重于热兼表虚发黄之证，若表实无汗者，则当用麻黄连翘赤小豆汤治疗。

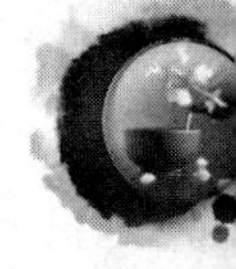

桂枝加附子汤　本方调和营卫，温卫固表。临床所见是在桂枝汤证的基础上出现漏汗不止、恶风频频、小便难、四肢微拘急、难以屈伸等症，此乃营卫不和兼卫表阳虚。因卫阳不固致漏汗不止，汗出过多而伤津液，故导致小便减少、筋脉失养等症。治疗是在桂枝汤基础上加量甘草，并加用附子，使卫阳得固，漏汗得止，津液不再受损，则阴阳自和。

【变化】

桂枝加桂汤、桂枝去芍药汤、桂枝去芍药加附子汤

桂枝加桂汤为汗后伤阳、复感寒邪而发奔豚，加桂以散寒邪，以平冲逆，以伐水邪。桂枝去芍药汤用于下后脉促胸满、表未解而里已虚，芍药苦寒有碍于阳气的恢复，故去之。桂枝去芍药加附子汤则进一步出现恶寒，此为阳气亏虚不行于表，故加附子温经助阳。

桂枝去芍药加麻黄细辛附子汤　本方温通阳气、散寒化饮。在《金匮要略》中治疗气分病，见症以心下坚的症状为主，且大如盘而边如旋杯，此为阳气虚衰、阴寒凝聚、水气留滞而成，同时可以见到身痛骨冷等虚寒症状。桂枝汤去芍药则甘辛温通之力增，再加麻黄细辛附子汤则温经散寒之效更显，此方的用药体现了“大气一转，其气乃散”的精神。本方证除了心下坚以外，当还可以见到手足逆冷、腹满肠鸣、骨节疼痛、恶寒身冷等症。从药物的运用看，本方是温药一边倒，上中下，太阳、太阴、少阴全都顾及，可以视为温阳散寒的峻剂，已经离开桂枝汤。

此处所举的和营益气温阳的方治，要和前面的和营清热通利对比来看，二者在一起很好地示范了桂枝汤寒温用药加减的变化，桂枝汤加桂或去芍药则靠向温，桂枝汤加芍药或去桂则转向寒，以此来适应临证的各种复杂变化。只是桂枝尽管温升温散，但本身却有平冲降逆的作用。芍药尽管苦降寒泻，但原来也有缓急和利水的效用，此又是药物应用的微妙之处，临证值得注意。

5. 和营建中补虚

小建中汤　本方温中补虚缓急，在《金匮要略》中治疗虚劳里急腹中痛，疼痛喜得温按，按之则痛减，常伴见

心中悸动、虚烦不宁、面色无华等，后世也有将本方用于阳虚发热治疗的。《伤寒论》的原文描述为："伤寒，阳脉涩，阴脉弦，法当腹中急痛，先与小建中汤；不差者，小柴胡汤主之。""伤寒二三日，心中悸而烦者，小建中汤主之。"本方为桂枝汤倍芍药加饴糖而成，方中用饴糖温中补虚；桂枝与甘草配伍，辛甘化阳；芍药与甘草合用，酸甘化阴；生姜、大枣健脾补中，调和营卫。诸药相合，共奏温中健脾、补虚缓急、调阴阳而和气血之功。

【变化】

黄芪建中汤 本方由小建中汤加黄芪组成，益气温中，治疗小建中汤证兼见气虚自汗、短气困倦等。《千金要方》中本方有人参，治疗病后不复、面白少色、心中虚悸、饮食无味，甚至提到因五脏气竭，六脉不足，而致虚寒乏气，少腹拘急，羸瘠百病，轻者百日，甚者积年者。可见本方临证应用较小建中汤更加广泛。

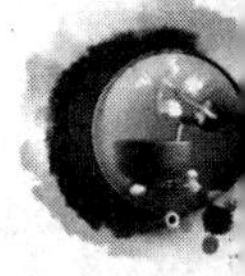

当归建中汤 作为附方，出自《金匮要略》妇人产后病篇，治疗产后虚羸不足、腹中刺痛不止、吸吸少气，或苦少腹拘急、挛痛引腰背、不能食饮。本方与黄芪建中汤一补血，一益气，开启了建中汤的加减变化，临证如果不是针对腹痛，也可以退到桂枝汤的基础上。本方和营卫，养气血，作为一般的调补方剂亦可。由建中进到补中益气，用药虽有不同，但着眼点都在中焦，后世也有所谓"理阳气当推建中"的说法，桂枝汤和营卫偏重于上焦之表，调阴阳作用在中焦之里。

桂枝甘草汤、桂枝加芍药生姜人参新加汤 桂枝甘草

汤用于恶寒后伤阳，见叉手自冒心，此方可以看作辛甘化阳的基本方。桂枝加芍药生姜人参新加汤为发汗后损伤气营，见身痛而脉沉迟，所以加重生姜散未尽之邪，加重芍药以和营缓急，加人参补益不足之气血。

6. **和营敛阳**

桂枝加龙骨牡蛎汤　本方调和阴阳、潜镇摄纳。在《金匮要略》中为虚劳失精的证治。久患失精的病人，阴损可以及阳，故除了目眩、发落之外，又可见少腹弦急、阴头寒。无论是芤动微紧的脉，还是极虚芤迟的脉，皆为虚劳之象。本方为桂枝汤加减变化而成，桂枝汤的调和体现在桂枝和芍药上，体现在辛甘（温）和苦酸（寒）上，加龙牡潜镇摄纳。临床上用于遗精、自汗、遗尿等皆可收效。

【变化】

桂枝去芍药加蜀漆龙牡救逆汤、桂枝甘草龙骨牡蛎汤　伤寒脉浮，医以火迫劫之，亡阳。救逆汤的主症为惊狂，卧起不安。阳亡，则去芍药之苦寒，而当用桂甘以助阳，龙牡以收浮越之阳，蜀漆以祛痰。本方在《金匮要略》的惊悸病中也有运用。桂枝甘草龙骨牡蛎汤可以作为对照参考，用药大体相仿，而轻重有所不同。

以上用药提示桂枝汤用于敛阳时，可以保留芍药，也可以去除芍药，一般阳气有所散亡时不用芍药为好。

三、太阳（热）病证——凉泄（辛凉泄热）

诊疗要点：以后世温病学家所提的卫分证为典型，在六经中仍属太阳，但倾向于热。病程尚短，以邪热在表、病情较轻浅为特点。症见面色稍红，皮肤较湿润，有汗，发热，热感明显而恶寒怕风较轻，头痛、身痛已不严重，口渴，咽干或痛，或伴有咳嗽，痰黄，舌偏红，苔薄黄或干，脉浮数。多见于急性上呼吸道或肺部感染的初期，一般以细菌感染多见，在慢性疾病中相对少见。

用药指南：以麻黄的辛温和石膏的辛寒相配为基础，注意在这类方剂中一般麻黄与桂枝已经不再同用，应该注意随症而加重清热解毒药的分量，少用辛温而多用寒凉，变温散为凉泄，具体药物除了石膏之外，芍药、连翘、苦酒、升麻、葛根等都可选用，必要时甚至可以配合一些甘寒养阴剂，如沙参、麦冬、百合、芦根等，也可选用银翘散、桑杏汤之类的方剂，这一方面后世的补充相对较多。

治法概述：辛凉宣泄，辛以散，凉以清，辛以透达，凉以润下，辛升凉降，辛凉宣透而泄热。凉泄即辛凉解表，辛散发汗，寒凉是为了清泄邪热。仔细分析，其实这应该是一种复合的治法。《伤寒论》中有小发其汗的桂二越一汤，《金匮要略》中有治疗风水的越婢汤，以麻黄和石膏的相配最具代表性。痉病用瓜蒌桂枝汤、湿病用麻杏薏甘汤、暍病用白虎加人参汤，也都可以视为凉散的临证具体用例。风水用越婢汤是凉散，身黄用麻黄连翘赤小豆汤是凉散，咳喘用麻杏甘石汤也是凉散，其实麻桂中加入石膏也蕴含了凉散的意思，只是大小青龙汤温散的力量大而凉泄的意思小，而凉泄原则上应该以凉为主，少佐辛散。

辛凉，从辛看，是发散，从凉看，是清热。所以有人将此看作清热法的变化，也不无道理。对一个问题的认识，

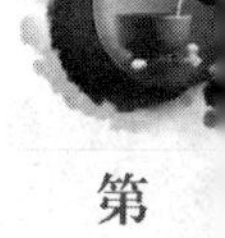

可以从不同的角度，既然辛温发汗可以作为温法来对待，那么，辛凉发汗当然也可以作为清法来理解了，而辛温发汗是针对表证、针对热病的初期治疗而言。其实结合一下辨病，将更加有利于对辛温、辛凉的理解和掌握。凉散的做法是中医的独创，在温病证治中又有充分的拓展和补充，在热病治疗的初期，若要早用清热，必须提防寒凉抑遏生机，用药应该注意宣透轻灵，所谓投鼠忌器，这样的临证思路充满了哲理。

风热偏胜，当用辛凉，并佐以苦甘味，或再辅以酸。用辛散其风，用凉清其热，苦以清热，甘以缓急，酸以护阴。也可佐以苦寒、甘寒、咸寒，共同达到清热泻火的作用。仲景麻黄和石膏相配，可视为辛凉治法的发端，越婢汤是其代表方剂。在《温病条辨》中有辛凉平剂银翘散、辛凉轻剂桑菊饮、辛凉重剂白虎汤等方。如前所述，辛凉苦甘相合，常用于温热初起。清热和温散或凉散联手，整体上偏于寒凉，构成了凉泄的基本用法。

辛凉宣泄，仲景有此治法，麻黄和石膏，麻黄和连翘，很明显这在六经治法中相对偏弱，甚或不为人们所重视。后世温病学家的临证经验较好地弥补了这方面的不足。用桑叶、菊花、银翘、升柴、葛根等，以头面部的症状为主，一般不用芩连之类的苦寒药，尽量用叶、用花，取其升散透热的意思，所谓治上焦用药当轻清如羽。

仲景方中的越婢汤发表清热、利水平喘，为凉泄的代表方，扩展开来有清泄肺热、凉散除湿的麻杏甘石汤、麻杏薏甘汤，有发表清热、利湿退黄的麻黄连翘赤小豆汤。

另外，后世补充的有解肌透疹、解表清热的升麻葛根汤，有疏风散热解毒的银翘散，有辛凉甘润解表的桑杏汤等，相对来说后世的方剂多一点，温病中卫分证的治疗多集中于此。这方面的内容，也可以作如下6个方面的归纳。

1. **发表清热、利水平喘**

越婢汤　本方清热宣肺，发汗利水，在《金匮要略》中为治疗风水的代表方。方中的药物由麻黄、石膏、生姜、大枣、甘草5味药组成，其中麻黄发汗解表，宣肺利水；石膏辛寒清热，配麻黄宣肺清热；生姜、大枣、甘草和中散邪。风水病证因外感风邪，肺气闭郁，肺失宣肃，水道失调而出现头面部先肿，并迅速发展至全身的水肿，同时伴见发热恶风、汗出、骨节疼痛、脉浮等症。

本方用于风水的治疗，临床上有重要的价值，即作为病证，风水和太阳伤寒与中风必须区别开来；作为治法，它和麻黄汤的温散也已经分道扬镳，为热病初期的治法又立了一个门户。后世医家的“三纲鼎立”中提青龙汤，我认为基本的立场应该也在于此。越婢汤在《伤寒论》中没有单独出现，其实提越婢汤更加合适。从本方可以体会，对于表证（热病初期）的治疗，经方中并非不讲辛凉，只是用药不如后世临床那样丰富多变而已。

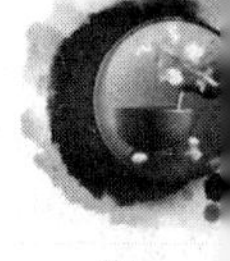

【变化】

越婢加半夏汤　本方宣肺清热，降逆平喘，由越婢汤加半夏而成。方中麻黄、石膏宣肺清热平喘；半夏降逆化痰；生姜、大枣、甘草和中散邪。在《金匮要略》中主治痰饮咳喘的肺胀病证，见症为咳而上气、喘而目如脱状、

脉浮大等。病机为外感风热，里有痰饮，肺气上逆。

越婢加术汤 本方用越婢汤发汗散水，兼清郁热，配白术以加强除湿之效。在《金匮要略》中用治皮水。皮水的形成与肺失通调、脾失健运有关。水液不循常道输布，故一身面目肿甚、脉沉、小便不利，水郁于内而化热。本方可以和麻黄加术汤对看，加术祛湿一致，而有温散、凉泄的不同。

2. 清泄肺热、凉散除湿

麻杏甘石汤 本方辛凉宣泄，清肺平喘，用于治疗外感风邪、痰热壅肺之证。症见身热不解、咳逆气急鼻痛、口渴、有汗或无汗、舌苔薄白或黄、脉滑而数等。方中以麻黄宣肺而散邪，属“火郁发之”，但麻黄辛温，故配伍辛甘大寒之石膏，而且用量倍于麻黄，二药相制为用，宣肺清肺，使肺气宣散肃降有权，则喘息可平。杏仁降肺气，助麻黄、石膏清肺平喘。炙甘草既能益气和中，又与石膏合而生津止渴、调和诸药。谢观认为：“本方为治肺家热证之方也。以杏仁利肺气以定喘，麻黄解肌表以散热，兼以石膏清之，甘草和之，故无汗而表闭者，可因麻黄而得汗；内热而自汗者，可用石膏以止汗。伤寒化热之后，其邪尚未离肺者，可以此方清解之；风温伏邪诸证，其邪蕴闷于肺者，可以此方疏散之。实治上焦热病之良方。但病不在肺以及在肺而无热证之现象不宜用。故施用以脉浮为标准，而以恶寒不渴为禁忌也。”（《中国医学大辞典》）本方其实可以和越婢汤并立，也可以看作是一张典型的凉泄方剂。

【变化】

文蛤汤　本方可以视为越婢汤和麻杏甘石汤的合方，再加上文蛤以止口渴。本方证的病机应该是表有风寒而里有郁热，主要的药物也是麻黄、石膏，仲景的原文表述可能有错简，文蛤汤和文蛤散的位置互换，比较符合临证实际。

麻杏薏甘汤　本方轻清宣化，解表祛湿，由麻黄、甘草、薏苡仁、杏仁4味药物组成，也可以看成是麻黄汤去桂枝加薏苡仁。方中麻黄微发其汗，祛风解表，宣散肌表之风湿；杏仁利肺气，助麻黄之力；薏苡仁淡渗祛湿，又制麻黄之温性；甘草和中，也助麻黄发汗。四药同用，以轻清宣化，使风湿之邪从微汗而解。本方在《金匮要略》中主治湿病，所谓风湿“一身尽疼，发热，日晡所剧者”。临床表现可见周身疼痛、恶寒、发热日晡加剧、脉浮等。大多由于汗出当风，或经常贪凉、感受湿邪所致。病机为风湿在表，所以治法当解表祛湿并用。本方为关节疼痛的治疗另辟一条路径，即有化热倾向或热象明显者，用药应该转向寒凉，仲景方中白虎加桂枝汤、防己地黄汤等皆可参考。

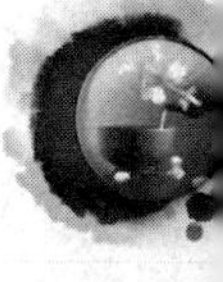

宣痹汤　本方主治湿痹，出自《温病条辨》。湿聚热蒸，湿热痹阻经络，致寒战高热、骨骱烦疼、舌色灰滞、面目萎黄，治当清热燥湿、宣痹止痛，药用防己、杏仁、滑石、薏苡仁、半夏、蚕沙、赤小豆清热燥湿利水，连翘、山栀清泄里热，痛甚加姜黄、海桐皮活血止痛。本方的意思和麻杏薏甘汤同，而具体用药则体现出时方的规矩，即一般尽量避开麻黄、石膏了。

3. **发表清热、利湿退黄**

麻黄连翘赤小豆汤　本方为阳明身黄的治法之一，方中宣表用麻黄、杏仁、甘草，有类后世三拗汤，清热利湿用连翘、赤小豆、生梓白皮，用药偏重在宣散。原文只提身黄，病机为瘀热在里，但从用药看当表证未解，表未解，无汗或又有里热郁滞的腹部见症，治疗宣散与清利同用。解表药有升散流通的作用，有助于湿邪的祛除，也有助于消化道症状的改善，不失为黄疸初期治疗的选择之一。

【变化】

芪芍桂酒汤、桂枝加黄芪汤　二方都有固表祛湿、调和营卫、兼泄营热的作用，都用于《金匮要略》中的黄汗病治疗。芪芍桂酒汤中黄芪走表，益气祛湿；桂枝、芍药调和营卫；苦酒（即米醋）用以泄营中郁热。诸药相协，使营卫气血调和畅通，则水湿除而黄汗止。本方证由于汗出，腠理开泄，表卫空疏，水寒之气容易内侵。水湿停于肌腠，营卫郁滞，卫郁营热，湿热交蒸而成黄汗。水湿留滞于肌表而身肿，营卫不调则发热，气不化津则口渴。症见身体肿，发热汗出而渴，状如风水，汗沾衣，色正黄如柏汁。桂枝加黄芪汤调和营卫、益气除湿，方中桂枝汤既能调和营卫，解散外邪，也能调和阴阳，恢复气化。桂枝加黄芪汤方黄芪协桂枝走表，通达阳气，祛除水湿，此方在《金匮要略》中也用于治疗黄疸。

以上二方，根基还是在桂枝汤，或者说在桂枝和芍药的配伍上，黄汗、黄疸都有营卫气血郁滞的问题，不管是先有湿滞，还是后来湿停，都是在通达营卫的基础上加黄芪益气走表，临床上也可以加用茵陈蒿汤以清泄郁热湿滞，经方示人以方法，药物的具体应用并没有到顶，如何选择还可以斟酌。

4. 解肌透疹、解表清热

升麻葛根汤 本方解肌透疹，出自《小儿药证直诀》。药用升麻、葛根、芍药、炙甘草。本方治伤寒、温疫或风热见壮热头痛、肢体痛、疮疹已发未发。或用于麻疹初起未发，或发而不透，身热头痛。麻疹由肺胃蕴热，又感时行之气而发，以外透为顺。若初起未发，或发而不透，必开其肌腠，疏其皮毛，助疹外透。邪有出路，自然热退病除。方中用升麻散阳明风邪，升胃中清阳，解毒透疹；葛根轻扬发散，开腠理以发汗，生津液以除热；芍药和营泄热；甘草益气解毒，助升麻、葛根透疹，解毒清热。且芍药与甘草相合，能养阴和中，使汗出疹透而不伤气阴，所以对麻疹初起、疹尚未发，或虽发不能畅透者较为合适。

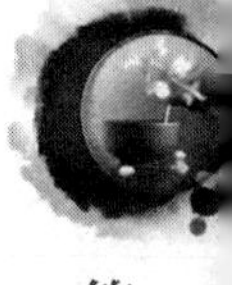

柴葛解肌汤 本方辛凉解肌，兼清里热，出自《伤寒六书》，药用柴胡、葛根、羌活、白芷、桔梗、石膏、黄芩、芍药、甘草、生姜、大枣。用于感冒风寒，邪在肌表，郁而化热，故恶寒渐轻，身热转盛，而且鼻干，目眶痛，心烦不眠，脉浮微洪，是太阳经风寒未解，已渐次传入阳明经，所以兼见风寒郁于肌腠化热之症。方用葛根、柴胡解肌清热；羌活、白芷助柴、葛解肌表，并除诸痛；黄芩、石膏，清邪郁所化之热；桔梗宣肺气以助疏泄外邪；芍药、甘草合而和营泄热。张秉成在《成方便读》中指出：“本方治三阳合病，风邪外客，表不解而里有热者。故以柴胡

解少阳之表，葛根、白芷解阳明之表，羌活解太阳之表，如是则表邪无容足之地矣。然表邪盛者，必内郁而为热，热则必伤阴，故以石膏、黄芩清其热，芍药、甘草护其阴，桔梗能升能降，可导可宣，使内外不留余蕴耳。用姜枣者，亦不过借其和营卫，致津液，通表里，而邪去正安也。”

5. 疏风散热解毒

银翘散　本方疏散风热，清热解毒，出自《温病条辨》，为治疗风热病邪侵袭肺卫常用之方，原书称为“辛凉平剂”。方中清热解毒药与辛散解表药相配伍，主要用于风温初起、邪袭肺卫之证，症见发热、微恶风寒、头痛、无汗或少汗、咳嗽、口微渴、咽红或痛、舌边尖红、苔薄白欠润、脉浮数。因邪犯于表，卫气被郁，开合失司，故见发热、微恶风寒、无汗或少汗。卫气郁阻，经脉不利则见头痛。肺失于宣畅，故见咳嗽。风热之邪易伤津液，故初起即见口微渴；风热上袭，则咽红。舌苔薄白，舌边尖红，脉浮数，均为风热袭表之症。本方为辛凉解表、宣肺泄热的代表方。邪在上焦肺卫，病位在表而病势轻浅，治宜轻清宣透之品宣透泄卫、透邪外达，银翘散中银花、连翘、竹叶可清热宣透；荆芥、豆豉、薄荷有辛散解表、祛邪外出之功；桔梗、牛蒡子、甘草可轻宣肺气，清热利咽；芦根甘凉生津，润而不腻。全方解表力较强，适用于以发热、微恶风寒为特点之表热证较重者。秦伯未曾经提出：银翘散的主治是风温，风温是一个外感病，外邪初期都应解表，所以银翘散的根据是“风淫于内，治以辛凉，佐以苦甘”，称为辛凉解表法。这样，它的组成就应该以豆豉、荆芥、薄荷为君，疏风解表，因系温邪，用银翘、竹叶为臣，又因邪在于肺，再用牛蒡子、桔梗开宣上焦，最后用生甘草清热解毒，以鲜芦根清热止渴煎汤。

桑菊饮　出自《温病条辨》，亦可用于风热侵犯肺卫之证，本方证多见于风温初起时，症见咳嗽、身热不甚、口微渴、苔薄、脉浮数等。方中桑叶、菊花、连翘、薄荷辛凉轻透以泄风热；桔梗、甘草、杏仁宣开肺气以止咳嗽；芦根清热生津止渴。全方宣肺止咳之力较强，适用于肺气失宣而咳嗽较甚者。本方所用的药物多属辛凉苦甘之类，且俱为轻清之品，既符合《内经》“风淫于内，治以辛凉，佐以苦甘”之治则，又符合吴鞠通所谓“治上焦如羽”的原则。本方药量轻，解表泄热力量不及银翘散，所以被吴鞠通称为“辛凉轻剂”。

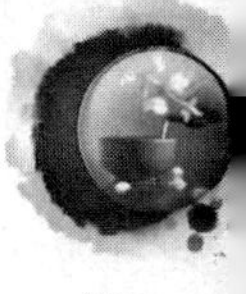

【变化】

银翘散去豆豉加生地丹皮大青叶倍玄参方　本方宣肺泄热，凉营透疹。本方证为肺经气分热邪波及营络。症见身热、咳嗽、胸闷、肌肤发疹、疹点红润、苔薄白、舌质红、脉数。因邪不在表，故去解表之豆豉；又因肺热波及营分、窜入血络而发疹，所以加入生地、丹皮、大青叶、玄参以凉营泄热解毒。

银翘散加生地丹皮赤芍麦冬方　本方用银翘散辛凉解表，疏散风热，加生地、麦冬凉营滋阴，赤芍、丹皮清营泄热。本方证为暑热内郁营分，为风热时邪引发的卫营同病之证。除见发热、微恶风寒、头痛外，还可见心烦不寐、口干但不甚渴、舌赤少苔、脉浮细数。

翘荷汤　本方轻苦微辛，出自《温病条辨》，药用连翘、薄荷、栀子、桔梗、绿豆皮、甘草，治疗燥气化火、清窍不利，见到耳鸣目赤、龈肿咽痛等症。

6. 辛凉甘润发表

桑杏汤　本方主治燥证初起在肺卫者，症见发热、微恶风寒、头痛、少汗、咳嗽、少痰、咽干、鼻燥、口渴、苔薄白、舌干、脉数。温燥初起，邪袭肺卫。故见发热、恶寒、头痛、少汗；燥热在肺，肺气失宣则咳嗽少痰，咽干，鼻燥。苔薄白、舌红亦为燥热袭表之象。温燥的治法既不同于风热的辛凉解表，又不同于风寒的辛温解表。根据温者宜凉、燥者宜润的原则，治疗以辛凉甘润为主，本方由桑叶、杏仁、沙参、象贝、豆豉、栀皮、梨皮组成，方中桑叶、豆豉辛散透邪；栀皮清热；杏仁、象贝宣肺止咳；沙参、梨皮养阴清热润燥。由于温燥伤表的温燥证与风温邪在卫表有相同的卫表症状，故辛凉透表药可同用。但温燥证有明显的津液干燥的特征，因此治疗应加养阴药。后世医家将本方作为辛凉甘润、轻透肺卫的代表方。

清燥救肺汤　本方辛凉甘润，出自《医门法律》，药物由石膏、桑叶、甘草、胡麻、阿胶、麦冬、杏仁、枇杷叶、人参等组成。方中桑叶清宣肺燥；石膏、麦冬清肺经之热、润肺金之燥，使宣中有清，清中有润，石膏虽质重沉寒但量轻，故不碍桑叶轻宣之性；杏仁、枇杷叶利肺气，使肺气肃降有权；阿胶、胡麻仁润肺养阴，使肺阴得以濡润，人参、甘草益气和中，使土旺金生。本方证为温燥伤肺之重证，燥热伤肺，肺失宣肃，故气逆而喘，胸胁满痛。热

伤气，燥伤阴，燥热偏胜，则耗气伤阴，故其病除身热头痛、干咳无痰外，并见咽喉干燥、心烦口渴、脉虚大等气阴两伤之症状。肺燥津亏之治，忌辛香苦燥之品，以免再伤气阴。

四、太阴（虚）病证——温补（甘温补中燥湿）

诊疗要点：以太阴病的提纲描述为典型，发病或急或缓，体质虚弱，但见症多限于中焦，以消化道的症状为主。主要病机为中焦虚寒、脾失健运。症见面白欠华，身体羸瘦，或白胖无力，腹部胀满或疼痛，食欲不振，大便不成形，排便次数多，饮食生冷或吹了冷风后更加明显，或食入即泻。或肢肿，午后明显，或晨起颜面虚浮，但四肢尚温，苔白腻而润，舌淡胖或伴见齿痕，脉缓尚有力。临床上最为典型的表现是急性胃肠炎，但更多的往往是作为一种体质类型出现，并且和诸多慢性疾患相关。

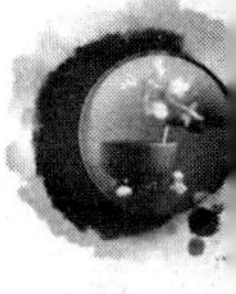

用药指南：以人参、白术的益气健脾与干姜、甘草的甘温益气相配为基础，必要时加入黄芪、附子、肉桂、蜀椒、吴萸等温阳散寒之品，同时应该注意与化湿、祛痰、利水等温通之品的配合。从理中出发，由茯苓、桂枝的通阳化气布津，防己、黄芪的益气利水，枳实、白术的行气消痞，半夏、生姜的和胃化饮，半夏、厚朴的燥湿化痰，瓜蒌、薤白的宽胸行气等化裁扩展开来。后世的四君子汤、补中益气汤、藿香正气散等也都是十分必要的补充。大黄、附子、细辛的相配，有些另类，但也不失为临证的妙招，由此温下、温通法又有方药的扩充和延伸，如后世的温脾汤类。

治法概述：甘温补中，温燥寒湿。甘入脾，甘守中，甘以缓急，温以助阳，甘温健运中气、温补中焦、温中补虚、温中健脾、温中散寒。干姜、人参等，在六经中针对的是太阴病证。当然，《伤寒论》中甘温还用于治霍乱病，《金匮要略》中治疗腹满病温补法也占半壁江山。治病重视中焦，是中医临床的基点之一，古今一贯，概莫能外。今天换个角度看问题，也许可以说是出于无奈。其实，尽管现代科技发达，几乎可以为所欲为，但是，一个能够自行饮食的人，和必须靠输液或鼻饲而存活的人，精气神完全两样。

中焦有脾胃，温补法针对脾运，而用于胃腑的苦寒泻下应该是处在太阴的对面（阳明）。李东垣的《脾胃论》对温补、温燥做了补充发挥，影响亦大。当年战乱、灾荒和温疫结伴肆虐中原大地，虽然对疫病尚无特效手段（其实东垣有普济消毒饮子），但补中益气也不失一种方法。不管是什么疾病，只要出现中焦虚寒，即消化功能低下，则理中先行应该成为一个原则。阳虚内寒湿滞，寒湿的治疗就在这一块。湿阻气滞，甘补稍嫌壅滞，此时用温燥行气即为补，所谓脾以升则健。温补温燥，久用过用，阴液容易耗伤，这又是在临证中必须随时加以注意的。

甘温建中，甘温扶阳，亦为仲景调治虚劳常用。甘温以恢复阳气、健脾益气，如甘草干姜汤、桂枝甘草汤、大小建中汤等可作为代表方。广而言之，如薯蓣丸、肾气丸等也都可以视为用例。补益一般是以脾着手，要达到治疗的目的首先要使中焦的运化健旺。

用甘温之品健运中焦脾胃的方法，适用于脾胃虚弱、中气不足的病证，诸如虚劳、腹痛等病证。此法源于张仲景的小建中汤证。后世根据小建中汤的方名和组成药物，将其治法功效定为甘温建中。东垣于此发挥、建树亦多，以补中益气汤著名，人参、黄芪、当归益气养血；白术、陈皮行气燥湿；升麻、柴胡清透邪热。风药燥湿，也是特点之一，辛温升散之品，也能作用于内，升提脾气。东垣在此基础上扩展出清暑益气汤、升阳益胃汤等方，这些方剂又多被温病学家用治脾胃中气素虚、湿热内蕴的暑湿病证，也有将此法用于温病的后期调理。叶天士也善用此法治疗各种内科杂病，所谓“理阳气当推建中”。脾胃位居中州，既为气血生化之源，又是精华和糟粕的转输之处。中气不足则气血阴阳俱损，升降运化失司，故表现为气血不足，虚实、寒热错杂。对这类病证，往往只要注意健运中气，则气血阴阳自调，五脏虚劳也容易向愈。

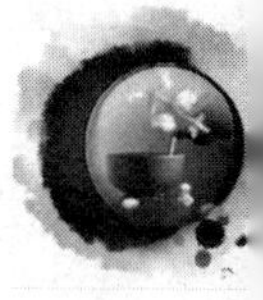

干姜、肉桂温中，人参、大枣甘补，吴萸是温，蜀椒是温，附子也是常用。太阴病原文有“宜四逆辈”之说，早用附子，先安未受邪之地，于理并无乖碍。理中汤益气健脾温中，太阴脾运不健则泻。理中汤加桂、理中汤加附，都是加重温的力量。吴茱萸暖肝温胃、半夏和胃降逆，针对的是呕。苓桂剂则另成一个系列，用药也有些微不同。这里集中的一些方药，或燥湿、或甘补、或辛散、或通利，各有所到，同中有异，异中有同，示人以变通的方法。后世的健脾燥湿、散寒化湿、温阳燥湿益气等方药，都从这里化出。

如果以温中补虚的理中汤为基础进一步展开，将后世的相关方剂也一起归入，则有益气健脾的四君子汤，有补中益气的补中益气汤，有燥湿行气化痰的半夏厚朴汤，有行气散寒化饮的瓜蒌薤白半夏汤，有和胃降逆止呕的小半夏汤，有行气健脾消痞的枳术汤，有益气化湿利水的防己黄芪汤，有通阳化气利水的五苓散，有温下寒实的大黄附子汤，有散寒化湿、疏表和胃的藿香正气散，有益气解表、和胃化痰的参苏饮等，这部分的内容丰富多彩，临证讲究也多，形成的一个证治体系颇为壮观。

1. 温中补虚

理中汤　本方也称人参汤，是温中补虚的代表方剂，在《伤寒论》中主要用于霍乱病以及脾虚喜唾之症的治疗，在《金匮要略》中也出现于胸痹病的治疗，后世一般将本方视为治疗太阴病的主要方剂。本方由人参、干姜、甘草、白术4味药物组成。方中人参、甘草健脾益气；干姜温中散寒；白术健脾燥湿。脾阳健运，阳气振奋，寒湿得去。本方证不论见于霍乱，还是胸痹，其病机均为脾气虚弱，寒湿内阻，故治疗当用温补之法。本方健脾益气、散寒祛湿，适用于霍乱偏于脾虚寒湿内阻者，或脾虚失运，固摄功能减弱所致的多唾涎水，或胸痹偏于中焦阳气虚衰者，也多用于虚寒性的下利。

【变化】

桂枝人参汤　本方温里解表，益气消痞。药物组成为桂枝、甘草、白术、人参、干姜，主治太阳病误下而致下

利的病证。临床表现为发热、恶寒、利下不止、心下痞硬、舌淡苔白、脉弱等症。病机为误下后表邪未解，脾气虚弱，寒湿内阻，肠道传化失司。本方即人参汤（理中丸）加桂枝而成，人参汤健脾益气、散寒祛湿，加桂枝既能解表，又能温中，适用于虚寒性下利兼表的病证。

附子理中丸、枳实理中丸、连理汤、理苓汤、理中化痰丸、理中安蛔丸　附子理中丸出自《阎氏小儿方论》《和剂局方》，功能温阳祛寒、益气健脾，由人参、白术、干姜、甘草、黑附子等组成，主治脾胃虚寒、风冷相乘而致的心痛、霍乱、吐利、转筋。另外还有枳实理中丸（出自《和剂局方》，即理中汤加枳实、茯苓，理中焦，除痞满，逐痰饮，止腹痛）、连理汤（出自《张氏医通》，即理中汤加黄连、茯苓，健脾而除湿热）、理苓汤（出自《张氏医通》，即理中汤与五苓散合方，治疗胃虚食滞、喘胀浮肿、小便不利）理中化痰丸、理中安蛔丸（出自《类证治裁》，即理中汤去甘草，加茯苓、川椒、乌梅）等可以参考。

另外，可以列举的还有《万病回春》的理中汤（人参、茯苓、干姜、白术、藿香、半夏、陈皮、丁香、砂仁、肉桂，或人参、干姜、白术、附子、肉桂、厚朴、陈皮、吴茱萸、当归、生姜、大枣、甘草）、《症因脉治》的理中汤（人参、白术、干姜、甘草、陈皮）、《脾胃论》的温胃饮（人参、黄芪、干姜、甘草、陈皮、砂仁、蔻仁、厚朴、姜黄、益智仁、泽泻）、《景岳全书》的温胃饮（人参、白术、干姜、甘草、扁豆、陈皮）、《医宗金鉴》的温胃饮

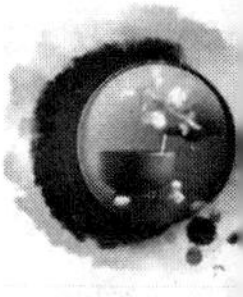

(人参、白术、干姜、甘草、吴茱萸、附子、丁香、沉香、柿蒂、生姜、甘草、大枣)、《证治准绳》的温中散（人参、白术、干姜、厚朴、蔻仁、当归）等。以上方剂的药物配伍尽管不一，但温中补益、行气燥湿的治法则一，后人在药物的选择上曲尽了变化之妙，值得临证参考。

附子粳米汤　本方温中散寒、化饮降逆，在《金匮要略》中治疗腹满、肠鸣、呕吐逆满。由于脾胃阳虚，不能运化水湿，水饮奔迫于肠胃之间，故见肠鸣亢进、腹痛如切。寒邪上逆，阳气痹阻，则胸胁逆满。胃失和降，则呕吐频作。方中附子温阳散寒以止痛，半夏化饮降逆以止呕，粳米、大枣、甘草补益脾胃以缓急。本方可以视为四逆辈或理中汤的变化，同样属中焦虚寒证，若见到以下利为主者，则附子理中汤也可以考虑。

大建中汤　本方在《金匮要略》中治疗虚寒性腹满痛证，其特点为移动性剧烈疼痛，整个腹部疼痛剧烈且手不可触摸，同时出现似头似足的块状、条索状物，为腹满病证中最为重笃的表现之一。其病机主要为寒气攻冲、阴寒凝滞，表里上下皆为寒邪所充斥，导致了心胸中大寒痛，呕不能饮食，腹中寒，上冲皮起，出现有头足，上下痛而不可触近，舌淡，苔白，脉紧弦。大建中汤证由阴寒邪气充斥上下表里而成。本方由蜀椒、干姜、人参、饴糖4味药物组成。蜀椒、干姜乃辛热之品，二药合用，既可温散寒邪，又可止痛杀虫；人参、饴糖温补脾胃，甘润缓急。四药合用，大建中气，温复中阳，阴寒一散，诸症得解。尤在泾在《金匮要略心典》中指出："心腹寒痛，呕不能

食者，阴寒气盛，而中土无权也。上冲皮起，出见有头足，上下痛而不可触近者，阴凝成象，腹中虫物乘之而动也。是宜大建中脏之阳，以盛上逆之阴。故以蜀椒、干姜温胃下虫，人参、饴糖安中益气也。”原文所描述的本方证治，属于蛔虫性肠梗阻的可能性大。本方临床上也用于治疗胃和十二指肠溃疡、胆道蛔虫病、术后单纯性粘连性肠梗阻、肠套叠、结肠痉挛、克隆病、胃炎、肠炎、腹痛等病症。后世有《济生方》的大建中汤（人参、黄芪、鹿茸、附子、当归、川芎、芍药、地骨皮、石斛、远志、炙甘草）、《普济方》的加减大建中汤（黄芪、白术、甘草、当归、川芎、芍药）、《和剂局方》的十四味大建中汤（人参、黄芪、茯苓、白术、半夏、当归、川芎、白芍、地黄、麦冬、附子、肉桂、肉苁蓉、甘草）、《丹溪心法》的大建中汤（人参、黄芪、附子、肉桂、当归、白芍、半夏、甘草）等，这些都可以引为参考。

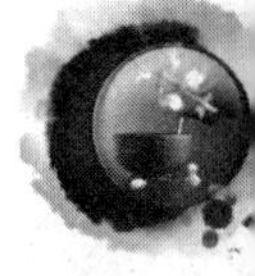

黄土汤、柏叶汤　黄土汤温脾摄血，在《金匮要略》中治疗虚寒远血。症见先便后血（柏油样大便），伴腹痛绵绵，喜温喜按，面色萎黄，四肢不温，神疲乏力，纳差，舌淡，脉细。血来自上消化道，距肛门较远，故称远血。血便混杂则大便如柏油样，血由脾气虚寒，统摄无权而下。脾气虚寒，故神疲乏力，四肢不温，纳差，腹痛绵绵，喜温喜按。脾虚气血生化不足，且下血耗伤阴血，故见面色萎黄、舌淡、脉细。方中灶心黄土温中涩肠止血；附子、白术温阳健脾以治本；生地、阿胶养血止血；甘草建中补脾，黄芩苦寒反佐，既可止血，又可防白术、附子温燥动血之弊。全方寒

温并用，标本兼治，刚柔相济，温阳不动血，养血不遏阳，《温病条辨》中称此方为甘苦合用、刚柔互济法。

柏叶汤也是温中止血之剂，柏叶偏凉，而干姜、艾叶则偏温，其中马通汁也偏温，尽管此方目前少用，但作为治法仍然可取，即对虚寒出血，温摄是对的，而温中注意带点凉，有利于降下。

2. 益气健脾

四君子汤 本方益气健脾，出自《和剂局方》，由人参、甘草、茯苓、白术组成。用于脾胃气虚证。饮食劳倦损伤脾胃，则导致气血生化之源不足。脾虚不运，胃纳呆滞，则饮食减少，大便不实，法当益气健脾。故方中以人参为君，甘温大补元气，健脾养胃；白术为臣，苦温健脾燥湿；佐以茯苓，甘淡渗湿健脾，苓、术合用，健脾除湿之功更强，促其运化；使以炙甘草，甘温调中。全方配合，共奏益气健脾之功。此方能使脾胃之气健旺，运化复常，资生气血，故为补气的基本方。后世以补气健脾为主的许多方剂，多从本方发展而来。

【变化】

异功散、温胃饮、治中汤、补中汤 异功散出自《小儿药证直诀》，健脾、益气、和胃，用于脾胃虚弱所致的食欲不振，或胸脘痞闷不舒，或呕吐泄泻。由人参、白术、炙甘草、茯苓、陈皮组成。温胃饮出自《医宗金鉴》，由人参、炮姜、沉香、甘草、制附子、炒白术、丁香、吴茱萸、柿蒂等组成。治中汤出自《类证治裁》，由四君子汤加青皮、陈皮组成。补中汤出自《症因脉治》，由四君子汤加陈

皮、茯苓组成。这些方剂也都提示了补中常常离不开行气温燥。

厚朴温中汤 本方温中行气、燥湿除满，出自《内外伤辨惑论》，由厚朴、陈皮、干姜、茯苓、草蔻仁、木香、炙甘草组成，治疗脾胃受寒湿所伤而致诸症。方中厚朴行气消胀，燥湿除满；草豆蔻温中散寒，燥湿除痰；陈皮、木香行气宽中；干姜、生姜温脾暖胃以散寒；茯苓、甘草渗湿健脾以和中。脾胃伤于寒湿，脘腹胀满或疼痛，不思饮食，四肢倦怠。寒性凝滞，湿性黏腻，二者着而不行，气机阻滞，致升降失常，遂成胀满疼痛，不思饮食，四肢倦怠。治当温中行气、祛寒燥湿，使寒湿除，气滞行，脾胃复健，则痛胀自解。本方重点在于温中，对于客寒犯胃、脘痛呕吐者，亦可使用。

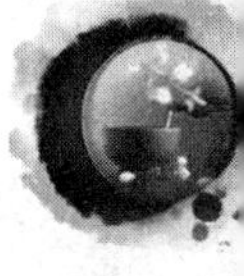

归脾汤 本方益气补血、健脾养心，出自《济生方》。由白术、茯神、黄芪、龙眼肉、酸枣仁、人参、木香、甘草、当归、远志组成。方中以人参、黄芪、白术、甘草甘温补脾益气；当归甘辛温养肝而生心血；茯神、枣仁、龙眼肉甘平养心安神；远志交通心肾而定志宁心；木香理气醒脾，以防益气补血药滋腻滞气，有碍脾胃运化功能。故本方为养心与益脾并进之方，亦即益气与养血相融之剂。本方主治心脾两虚证。心藏神而主血，脾主思而统血。思虑过度，劳伤心脾，脾气亏虚，因而体倦、食少、虚热；心血暗耗，心失所养，则见惊悸、怔忡、健忘、不寐、盗汗；面色萎黄，舌质淡，苔薄白，脉细缓，均属气血不足之象，皆可以考虑用本方调治。

3. 补中益气

补中益气汤　本方补中益气、升阳举陷，出自《脾胃论》，由人参、白术、黄芪、当归、橘皮、升麻、柴胡、甘草组成。方中人参、黄芪、白术、炙甘草益气健脾，升举下陷清阳，收补中之功；陈皮行气；当归补血；升麻、柴胡轻清凉泄，一般视为升阳之品。以上药物相配，益气健脾补中，升提阳气，达到浊降清升，使中焦机能调畅，水谷精气生化有源，则脾胃气虚所致的诸症也容易向愈。本方证是因脾胃气虚，清阳下陷，以及由气虚而致摄纳不力所致。脾主四肢、肌肉，脾虚则四肢、肌肉承受水谷精微无由，故见肢软体倦、神疲少力；脾胃虚则谷气不盛，阳气下陷阴中，故见发热自汗、脉洪而按之虚软、舌淡、苔薄白；脾胃虚则中气亦虚，摄纳不力，升举无能，故有脱肛、久泻、子宫下垂等症。本方应用广泛，除治脾胃虚弱，气虚下陷，以及气虚发热外，其他如久疟久痢，因气虚不能托邪外出者，选用此方治疗，亦每有良效。临床上根据不同见症，加减变化，应对亦广，本方在运用时加入枳实效果更好。

【变化】

升阳顺气汤、调中益气汤、升阳益胃汤、益气聪明汤、玉屏风散　与补中益气汤相类似的方剂，还有升阳顺气汤（出自《东垣十书》，由炙黄芪、炙甘草、人参、当归、陈皮、升麻、柴胡、草豆蔻 、神曲、半夏、黄柏组成）、调中益气汤（出自《医学入门》，由炙黄芪、炙甘草、人参、陈皮、升麻、柴胡、木香、苍术组成）、益胃升阳汤（出自

《脾胃论》，功效益气补脾、升阳益胃。主治脾胃虚弱，症见肢体酸重疼痛、口苦舌干、饮食无味、大便失常、小便频数。由炙黄芪、炙甘草、人参、当归、陈皮、升麻、柴胡、土白术、炒黄芩、炒神曲组成)、升阳益胃汤（出自《内外伤辨惑论》，由炙黄芪、炙甘草、人参、当归、柴胡、土白术、茯苓、白芍、羌活、独活、防风、半夏、泽泻、黄连、生姜、大枣组成)、益气聪明汤（出自《脾胃论》，益气升阳，聪耳明目。主治中气不足，清阳不升而见目生翳障、视物不清及耳鸣耳聋等。由人参、黄芪、升麻、甘草、黄柏、白芍、葛根、蔓荆子组成)、玉屏风散等，这些都可以作为参考。

东垣清暑益气汤　本方清暑益气、除湿健脾，出自《脾胃论》，方中有人参、黄芪补气；当归、麦冬、五味子养阴生津敛液；青皮、陈皮、神曲、甘草调气和中；升麻、葛根解肌热而使清气上行；白术、苍术、泽泻、黄柏燥湿利湿。用于平素气虚，又受暑湿，致身热头痛、口渴自汗、四肢困倦、不思饮食、胸满身重、大便溏薄、小便短赤、苔腻脉虚者。

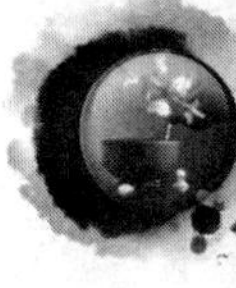

举元煎　本方益气升提，出自《景岳全书》，用以治疗气虚下陷、血崩血脱、亡阳垂危等证。由黄芪、人参、白术、炙甘草、升麻组成。有不便于用当归、熟地补血而宜补益元气者，此方合适。本方从补中益气汤化裁而来，用治气虚下陷，甚或出现血崩血脱、亡阳垂危之象，方中重用人参，可以益气而固脱止血。

却暑调元法　本方清热祛暑、调元益气，出自《时病

论》，由石膏、滑石、茯苓、制半夏、西洋参、麦冬、甘草、粳米组成。用于暑热之邪损伤元气，症见发热口渴、神倦肢软、汗多黏、尿黄、脉虚大者。

升陷汤　本方益气升陷、宁心安神，出自《医学衷中参西录》，由升麻、柴胡、桔梗、黄芪、知母组成，本方也由补中益气汤化裁而成。方中以黄芪为主补气；桔梗载药上行；升麻、柴胡举陷升提；知母苦寒，制黄芪之温性。主治胸中大气下陷、气短不足以息；或气息将停、证情危重者。作为兼症，或寒热往来，或咽干作渴，或满闷怔忡，或神昏健忘。脉象沉迟微弱，甚或三五不调等。此证属于胸中大气陷下而不升。肺主一身之气，位在胸中，肺气下陷，故气短而喘；肺朝百脉，肺气虚则朝会百脉不力，故脉现沉迟而弱，本方的治疗体现了对寒热虚实的兼顾。

4. 燥湿行气化痰

半夏厚朴汤　本方行气化痰、散结开郁，在《金匮要略》中主治“妇人咽中如有炙脔”，后世称为梅核气。临床上表现为病人自觉咽中如有异物梗阻，咯之不出，吞之不下，但不妨碍饮食吞咽，此证多由肝郁气结，气滞津停，痰气交阻于咽而成。气机的调畅有助于津液的正常输布，若气机郁结，气滞则痰凝，阻于咽部，令病人觉咽中梗阻如有异物。本方中半夏、厚朴、生姜辛开苦降，散结开郁；茯苓除湿化痰；苏叶芳香宣散，行气解郁。

【变化】

平胃散　本方出自《和剂局方》，为治疗脾胃湿滞的代表方。脾主运化，喜燥恶湿，若湿浊困阻脾胃，运化失司，

则食少乏味，出现下利；湿阻气滞，则脘腹胀满；胃失和降，则呕吐恶心，嗳气吞酸；湿留肢体，则身体困乏，舌苔白腻，脉缓。治疗应燥湿运脾、行气和胃。方中重用苍术苦温燥湿运脾；厚朴苦温行气化湿，消胀除满；陈皮行气化滞；甘草和中调和诸药；生姜、大枣调和脾胃。诸药相合，可使中焦湿浊化而气机畅，脾胃运化恢复正常。

胃苓汤　本方祛湿和胃，为五苓散与平胃散相合，出自《丹溪心法》，用于治疗水肿、腹胀、小便不利等，治疗脾胃伤冷而致的泄泻等。

越鞠丸、六磨汤　越鞠丸出自《丹溪心法》，由苍术、香附、川芎、神曲、山栀子等组成。六磨汤出自《证治准绳》，由沉香、槟榔、乌药、大黄、木香、枳壳等组成，《济生方》的四磨饮子取沉香、槟榔、乌药，加人参，《医便》的五磨饮子，取沉香、槟榔、乌药，加木香、枳壳而成。这一类方剂偏重于行气药的运用，分别配伍有攻下、补益、消导等不同的药物。

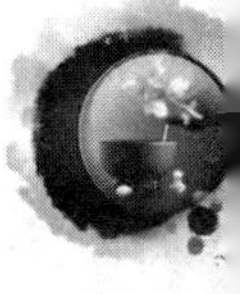

止嗽散　本方止咳化痰、疏表宣肺，出自《医学心悟》，由桔梗、荆芥、紫菀、百部、白前、甘草、陈皮组成。方中的紫菀、白前、百部止咳化痰，治咳嗽不分新旧，皆可取效；桔梗、橘红宣降肺气，止咳消痰；荆芥祛风解表，甘草调和诸药，二者与桔梗配合，更能清利咽喉。本方所治之证，原为外感咳嗽，经服解表宣肺药后而咳仍不止者。风邪犯肺，肺失宣肃，虽经发散，其邪未尽，故仍咳嗽，此时余邪尚留，而肺气宣降尚未恢复，治疗重在理肺止咳，稍加疏散之品，故本方可以看作是治疗咳嗽的一张基础方。

5. **行气化饮、散寒止痛**

瓜蒌薤白白酒汤　本方通阳散结、豁痰下气，为《金匮要略》胸痹病证治的代表方。瓜蒌用瓜蒌实，可开胸涤痰散结，现在处方名为全瓜蒌。《本草思辨录》云：“瓜蒌实之长，在导痰浊下行，故结胸胸痹，非此不治”。薤白，辛温，理气宽胸，通阳散结。叶天士称之为治胸痹主药。二药相伍通阳涤痰散结，成为治疗胸痹的基本药对。白酒是初熟的米酒，性轻扬，既可助药力上行，又具通阳行痹之功。三药组合，宣痹通阳，可以缓解胸痹的急迫。胸痹主要病机为胸阳不振、阴邪痹阻，属虚实夹杂、本虚标实之证。原文描述为喘息咳唾、胸背痛、短气、寸口脉沉而迟、关脉紧弦、舌淡、苔白腻。

【变化】

瓜蒌薤白半夏汤　用治胸痹重证，在瓜蒌薤白白酒汤证基础上见不得卧、心痛彻背者。由于过多痰涎壅塞，胸阳痹阻之甚引起。心痛彻背是在胸背痛的基础上发展而来，不得卧是喘息咳唾严重导致，临床表现较瓜蒌薤白白酒汤证加重，所以此方在瓜蒌薤白白酒汤的基础上加半夏以增加燥湿化痰降逆的功效，并且加大了白酒的用量，增加了服用的次数。本方的化痰力量加强，示范了临证用药的加减变化。

枳实薤白桂枝汤　本方证的病位由胸到胃脘部，又称胸胃同病。除胸痹主证外还可见心中痞、胁下有气上冲、胸满、腹胀、大便不通、苔厚腻、脉紧弦。病机为痰浊壅塞，阴寒内结，气滞不通，上冲横逆。治以本方通阳开结、泄满降逆，方中除瓜蒌薤白外，枳实消痞除满，厚朴宽胸下气，桂枝平冲降逆。本方的行气除满降逆的力量相对较强。

薏苡附子散 本方为胸痹急症的治疗。胸痹急者，为胸背痛突然发作，阴寒凝滞，阳气不通，故痛势较剧，用本方温阳通痹，散寒止痛。剂型用散，以备急用。方中附子当为主药，散寒止痛，薏苡仁，《神农本草经》谓："治筋急拘挛，不可屈伸。"

大乌头煎 本方是治疗寒疝的代表方剂，主要临床表现为腹部剧烈疼痛、冷汗出、手足厥冷，其病机为寒气内结，阳气不行。方中只用大乌头一味，取其一味单行，则力大而厚。大辛大热之品，能散沉寒痼冷而止疼痛。乌头与蜜同煎，蜜能缓乌头毒性，也能延长药效。在煮服法中，还强调用量当随体质强弱而增减，"不可一日再服"，可见运用乌头的慎重。

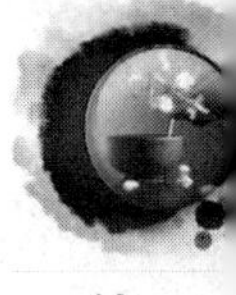

乌头赤石脂丸、赤丸 乌头赤石脂丸峻逐阴寒而缓急止痛，方中乌、附、椒、姜，一派辛热之品，仲景对乌、附的运用以本方为甚。阴寒内盛而盘踞阳位，阳气被遏而欲伸不能，由此引起了心背相互贯穿的剧痛，在一般情况下仲景是先附子、后乌头，或用了乌头即不用附子，而二者同用，在仲景书中仅此一例，可见其痛之剧，且再加蜀椒、干姜，可见本方温散、温通之力甚，无疑，止痛力量亦强。这样的用法使人联想到后世的芳香通窍法，亦是危重之机以解急迫，成为临证治疗的有效方法。赤丸在《金匮要略》腹满病中治疗“寒气厥逆”，药物用乌头、细辛、茯苓、半夏、朱砂，温通化饮散寒，缓急止痛。

6. 和胃降逆止呕

小半夏汤　本方在《金匮要略》的痰饮病、黄疸病、呕吐哕下利病中均有应用。本方证的基本病机是胃失和降，症见呕吐、或干呕呃逆、谷不得下、口不渴、小便自利、苔白滑。饮停于胃，或中阳被遏，以致胃失和降，胃气上逆，而见呕吐等症。治疗以和胃降逆为主。方中只有半夏、生姜二味药，前者除饮降逆，后者散寒和胃，二药相合，是和胃降逆止呕的祖方。通过适当配伍，可用于治疗各种呕吐。临床常用本方治疗贲门痉挛、胃炎、胰腺炎、胆囊炎、胃扭转以及放化疗引起的呕吐、神经性呕吐等。

【变化】

小半夏加茯苓汤、生姜半夏汤、干姜半夏散　小半夏加茯苓汤治疗卒呕吐、心下痞满、目眩、心悸。证由饮停于胃、上逆胸膈所致，较小半夏汤证为重，故于小半夏汤加茯苓，以健脾渗湿、导饮下行。生姜半夏汤治疗胸中烦乱无奈、似喘不喘、似呕不呕、似哕不哕。此乃寒饮搏结于中上焦，阳气被遏，气机升降失常。生姜半夏汤药味同小半夏汤，但方中重用生姜汁，主要在于散饮去结，以舒展胸中之阳。干姜半夏散治疗干呕、吐逆、吐涎沫。病因中阳不足、寒饮内盛、胃气上逆所致。半夏干姜散乃小半夏汤以干姜易生姜，取其温中散寒、守而不走之功。这里的几张方合看，可以看出半夏和姜的不同用法，可以看出小半夏汤的加减变化运用。

干姜半夏人参丸、大半夏汤 干姜半夏人参丸在《金匮要略》妇人妊娠病中治疗干呕不止，干姜温中，人参补虚，半夏和胃降逆止呕，可以看作是理中汤的加减，也可以看作小半夏汤的变化。大半夏汤在《金匮要略》中是治疗胃反的代表方。胃反病证见朝食暮吐、暮食朝吐、宿谷不化，或伴大便干结。本方证之病机为中焦虚寒，脾胃失职，不能腐熟运化水谷，故食谷不下而致朝食暮吐、暮食朝吐。胃气不降，脾不转输，肠失濡润，故可见大便干结如羊屎。大半夏汤证以和胃补虚降逆为治法。本方由半夏、人参、白蜜组成。方中半夏降逆止呕；人参益气和胃而生津；白蜜甘润，和中润肠，又可缓半夏之燥。此方配伍精简，使胃和肠润，腑气得通，呕吐得止。

吴茱萸汤 本方温胃暖肝、降逆止呕，见于《伤寒论》阳明、少阴、厥阴病篇及《金匮要略》的呕吐病证治，是一首温中补虚止呕的方剂，主要治疗呕吐头痛等病证。本方证是肝气犯胃、浊阴上逆所致的病证，外感热病、内伤杂病过程中均可出现。由吴茱萸、人参、大枣、生姜4味药物组成，方中吴茱萸温胃暖肝，降逆止呕；生姜散寒和胃降逆；人参、大枣益气补虚。费伯雄指出："吴茱萸辛烈善降，得姜之温通，用以破除阴气有余也。又恐辛燥太过耗气劫阴，故用人参、大枣之甘缓以济之。又能补土扶阳，使浊阴不得上干清道，治法更为周到。"（《医方论·卷三》）临证治疗胃寒呕吐、巅顶痛等病证。后世又有《圣济总录》的吴茱萸汤，由人参、白术、干姜、蜀椒、肉桂、吴茱萸、厚朴、陈皮组成，温的力量得到进一步的加强。

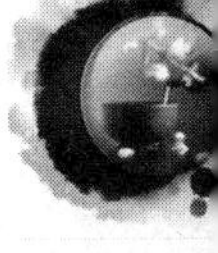

橘皮汤、橘皮竹茹汤、竹皮大丸 橘皮汤、橘皮竹茹汤二方在《金匮要略》中治哕，前者仅用橘皮、生姜行气化痰降逆，后者在前者的基础上加上了益气清热和胃之品，如人参、大枣、甘草、竹茹。竹皮大丸治疗妇人乳中虚而见烦乱呕逆，用竹茹、石膏、白薇清热和胃，桂枝、甘草甘温助阳而复胃气，从而达到止逆下气的目的。

二陈汤 本方燥湿化痰、行气和中，出自《和剂局方》，药物组成为半夏、橘红、白茯苓、甘草，本方为治疗湿痰的主方。湿痰之证，多由脾失健运、气机阻滞、湿邪凝聚郁滞而成。脾为生痰之源，肺为贮痰之器，湿痰犯肺，则咳嗽痰多；痰阻气机，胃失和降，则胸膈痞闷，恶心呕吐；阴浊凝聚，阻碍清阳，则头眩心悸；脾为湿困，运化失司，则肢体困倦，不欲饮食。方中以半夏为君，取其辛温燥湿化痰，且可降逆和胃而止呕；陈皮行气燥湿，使气顺而痰消；茯苓健脾渗湿，俾湿去脾旺，痰无由生；生姜降逆化饮，既可制半夏之毒，且能助半夏、陈皮行气消痰，复用少许乌梅收敛肺气，与半夏相伍，有散有收，相反相成。

这里应该顺便提一下温胆汤，该方由二陈汤加枳实、竹茹而成，所治诸证，均属痰热为患。痰热内阻，胃气上逆，则呕吐干哕；痰热上扰，心神不安，则惊悸不宁，虚烦不眠；蒙闭清窍，则发为癫痫。治宜利胆和胃、涤痰清热。方中半夏降逆和胃，燥湿化痰；竹茹清热化痰，止呕除烦；枳实行气消痰，使痰随气下；陈皮理气燥湿，茯苓健脾渗湿，俾湿去痰消；使以姜、枣、甘草益脾和胃而协调诸药。对于痰热内扰之惊悸癫痫、胆热胃逆之虚烦都有很好的治疗效果。

六安煎、导痰汤、涤痰汤 六安煎出自《景岳全书》，可燥湿化痰、降气平喘。治疗咳喘痰黏、不易咯出者，药物为二陈汤加杏仁、白芥子。导痰汤出自《济生方》，燥湿祛痰、行气开郁，由二陈汤去乌梅加胆南星、炒枳实而成。治疗痰涎壅盛、胸膈痞塞，或咳嗽恶心、饮食少思，以及肝风夹痰、呕不能食、头痛眩晕、甚或痰厥者。涤痰汤出自《济生方》，涤痰开窍。用于中风痰迷心窍、舌强不能言者，由枳实、竹茹、胆星、菖蒲、远志、党参等组成。

7. 行气健脾消痞

枳术汤、外台茯苓饮 枳术汤行气散结、健脾化湿，本方在《金匮要略》中治疗气分病的心下坚大如盘。以方测证，可知此证由脾虚气滞所致，水湿痞结于心下，临证见有上腹部胀闷或疼痛等症，原文将本方与桂枝去芍药加麻黄细辛附子汤对照。从这张方我们可以进一步联系到痰饮病中的《外台》茯苓饮，原文的叙述是："治心胸中有停痰宿水，自吐出水后，心胸间虚，气满，不能食，消痰气，令能食。"《外台》茯苓饮的药物分两个部分，人参、白术、茯苓益气健脾，橘皮、枳实、生姜行气消痞。临床上成为治疗功能性消化不良的基础方之一。

【变化】

橘枳姜汤、茯苓杏仁甘草汤 这二首方在《金匮要略》中用于胸痹轻症的治疗，前者偏于行气，后者偏于化饮。或者说一偏于肺，一偏于胃。其实临证二者可以相合，肺

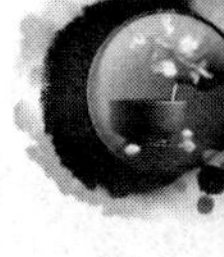

胃同治，行气化饮。

8. **益气化湿利水**

防己黄芪汤　本方益气固表、化湿利水，在《金匮要略》主治湿病和风水病偏表虚者。临证见浮肿以下肢为主、身重、关节疼痛、脉浮、汗出、恶风、小便短少、舌淡苔腻。基本病机为表卫不固，感受风邪，水湿之邪，或停于肌表而为风水，或停于肌肉关节为风湿。防己黄芪汤证主治表虚风湿与风水两病的原文描写，仅“湿”与“水”一字之差。原因在于水与湿本为一物，湿为水之渐，水为湿之积。湿邪犯人，多留于肌肉关节，引起身体重滞、肌肉酸痛、关节疼痛，阻滞气机则可见小便不利。水邪停留体内多引起浮肿，卫气虚弱，肌表不固，感受风湿之邪故见身重、关节疼痛、小便不利。脉浮、汗出、恶风为表虚营卫不和，复受风邪所致，水湿泛溢肌肤则浮肿，治当益气固表、利水除湿，本方是治气虚水肿的要方。

防己茯苓汤　出自《金匮要略》水气病篇，用治皮水，四肢肿、水气在皮肤中、四肢聂聂动者。皮水与风水病位皆属表，相比之下，皮水的病位偏里，水气停留于皮肤、肌肉中，阻碍阳气，阳气欲伸，则发生肌肉跳动的症状，即所谓四肢聂聂动。皮水者多脾虚，脾主四肢、肌肉，脾不制水，水湿留于四肢而发为四肢肿。防己茯苓汤在防己黄芪汤的基础上增加防己、黄芪的用量，去白术，加桂枝配茯苓通阳化气利水。尤在泾评述：“桂枝得茯苓，则不发表而反行水，且合黄芪、甘草助表中之气，以行防己、茯苓之力也。”以方测证，防己茯苓汤证肿势较防己黄芪汤证重，防己茯苓汤的利水力量也强于防己黄芪汤。

【变化】

木防己汤　本方通阳补虚、利水清热，方用木防己清热通窍利湿；桂枝温通经脉，通阳化气散水，二者配伍辛开苦泄，行水散结，消心下痞坚；人参补气；石膏辛寒散郁热。整个方剂寒温并用，虚实兼顾，在《金匮要略》痰饮病中治疗膈间支饮，得之数十日，复经医者吐、下后仍不愈的虚实错杂者。症见其人喘满、心下痞坚、面色黧黑、脉沉紧、舌黯红苔黄，甚者有心悸、肢肿、小便短少。

加减木防己汤　本方出自《温病条辨》，用治暑湿痹（湿热痹）。由木防己、桂枝、石膏、杏仁、滑石、白通草、薏苡仁组成，亦可看作是木防己汤合三仁汤的加减。三仁汤清三焦湿热；木防己、桂枝、薏苡仁通痹除湿；石膏辛散郁热。一方之中融辛通、苦泄、淡渗、清热于一炉，治痹之法悉具。故吴鞠通称之为“治痹之祖方”。

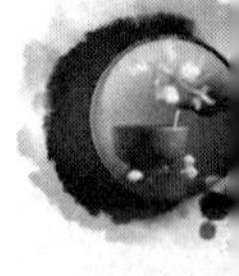

9. 通阳化气利水

五苓散　主要治疗太阳蓄水证、霍乱、痰饮病、小便不利等病证，是通阳利水的代表方。本方证的病机主要是气化不利，气化不利则水饮容易内停，出现所谓的蓄水证。水气内停之证在外感热病与内伤杂病中均可出现，原文描述有脉浮，小便不利，微热，消渴；或渴欲饮水，水入则吐；或心下痞；或霍乱，吐利交作，头痛，发热，身疼痛，热多欲饮水；或脐下有悸，吐涎沫而颠眩。水气内停，膀胱气化不利，则小便不利；气化不利，津不上承，则消渴，或渴欲饮水；但由于水气内停，故水入则吐；水停心下，则心下痞；表邪未解，则脉浮，微热；霍乱清浊相干，升降逆乱，肠胃气机不利，则吐利交作；表邪未解，故头痛，身疼痛，发热；吐利津伤，或气不化津，故欲饮水；水气停于下焦，则脐下有悸；膀胱气化不利，水无去路，反逆上行，则吐涎沫而颠眩。本方由桂枝、白术、茯苓、猪苓、泽泻5味药物组成，方中猪苓、泽泻、茯苓淡渗利水；白术健脾利水；桂枝通阳解表，与利水药相配，达到通阳利水的目的。作为五苓散的延伸，一般通利的方剂，有加味防己黄芪汤、五皮饮、七皮饮、茯苓皮汤等；偏于芳香化湿的有平胃散（香砂平胃）、正气散（不换金正气）等；偏于清利的有三仁汤、藿朴夏苓汤、连朴饮、甘露消毒饮、八正散、五淋散、三妙丸、石苇散、蚕屎汤等；偏于温燥化湿的有六和汤、实脾饮、鸡鸣散、春泽汤、萆薢分清饮、济生肾气丸、羌活胜湿汤、独活济生汤、三痹汤、蠲痹汤等。

【变化】

泽泻汤　本方《金匮要略》中治疗停饮所致的眩冒，药物仅用泽泻和白术二味，但用量较大，健脾利水，化饮而治疗眩晕，临床可以伴见心下满而呕逆。

猪苓散　本方《金匮要略》中治疗停饮致呕的病证。临床表现为呕吐后欲饮水而饮水过多则易呕，病机为胃阳未复，水停成饮。治法当用利水为主，方用猪苓散健脾利水。本方由猪苓、茯苓、白术3味药物组成。猪苓、茯苓淡渗利水；白术健脾利水。适用于脾虚水停的病证。

苓桂术甘汤　主治脾虚水气内停之证，表现为心下逆

满、气上冲胸、起则头眩、脉沉紧、身为振振摇。或痰饮病，见胸胁支满、目眩、短气。病机为脾虚失运、水饮内停。治法以利水为主，方用苓桂术甘汤健脾通阳利水。本方由茯苓、桂枝、白术、甘草4味药物组成，茯苓、白术健脾利水，加桂枝健脾通阳利水，甘草配桂枝，辛甘通阳。本方适用于脾虚水气内停的病证。尤在泾在《金匮要略心典》中指出："痰饮，阴邪也，为有形。以形碍虚则满；以阴冒阳则眩。苓、桂、术、甘温中祛湿，治痰饮之良剂，是即所谓温药也。盖痰饮为结邪，温则易散，内属脾胃，温则能运耳。"

苓桂草枣汤、茯苓甘草汤、甘姜苓术汤、苓桂味甘汤、苓姜术桂汤、茯苓泽泻汤、四苓散、葵子茯苓散　这一类方剂可以列举的很多，有的仅仅变换了一味药物，在治疗上就体现出一个偏向，于此也可以体会仲景用药的精细。而葵子茯苓散则采用了滑利通窍的方法。后世的四苓散（出自《明医指掌》，渗湿利水，治疗内伤饮食有湿，见小便短赤、大便溏泄。药用白术、茯苓、猪苓、泽泻）等可以参考。

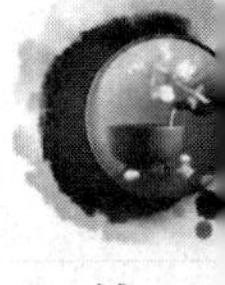

茵陈五苓散　本方出自《金匮要略》，主治黄疸病。临床表现为身黄、目黄、小便黄，伴形寒发热、食欲减退，小便短少或不利等症。病机为肝胆湿热，胆汁横溢，气化不利。治法当以清利湿热为主，方用茵陈五苓散清利湿热，退黄。本方即五苓散加茵陈蒿而成。方中茵陈蒿苦寒清热，利湿退黄；五苓散淡渗化气利水。本方的功效为清利湿热、退黄，适用于黄疸湿热内蕴、湿重于热的证情。

10. **温下寒实**

大黄附子汤　本方为温下寒实的代表方，在《金匮要略》中主要用于治疗腹满"胁下偏痛，发热，其脉紧弦"的寒实内结证。方由大黄、附子、细辛3味药物组成，方中用附子之辛热，温阳以祛寒，佐以细辛，除寒以散结，更借大黄之荡涤肠胃，泻除积滞，温阳散寒，泻结行滞，共奏温阳散寒、攻下行滞之效。则积寒散，大便行，里实除，腑气通，适用于寒实之邪结聚于肠胃、而阳气已有不足的病证。本方证见有腹胀满、大便不通、胁下一侧可有疼痛、脉紧弦、畏寒、肢冷、舌苔白腻等。本方证的寒实之邪结聚于肠胃，腑气不通，故腹胀满，大便不通；寒实之邪结聚于肠胃，气机不通，故胁下一侧可有疼痛；发热为寒实内结、阳气郁滞、营卫失调所致；脉紧弦主寒主痛，为寒实内结之征；畏寒，肢冷，舌苔白腻均为寒实内结之象。

【变化】

白散（桔梗白散）、三物备急丸　白散温散寒实，涤痰破结，主治寒实结胸证。本方证除了见到心下痛、按之石硬、脉沉而紧、不大便外，还当见有阴寒偏盛的症状，总的表现为寒实之征。病机为寒实之邪结聚于胸膈。方中药物由桔梗、巴豆、贝母3味组成，其中桔梗祛痰排脓；巴豆辛热，泻下逐水；贝母化痰散结。3味同用具有温散寒实、涤痰破结的功效，临床上用于寒实内结的结胸证治。桔梗白散作为《金匮要略》肺痈的附方，治疗咳而胸满，振寒脉数，时出浊唾腥臭，久久吐脓如米粥者，药物也用巴豆、贝母、桔梗。三物备急丸药用巴豆、干姜、大黄，

用以治疗突然发生的各种急症，如心腹部的急痛等属于里寒有实滞者。外台走马汤以巴豆、杏仁治疗中恶心痛腹胀、大便不通。

温脾汤、济川煎　温脾汤出自《千金要方》，由大黄、附子、人参、干姜、甘草组成，该方是在大黄附子汤的基础上再加温补之品，后来的《本事方》温脾汤则加重了行气的药物。济川煎由肉苁蓉、当归、牛膝、泽泻、升麻、枳壳等组成，方中的当归、升麻、枳壳在补中益气汤中也用，而牛膝、泽泻、肉苁蓉则加强了向下的力量。在临床上都有一定的通便作用，再往下考虑就应该想到半硫丸了，用硫黄温通，于便秘的证治又立一法。

11. **散寒化湿、疏表和胃**

藿香正气散　本方出自《和剂局方》，为芳香化湿、疏表和里的代表方，其化湿和胃作用甚于疏表散寒之功，主治外感风寒、内伤湿滞之证。临证见到恶寒发热、头痛、胸膈满闷、脘腹疼痛、恶心呕吐、肠鸣泄泻、口淡、舌苔白腻等。本方证以闷、痛、吐、泻及寒热头痛、舌苔白腻为辨证要点。因外感风寒，卫阳被郁，则恶寒发热，头痛；湿阻中焦，气机不利，故胸膈满闷，脘腹疼痛；湿滞胃肠，运化失常，升降无权，故恶心呕吐，肠鸣泄泻；口淡苔白腻，皆湿滞在里之象。证属风寒外感，湿滞内伤，治宜外散风寒，内化湿滞。方中藿香用量偏重，既取其辛温而解在表之风寒，又以其芳香而化在里之湿浊，且可辟秽和中，升清降浊，故本方以其为君药。配以紫苏、白芷辛香发散，助藿香外散风寒，兼可芳化湿浊；厚朴、大腹皮行气化湿，

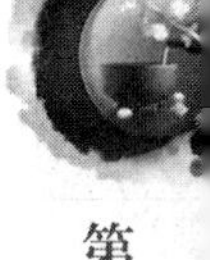

畅中除满；半夏曲、陈皮燥湿和胃，降逆止呕；白术、茯苓健脾运湿，和中止泻；桔梗宣肺利膈，既益于解表，又助其化湿；生姜、大枣、甘草调和脾胃，且和药性，共助藿香化湿和中之功。诸药同用，能外散风寒，内化湿浊，且能理气和中，致使寒热除，胸膈舒，吐泻止。

【变化】

五加减正气散　五张正气散的加减方，是吴鞠通《温病条辨》中的得意之作，对理气化湿剂的加减变化作了具体示范。一加减正气散芳香化湿、理气和胃，方由藿香梗、厚朴、杏仁、茯苓皮、广皮、神曲、麦芽、绵茵陈、大腹皮组成，用于三焦湿郁，升降失司出现脘腹胀满、大便不爽者；二加减正气散理气化湿、宣通经络，方由藿香梗、厚朴、大豆黄卷、茯苓皮、广皮、木防己、薏苡仁、川通草组成，用于湿阻气机出现脘闷、身痛便溏、舌苔白腻者；三加减正气散宣畅气机、化湿清热，方由藿香、厚朴、杏仁、茯苓皮、广皮、滑石组成，用于因湿困化热出现胸闷、脘腹胀满、小便黄赤舌苔黄腻者；四加减正气散温运脾阳、燥湿理气健胃，方由藿香、厚朴、茯苓、广皮、草果、山楂肉（炒）、神曲组成。用于寒湿着里，内阻于太阴出现脘腹胀满、食少无味、苔白滑、脉右缓者；五加减正气散健脾化湿、理气畅中，方由藿香、厚朴、茯苓、广皮、大腹皮、谷芽、苍术组成，用于湿秽困脾、脾胃升降失常出现脘闷、便溏、腹胀者。本来针对寒湿证治的方剂，经加减变化也可移用于湿热内蕴者。

香薷饮　本方祛暑解表、化湿和中，出自《和剂局方》，由香薷、厚朴、茯苓、扁豆、甘草等组成。本方治疗暑令感寒夹湿之证，夏月乘凉饮冷，外感于寒，内伤于湿，致恶寒发热，无汗头痛，头重身倦，胸闷泛恶，或腹痛吐泻，舌苔白腻，脉浮。感受暑湿，影响到表里，且病在于初期，使用本方，短小而精悍。

不换金正气散、加味香苏散、午时茶　不换金正气散出自《和剂局方》，行气化湿、和胃止呕，用于治疗瘴疫时气、霍乱吐泻等。由厚朴、藿香、甘草、半夏、苍术、陈皮等组成。加味香苏散理气解表，由紫苏、香附、荆防、秦艽、川芎、蔓荆子、陈皮、生姜、甘草组成。还有发散风寒、化湿和胃的午时茶也可以作为参考。

12. 益气解表、和胃化痰

参苏饮　本方出自《和剂局方》，益气解表、祛痰止咳，由人参、紫苏、陈皮、甘草、前胡、半夏、茯苓、桔梗、枳壳、葛根、木香组成。临床治疗主要针对外感风寒，内有痰饮，而见到恶寒发热、头痛鼻塞、咳嗽痰多、胸膈满闷、苔白脉浮等症。

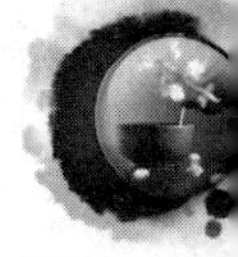

十味香薷饮　本方由香薷、厚朴、茯苓、扁豆、甘草、木瓜、黄芪、人参、白术、陈皮等组成，方中参芪苓术共用，益气健脾，类似四君子汤，另以解表化湿药，整个方剂益气化湿的力量强、发表宣散的力量弱。

五、少阳病证——扶正达邪（辛开苦降、调畅气机）

诊疗要点：以少阳病的提纲描述以及小柴胡汤证为典

型表现，一般病程较迁延，病情有反复，患者的体力已有下降，病情在表里、寒热、虚实之间摆动，或属于湿热胶着的缠绵状态。病机也呈现出一种错综复杂的情况，临床表现为不典型的表里寒热虚实夹杂之证。症见口苦、目眩、咽干、寒热往来、胸胁苦满、默默不欲饮食、心烦喜呕。或胸脘痞闷、食欲不振、身热不扬、肢体困重、排便不爽、脉弦细或无力、苔腻或黄或白、滑润而不干燥。此种证情临床上多见于病毒感染，或某些特殊病原的感染，或见于体虚感染转为慢性化，仅考虑用抗生素消炎已经难以取效。在慢性疾患中，排除了典型的太阴虚寒和阳明实热，排除了明显的太阳表证和少阴里证，大致上应该属于这个范围。

用药指南：以柴胡、黄芩的寒凉与半夏、生姜的温热相配为基础，再加上人参、大枣、甘草的甘补相助成为常规。必要时或加重苦寒降下之力，可以酌用黄连、芍药、山栀、知母等，或选用更加轻清苦泄、宣散行气的灵动之品，如选择青蒿、升麻、薄荷、豆豉等，或加强温燥的力量，可以加入草果、砂仁、蔻仁、苏叶、藿梗等。湿浊阻滞明显者，甘补之品恐助湿留邪，应该暂缓。治中焦如衡，临证选药，权衡寒热虚实的偏重，把握住温燥和寒凉的比例，使药物的相配恰到好处，实在是临证的关键。

治法概述：辛苦相配，辛以通，苦以燥，苦入心，苦以泄，辛入肺，辛以宣，辛温升散，苦寒降下，辛开苦降。小柴胡汤在六经的九分法中位居正中，这是一种清法、温法和补法的合用，苦寒、辛温和甘补的相配。这里以常用的“扶正达邪”来表述，也有换用“和解”二字来表述的，和解与调和，有相近处，即处理必须顾及两端，而不可能单向用力，取得速效。

小柴胡汤用来治疗寒热往来、邪正相争于表里之间的少阳病。半夏泻心汤用来治疗寒热互结于中的痞证，辛苦的力度有所加强。后世的达原饮及湿热病证的治法都可以看作是在此基础上的延伸。少阳为枢，少阳位置特殊，少阳处在太阴、阳明之间，处在太阳、少阴之间，换言之，少阳在表里、寒热和虚实之间，热病证治以小柴胡汤为代表，小柴胡汤证相对偏在里、热、实。《伤寒论》230 条所述的“上焦得通，津液得下，胃气因和，身濈然汗出而解”较好地描述了小柴胡汤服用后的具体反应，这应该看作是这一治法的实际效果，即三焦气机的通利。后来的医家对用药有简化，即略去了甘补，而仅用温燥和苦寒，此以达原饮为典型，以后又有医家嫌苦寒过重有抑遏阳气之弊，而改用宣透膜原法，产生出相应的系列方药。在杂病中，对湿热病证的治法也总是在辛苦之间移动，向上是宣，向下是利，向左是温，向右是凉，根据病证的具体表现，最后作出方药的选择，调整好具体的药物。

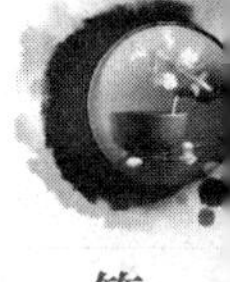

小柴胡汤居中，居中者四通八达，和解最具代表者在此，因为小柴胡汤上下左右表里移动最为方便。方中柴胡黄芩清热，参枣草补中，半夏生姜和胃降逆，用药寒温相配，虚实兼顾，升降有序。柴胡桂枝汤偏向太阳，小柴胡加大黄汤偏向阳明。若以芩连清热，半夏干姜和胃，则成半夏泻心汤的配伍。同样居中，柴胡偏表实热，泻心偏里虚寒，柴胡治外感，泻心疗内伤。黄连汤减苦寒而增辛温，旋覆代赭汤则加强了和胃降逆的力量。

辛开苦降是指用辛温之品与苦寒药物合用，交通气机，开结散痞，调和寒热，化痰泄热，治疗由气机失调、寒热错杂、痰热互结而致的胸胁脘腹胀闷或疼痛、呕吐、腹胀、肠鸣下利等症。辛开苦降法首先在张仲景《伤寒论》半夏泻心汤中有所体现。方用黄连、黄芩苦寒降泄除热，用干姜、半夏辛温开结散其寒，并演化成生姜泻心汤、甘草泻心汤、黄连汤等，除痞和胃。

苦温相合，苦入心，苦以清热护阴，温以助阳运湿，苦以坚以降，温以散以升。苦温行气燥湿，仲景的橘枳姜汤、橘皮汤、枳术汤、枳实薤白桂枝汤等均在此列。苦辛法也为吴鞠通所常用，共有66方（约占《温病条辨》方剂总数的1/3）。但追源溯流，还是张仲景开创在先，以半夏泻心汤类为典型，他如半夏厚朴汤等，苦寒与辛温同用，虚实兼顾，寒温并调，用以应对证情错杂者，后世多以和法归纳之。具体药物的相配如：枳实与厚朴、黄连与半夏、黄连与干姜、黄连与吴茱萸、半夏与厚朴、栀子与生姜、桂枝与枳实、枳实与薤白等。

必须提及的是宣透膜原的达原饮，槟榔、草果、厚朴与芍药、黄芩、知母，温燥对苦寒，三比三，形成一个基础，供你临证变化。宣透膜原法为明末医家吴又可创立，在《温疫论》中记载了邪入膜原的主症以及主方达原饮的治疗适应证，邪入膜原证可见寒热如疟、寒多热少、胸闷恶呕、头痛、烦躁、舌质绛红、苔白腻而如积粉等症。其憎寒发热、舌苔白腻如积粉为辨证要点，临床上肠伤寒、疟疾，以及腹痛、胃脘痛多见本证，用辛温化湿、行气透达之品配清热药治疗。《内经》：“邪气内薄五脏，横连膜原。”薛生白认为：“膜原者，外通肌肉，内近胃腑，即三焦之门户，实一身之半表半里也。”后世医家嫌苦寒太重，于是用一些轻清流动之品来置换寒药，恐寒凉抑遏内脏生机，也是煞费苦心。以温胆汤的半夏、陈皮、茯苓、枳壳、竹茹化痰和胃泄热，加上青蒿、黄芩、碧玉散，一变而为蒿芩清胆汤。清代医家雷丰在《时病论》中根据此方演绎为雷氏宣透膜原法，俞根初在《重订通俗伤寒论》中用柴胡达原饮燥湿化痰、透达膜原，化裁了吴又可的达原饮方，均为治疗邪入膜原的代表方。

分消走泄，也应该特别予以注意。叶天士在《温热论》中提出用小陷胸、泻心汤辛开苦降以治痞结证，王孟英认为温病夹湿“轻者可用橘、蔻、蒿、薤，重者枳实、连、夏，皆可用之。”王氏连朴饮中以川连、山栀苦降，厚朴、半夏、菖蒲辛开，治疗湿热互结中焦痞塞之证。本法适用于邪热与寒、痰、湿等互结于中焦，以致脾升胃降失调，肝胆疏泄功能减弱而出现肠胃、脾胃、肝胃不和。分消走泄是宣展气机、泄化三焦邪热及痰湿的一种治法，可归于和解法的范畴。主治邪热与痰湿阻滞三焦而气化失司的病证。叶天士在《温热论》中所说：“再论气病有不传血分，而邪留三焦，亦如伤寒中之少阳病也。彼则和解表里之半，此则分消上下之势，随证变法，如近时杏、朴苓等类，或如温胆汤之走泄。”三焦为气机升降出入及水液运行的通道，病在气分，温邪留于三焦，邪阻三焦往往致气机不畅，

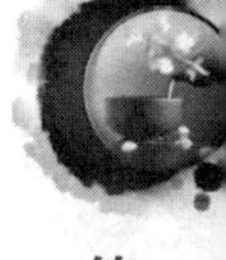

继而水液运行障碍停留成痰湿，终成邪热与痰湿阻滞三焦。多表现为寒热起伏、胸痞腹胀、溲短、苔腻等，治疗当宣畅三焦气机并化痰热，以宣畅气机，化湿利水，分消上下之势。该法重在宣展气机，分消痰湿，三焦气机通畅，正气振奋，鼓邪外出，或随汗而解，如叶天士说：“因其仍在气分，犹可望其战汗之门户，转疟之机括”。

这里可以将此法归纳为扶正达邪、和解少阳的小柴胡汤；疏利透达、燥湿化浊的达原饮；辛开苦降甘补的半夏泻心汤；分消走泄开导的藿朴夏苓汤。另外疏肝理气清热的四逆散，疏肝健脾、活血利水的当归芍药散，也可以放在这里认识，也是临证常用的方药。

1. 扶正达邪、和解少阳

小柴胡汤 本方扶正达邪、和解少阳邪热，临证主要表现有往来寒热、胸胁苦满、心烦、干呕或呕吐、神疲懒言、不欲饮食、舌红苔薄白或薄黄、脉沉紧或弦细，还可见黄疸、小便短赤。本方证的基本病机是邪热侵犯少阳，正气略有不足，正邪纷争，后世将本方作为和解法的代表。本方在《金匮要略》中用治黄疸、呕吐、产后郁冒等病。本方的和解，所谓清热祛邪而不伤正，益气扶正而不碍邪，方中配伍有相辅相成，更有相反相成，以纠正邪正纷争、难以速解的僵持局面。本方由柴胡、黄芩、半夏、生姜、人参、甘草、大枣 7 味药组成，方中柴胡配黄芩共除少阳邪热，柴胡升散，黄芩降泄，起清里达外作用。半夏配生姜，降逆止呕，两药辛温，与柴胡、黄芩清热药同用，可防寒凉太过伤及阳气。人参、甘草、大枣甘平益气，扶助

正气，以增强祛邪之力，而祛除邪气可保正气。黄芩、半夏相配辛开苦降，合柴胡疏理肝气作用，以恢复肝胆、脾胃气机正常的升降出入。

本方证属邪热侵犯胆经，以胆胃为主的里热证，后世将此称为半表半里证，对本方证可以从两方面理解：一是小柴胡汤证的热邪不盛，相比阳明里热要轻，且不积聚于肠胃，有外散之势；二是正气略有不足，正邪抗争不似阳明里实热证那样激烈，而呈正邪纷争状态。由于热势不盛，正气略有不足，正邪纷争不得速解而见往来寒热。邪热侵犯，胆胃不和，故见呕逆、不欲食，肝胆相为表里络属，肝胆失于疏泄，易发黄疸。本证的典型脉是弦细，沉紧脉多见于发热前恶寒时。与本方相关的条文在《伤寒论》中有 17 条之多。分布于太阳病、阳明病、少阳病、厥阴病、差后劳复病等篇中。小柴胡汤证的证候表现以《伤寒论》原文 96 条为主，而 101 条又说："伤寒中风，有柴胡证，但见一证便是，不必悉具。"因此，本方应用时以病机相符为重，而不必拘泥原文所述见症的必备。同时也可以窥见本方证的不典型和不确定性，所以本方临证中适应面亦广。本方之所以应用广泛，和它在六经证治框架中所处的位置直接相关。

【变化】

柴胡桂枝汤　本方证属太阳少阳并病，即表里同病。在热病初起时见到发热、恶寒、头痛、身疼肢痛、汗出不畅等太阳表证，数天后表证未罢，又见呕吐，胃脘部支结胀满等里证。呕而发热是小柴胡汤证主要表现之一，这里

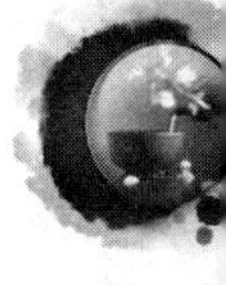

采用太阳、少阳兼顾的治法，用桂枝汤治太阳之表，用小柴胡汤退少阳之热，合而为柴胡桂枝汤。

柴胡加龙骨牡蛎汤 本方证的主症是胸满、烦惊、谵语，乃因肝失疏泄、痰热扰心所致。痰热郁结是主因，影响心肝两脏，而出现气机失于宣通，心神不安等症，故治以清化痰热、疏肝安神。柴胡加龙骨牡蛎汤由半量小柴胡汤去甘草，加龙骨、牡蛎、桂枝、茯苓、大黄、铅丹而成。方中柴胡疏肝，合黄芩、半夏、大黄等药清热化痰，龙骨、牡蛎、铅丹重镇安神，铅丹因其成分为四氧化三铅，久服多服有毒，现在一般不用，有用石决明、代赭石或生铁落代替者。人参、茯苓、大枣宁心安神，本方寒温并投，对有些精神系统的疾患临证时用一般的方法难以取效时，可以试用本方。

柴胡桂枝干姜汤 本方证可见胸胁满微结、往来寒热、心烦、口渴、小便不利、头汗出等症，其病机为水饮与热邪郁结，内停胸胁。水热郁结，不能外达而上冲，所以但头汗出。水气内停，气化失司，输布排泄异常，故见口渴、小便不利，治疗以清解少阳邪热、通阳化饮散结为法。柴胡桂枝干姜汤由柴胡、黄芩、桂枝、干姜、瓜蒌根、牡蛎、甘草组成。方中柴胡、黄芩清少阳热；桂枝、干姜通阳化饮；瓜蒌根、牡蛎清热软坚散结；甘草调和诸药。本方寒凉清热与温通化饮配伍，使气机通利，升降有序。

柴胡加芒硝汤 本方证多见于外感病后期，余热未清，肠胃干燥，症见低热不解、胸胁微满、大便干硬等症。柴胡加芒硝汤是由 1/3 剂量的小柴胡汤加小剂量芒硝（2 两）

组成，此方具有轻清邪热、扶助正气、软坚通便的作用。

大柴胡汤　本方证的主症有发热、汗出不解或往来寒热、胁下或胃脘部拘急硬满疼痛、呕吐不止、便秘或下利。从证候表现可知，本方证不仅有少阳邪热，且有阳明里实，一般以便秘多见，也有见下利如热结旁流者。本证以邪实为主，治以清解少阳邪热，攻下阳明里实，用大柴胡汤。大柴胡汤保留了小柴胡汤中的柴胡、黄芩、半夏、生姜、大枣5味药，起清解少阳邪热、降逆止呕作用，由于本证呕吐较重，故加大生姜剂量，由小柴胡汤中3两加到5两。在此5味药基础上加用大黄、枳实以攻下阳明实热，加用芍药可缓急止痛

柴胡枳桔汤　本方和解透表、畅利胸膈，出自《通俗伤寒论》，症见往来寒热、两头角痛、耳聋目眩、胸胁满痛、舌苔白滑、脉右弦滑、左弦而浮大。药物由柴胡、枳壳、姜半夏、鲜生姜、黄芩、桔梗、陈皮、雨前茶等组成。俞根初指出："邪郁腠理，逆于上焦，少阳经病偏于半表证也，法当和解兼表，柴胡枳桔汤主之。"证偏于半表，治疗当促邪外透，故用枳壳、桔梗、陈皮畅胸膈之气，宣发上焦。雨前茶清热降火，利水去痰，助黄芩清泄邪热。如此的药物配合，使少阳病证偏向于表者，得邪气外透而解，气机升降恢复则三焦通畅，诸症容易解除。

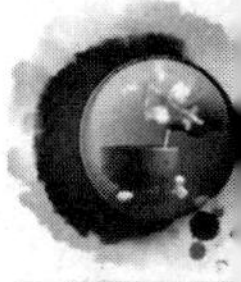

柴胡陷胸汤　本方清热化痰、宽胸开膈、和解少阳，出自《通俗伤寒论》。少阳证具，胸膈痞满，按之痛，口苦苔黄，脉弦而数。药用柴胡、姜半夏、黄连、桔梗、黄芩、瓜蒌仁、枳实、生姜汁。本方由小陷胸汤与小柴胡汤二方

加减而成，小柴胡汤去人参、甘草、大枣等扶正之品，加瓜蒌、黄连、桔梗、枳实等清热化痰、行气宽胸之药，共奏和解少阳、清化痰热、宽胸散结之效，对于邪陷少阳，兼有痰热内阻，症见寒热往来、胸胁痞痛、呕恶不食，或咳嗽痰稠、口苦苔黄、脉滑数有力者，用之较为合适。

蒿芩清胆汤　本方清胆利湿、和胃化痰，出自《重订通俗伤寒论》，由青蒿、淡竹茹、仙半夏、赤茯苓、黄芩、枳壳、陈广皮、碧玉散等组成。症见寒热如疟、寒轻热重、口苦膈闷、胸胁胀疼，是少阳热盛之征。胆热犯胃，胃气上逆，故吐酸苦水，或呕黄涎而黏，干呕呃逆。苔白间现杂色，脉兼滑象，是胆胃俱病，气化不行，痰湿中阻所致。治疗以清泄胆热为主，兼以降逆和胃化痰利湿。方中用苦寒芬芳的青蒿清透少阳邪热；苦寒降下的黄芩清泄胆腑邪热；竹茹、半夏清化痰热；陈皮、枳壳宽胸畅膈，和胃降逆；赤茯苓、碧玉散清利湿热，导邪从小便而出。诸药相合，使少阳邪热得清，胃中逆气得平，痰化湿除，气机恢复畅达。

加减小柴胡汤　出自《温病条辨》。本方证为疟邪内陷变而成痢，病程较长，脾胃气虚，疟邪内伏，症见面浮腹膨、里急肛坠，治以清解热邪、益气和阴。加减小柴胡汤由柴胡、黄芩、人参、丹皮、白芍、当归、谷芽、山楂组成。方中用柴胡、黄芩相配祛郁伏之邪热，痢证易入血分，伤及气阴，故方中配以益气凉血和阴之品，辅以消导化滞之品。

柴平汤、柴胡饮子、柴苓汤、柴芩清膈饮、柴胡四物汤、柴胡清肝饮、柴胡建中汤　另外可以举出的还有柴平汤（出自《景岳全书》，和解少阳，祛湿和胃，治疗湿疟，一身尽痛，手足沉重，寒少热多，脉濡。药用柴胡、人参、半夏、黄芩、甘草、陈皮、厚朴、苍术）、柴胡饮子（出自《宣明论方》，为小柴胡汤去半夏加当归、白芍、大黄）、柴苓汤、柴芩清膈饮、柴胡四物汤、柴胡清肝饮、柴胡建中汤等，这些都可以看作对小柴胡汤的活用。

2. 疏利透达、燥湿化浊

达原饮　本方疏利膜原，透达湿浊外出，出自《温疫论》，适用于湿温邪阻膜原之证。本方证湿浊郁伏较甚，非一般化湿之剂所能奏效，须投以疏利透达之剂，以开达膜原的湿浊郁闭。本方证可见寒热往来如疟状，寒甚热微，身痛有汗，手足沉重，呕逆胀满，舌苔白腻而秽浊，或如积粉，脉缓。本方证可从湿遏卫气证转化而来，也可见于湿温病初起，由湿热秽浊之邪郁伏膜原，阻遏气机所致。湿热秽浊之邪从口鼻而入，始客于膜原而郁伏不达。若遇饥饱、劳倦、忧思恼怒，正气受伤，不能制邪，其病始发。湿热秽浊之邪郁伏膜原，阻遏阳气，不能布达，肌表失于温煦则恶寒；阳气因郁而积，郁积不通，则恶寒消失而发热汗出，邪正反复交争，故寒热往来如疟状。湿浊偏盛，阳气受郁亦盛，故恶寒较重而发热则微。膜原湿浊，外郁肌肉经络，则身体疼痛，手足沉重。湿浊内阻脾胃，中焦气机失调，胃气上逆，则呕逆胀满。舌苔白腻秽浊，或如积粉，脉缓，均为湿浊壅盛征象。本方中槟榔、厚朴、草果能破戾气之伏结，三味药物协力，直达膜原，使邪气溃

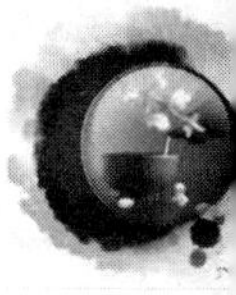

败，速离膜原，是以为达原也。热伤津液，加黄芩清热燥湿，知母清热以滋阴，热伤营气，加白芍以和血，甘草为和中之用。本方用药升降的意思明显，温燥和苦寒对峙，临证以此为基础又演化出各种变化。

杨氏升降散　本方出自《伤寒温疫条辨》，主要药物为僵蚕、蝉衣、大黄、姜黄。僵蚕为君，蝉蜕为臣，姜黄为佐，大黄为使，另以米酒为引，蜂蜜为导。方取僵蚕、蝉蜕，升阳中之清阳；姜黄、大黄，降阴中之浊阴。一升一降，内外通和，而杂气之流毒顿消。凡见表里三焦大热，其证治不可名状者，以此方主之。杨栗山的升降散也是疫病治疗的名方。

【变化】

雷氏宣透膜原法　出自《时病论》，本方从吴又可达原饮化裁而来，用于湿阻膜原之证。由藿香、半夏、黄芩、厚朴、槟榔、草果、炒甘草组成（达原饮去知母、芍药，加藿香、半夏、生姜）。方中用槟榔、厚朴、草果直达膜原，开泄透达盘踞之湿浊；藿香、半夏、生姜畅达气机以化湿浊；黄芩苦寒清热利湿。膜原湿浊重着，故温燥辛烈药当用，但辛燥药又有容易耗津之弊，故一旦湿开热轻即应减量，以免助热伤津。

俞氏柴胡达原饮　本方宣湿化痰、透达膜原，出自《重订通俗伤寒论》，用以治疗痰湿阻于膜原所致的胸膈痞满，心烦懊侬，头眩口腻，咳痰不爽，间日发疟，舌苔厚如积粉，扪之糙涩，脉弦而滑。由柴胡、黄芩、桔梗、枳壳、厚朴、青皮、炙甘草、草果、槟榔、荷叶梗组成。方中柴胡领邪外透；黄芩清泄郁热；枳壳、桔梗，一升一降，宣发上焦之气；厚朴、草果辛烈辟秽，燥湿化痰，畅达中焦之气；青皮、槟榔下气破结，消痰化积，疏利下焦之气；荷梗味苦而清香芬芳，能通气宽胸。全方用药十味，透表清里，和解三焦，使湿化热清，积痰得去，膜原之邪得除。

新定达原饮、叶氏分消走泄法、刘松峰膜原分治法、薛氏仿吴氏达原饮法、厚朴草果汤、清脾饮、截疟七宝饮、常山饮、何人饮、休疟饮　另外可以举出来的还有新定达原饮（即达原饮去芍药加枳壳、桔梗、山栀、豆豉、荷叶、六一散、芦根、细辛）、叶氏分消走泄法（出自《临证指南医案》，由神犀丹、杏仁、厚朴、茯苓组成）、刘松峰膜原分治法（出自《松峰说疫》，由槟榔、厚朴、草果、白芍、甘草、黄柏、栀子、茯苓组成）、薛氏仿吴氏达原饮法（《湿热论》湿热遏阻膜原方，由草果、厚朴、槟榔、藿香、苍术、半夏、石菖蒲、六一散、甘草、柴胡组成）、厚朴草果汤（出自《温病条辨》，由厚朴、杏仁、草果、陈皮、半夏、茯苓组成，见症憎寒壮热、发无定时、胸闷呕恶、头痛烦躁、苔白厚如积粉、脉弦数）、清脾饮（出自《济生方》，燥湿化痰、泄热清脾，疟疾热多寒少，口苦嗌干，小便赤涩，脉来弦数。由青皮、厚朴、白术、草果仁、柴胡、茯苓、黄芩、半夏、甘草组成）、截疟七宝饮（由槟榔、厚朴、草果、青陈皮、炙甘草、酒、常山组成）、常山饮（由常山、草果、知母、良姜、乌梅、姜枣草组成）、何人饮（由首乌、当归、党参、陈皮、煨姜组成）、休疟饮（由首乌、当归、党参、白术、炙甘草组成）等，这些方剂

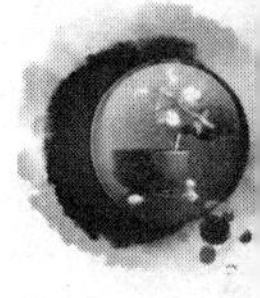

都可以作为参考。

3. 辛开苦降甘补

半夏泻心汤 本方由半夏、黄芩、黄连、干姜、人参、甘草、大枣7味药组成。方中黄芩、黄连苦寒清热降下；干姜、半夏辛温散寒和胃，黄连配干姜，黄芩配半夏，分别寓辛开苦降之意，起调整脾胃气机升降功能的作用；人参、甘草、大枣健脾益气养胃。本方寒温并用，虚实兼顾，升降相配，以达到祛除寒热病邪、增强脾胃元气、恢复运化功能的目的。半夏泻心汤证在《伤寒论》太阳病篇、《金匮要略》呕吐哕下利病篇中均有论述。半夏泻心汤证属寒热虚实夹杂、脾胃升降失司的病证，后世又称寒热夹杂痞证。本方证临床主要表现为心下痞，干呕或嗳气或呕吐，肠鸣，下利，舌淡红或舌稍红，苔黄白相间，或白腻微黄，脉濡或小滑带细。本方证的病邪可因外邪由表入里，部分热化、部分寒化而成，亦可因脾胃受伤，运化失司，邪从内生而成。

【变化】

生姜泻心汤 本方证病变是在半夏泻心汤证基础上出现肠胃水气较明显，致脾胃消化功能较差，食积较明显，故见心下痞硬、干嗳食臭、腹中雷鸣、下利等症。基本治法同半夏泻心汤证，只是增加了发散水气药，方用生姜泻心汤。本方是在半夏泻心汤基础上减少2/3干姜用量，即一两，加用生姜四两，因其有较好的发散水气作用。

甘草泻心汤 本方证病变是在半夏泻心汤证基础上出现脾胃气虚较甚，导致脾之升清、胃之降浊功能严重紊乱，

故见心下痞硬满、下利日数十行、谷不化、干呕心烦不得安等症。基本治法同半夏泻心汤证，只是增强益气健脾作用。本方药物组成同半夏泻心汤，只是将甘草用量增加到四两，以助人参之健脾益气之功。《金匮要略》用甘草泻心汤治狐惑病，症见发热、默默欲眠、目不得闭、卧起不安、不欲饮食、喉或外阴溃疡等，用本方清热化湿、安中解毒。

关于以上所举的泻心三方，元代戴元礼曾说过："泻心诸方，取治湿热最当。"叶天士也指出："苦寒能清热除湿，辛通能开气泄浊。"胃热气滞用大黄黄连泻心汤，中虚寒凝气滞用理中汤，中虚热结成痞则用三泻心汤，治法用药以苦寒泄热、辛温开结、甘温补中三者相合，从这个角度来看，三泻心汤实际是大黄黄连泻心汤与理中汤的合方稍加调整而成。

黄连汤　本方证基本病机同半夏泻心汤证，然本方证寒邪较重，见症以腹中痛、欲呕吐为主，治法基本同半夏泻心汤证，只是增强散寒力量。本方用药是在半夏泻心汤的基础上，去黄芩而加桂枝，如此使整个方剂的散寒力量增强，而清热效用减弱，桂枝同时有温中通脉止痛、温散走表的作用。

旋覆代赭汤　本方镇肝和胃、降气化痰，主要治疗噫气等病证，由旋覆花、人参、生姜、代赭、甘草、半夏、大枣等组成。方中旋覆花苦辛，化痰，降肺胃之逆气；代赭石苦甘平，镇肝降逆，配旋覆花善治嗳气；半夏、生姜和胃降逆；人参、甘草、大枣益气和中。本方证由于痰气交阻、胃气上逆所致，症见心下痞硬，噫气不除，或胸闷，

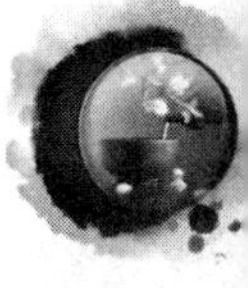

呕恶，痰液黏稠，苔白，脉弦或滑。中气不足，则心下痞硬；肝气犯胃，胃气上逆，则噫气不除，呕恶；肝气犯胃，痰气交阻，则胸闷，痰液黏稠，苔白，脉弦或滑，治法当用镇肝化痰法。

人参泻心汤、加味泻心汤 人参泻心汤出自《温病条辨》，由人参、干姜、芍药、黄芩、黄连、枳实等组成，用于治疗湿热里虚神蒙。加味泻心汤由犀角、黄连、连翘、蒲黄、丹参、茯苓、玄参、竹叶、灯心等组成。以上二方中，人参泻心汤还保持着辛开苦降的用药格局，而加味泻心汤则明显偏向于清热了。

4. 分消走泄开导

霍朴夏苓汤 出自《退思庐成证辑要》，何廉臣将此方用于湿温初起湿重于热者。藿朴夏苓汤证属卫气同病，内外合邪，湿重热轻。既有湿郁于表的表证，又有湿郁气分、脾湿不运的里证。后世将此方作为湿郁于表、表里同病的代表方，用于治疗湿温初起，以湿偏重，兼有表证者。本方证可见恶寒少汗、身热不扬、午后热甚、头重如裹、身重肢倦、胸闷不饥、面色淡黄、口不渴、苔白腻、脉濡缓。方中用淡豆豉、杏仁疏表宣肺，肺气宣化，则湿邪随之亦化；用藿香、厚朴、半夏、蔻仁芳香化浊、燥湿理气；用猪苓、赤苓、泽泻渗湿泄热。该方因有豆豉疏表透卫，故用于湿邪偏于卫表而化热尚不明显者为宜。三仁汤因有竹叶、滑石能泄湿中之热，故用于湿渐化热者为宜。

【变化】

温胆汤 本方理气化痰、清胆和胃。出自《三因极一

病证方论》，治疗由胆胃不和、痰热内扰所致的虚烦不眠，或伴见呕吐呃逆，以及惊悸不宁、癫痫等症。由半夏、竹茹、枳实、陈皮、甘草、茯苓组成。本方所治诸证，均属痰热为患。胆为清净之腑，喜温和而主生发，失其常则郁而不达，胃气因之不和，进而化热生痰。痰热内阻，胃气上逆，则呕吐干哕；痰热上扰，心神不安，则惊悸不宁，虚烦不眠；蒙闭清窍，则发为癫痫。治宜利胆和胃、涤痰清热。本方以半夏降逆和胃、燥湿化痰。竹茹清热化痰，止呕除烦；枳实行气消痰，使痰随气下；陈皮理气燥湿；茯苓健脾渗湿，俾湿去痰消。使以姜、枣、甘草益脾和胃而协调诸药。对于胆热胃逆之虚烦、呕吐，服之则胆清胃和，烦除呕止。若痰热重者，可加黄连，癫痫可加胆南星等。本方从《千金要方》的温胆汤衍化而来，加茯苓、大枣，而减生姜之量。方名温胆，着意于胆用之恢复。

三仁汤　出自《温病条辨》，适用于湿温初起、湿遏卫气之证，具体见症为恶寒少汗、身热不扬、午后热甚、头重如裹、身重肢倦、胸闷脘痞、口不渴饮、苔白腻、脉濡缓。本方证多见于湿温的初期阶段，属卫气同病，既有湿郁卫表的表证，又有湿遏气分、脾湿不运的里证。湿遏卫阳，腠理开合失常，故恶寒少汗；正邪相争，卫气不得宣泄而发热，但热处湿中，为湿所遏，故身热不扬；午后气温较高，体内邪热得天时之助，故午后热甚；湿郁卫表，清阳被阻，则头重如裹；湿性重浊，客于肌表，故身重肢倦；脾运失常，湿阻气分，气机失于宣展，故胸闷脘痞。口不渴饮，苔白腻，脉濡缓等，均为湿邪偏盛的征象。三

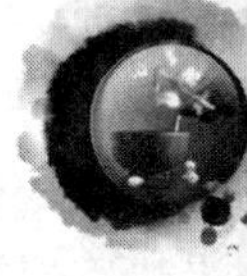

仁汤主治湿温初起、湿遏卫气的湿重热轻之证，治宜芳香宣化，双解表里之湿。方中以杏仁苦平宣上焦，以通利肺气；蔻仁辛苦芳香开中焦，以化湿醒脾；苡仁甘淡导下焦，渗利湿热而健脾；加入半夏、厚朴苦辛温化，行气除满，以助杏仁、蔻仁畅上中两焦之气机；滑石、通草、竹叶寒凉淡渗，以增强苡仁清利下焦湿热之功。诸药合用，宣上畅中渗下，通畅三焦气机，使留恋气分之湿热自上中下三焦分消。如此则气机畅达，湿热清化，则诸症可除。

连朴饮　本方清热化湿、理气和中，出自《霍乱论》，由厚朴、黄连、石菖蒲、制半夏、香豉、焦山栀、芦根组成。本方证为湿热蕴伏所致的霍乱吐利，症见身热、心烦、胸脘痞闷、口渴、干呕，或大便溏泄、舌苔黄腻等。本方证的病机由于湿热蕴伏，清浊相混，胃失和降，脾失升清所致。治法清热化湿和胃，使湿热一清，脾胃调和，吐泻即止。方中厚朴行气化湿；黄连清热燥湿，使气行则湿化，湿去则热易除；山栀、豆豉清宣胸脘之郁热；菖蒲芳香化湿而运脾；半夏燥湿降逆而和胃。本方有苦降辛开、清热化湿、理气宣中之功，可以使中焦湿化热清，清升浊降，胃气和调。本方在湿温病常用治于湿热俱重的证候。

枳实导滞丸　本方消导化积、清热祛湿，出自《内外伤辨惑论》，由大黄、枳实、神曲、茯苓、黄芩、黄连、白术、泽泻组成。本方所治之证，乃湿热食滞内阻肠胃所致。积滞内停，气机壅塞，故而脘腹胀满疼痛；食积不消，湿热不化，故大便泄泻，甚或下痢，若热壅气阻，也可见大便秘结，治疗宜消积导滞、清热除湿。本方用大黄攻积泄热，使积热从大便而下；枳实行气消积，而除脘腹之胀满；黄连、黄芩清热燥湿，又可厚肠止痢；茯苓、泽泻利水渗湿，且可止泻；白术健脾燥湿；神曲消食化湿。诸药相伍，可使积去食消，湿化热清，诸症平复。

六和汤 本方健脾化湿、升清降浊，出自《医方考》，由砂仁、半夏、杏仁、人参、白术、藿香、扁豆、赤茯苓、木瓜、厚朴、甘草组成。治疗夏月饮食不调，湿伤脾胃而致的霍乱吐泻、胸膈痞满、舌苔白滑等症。

另外还有茯苓皮汤、薏苡竹叶汤等都可以作为参考。

5. 疏肝理气清热

四逆散 本方是一首疏肝理气的代表方，由甘草、枳实、柴胡、芍药4味药物组成。《伤寒论》将本方用于治疗肝气郁结、气机不畅的手足逆冷证。方中柴胡清热疏肝解郁，调畅气机；枳实理气散结，与柴胡同用，一升一降，解郁开结，疏达阳气；芍药缓急苦寒降下；甘草和中，与芍药同用增强缓急的作用。本方主治因气机郁滞所致的肢冷之证，本方证由阳气郁滞、气机不畅而致四肢欠温，临证还可以见到或咳、或心悸、或小便不利、或腹中痛、或泄利下重等症。气机不畅，阳气不达四肢，则四肢欠温；肝气郁结，气机不畅，影响到肺，则肺气不利而咳；影响到心，则心神不宁而心悸；影响到膀胱，则膀胱气化不行而小便不利；肝气犯脾，则腹中痛；肝失疏泄，气机失调，则泄利下重。《类聚方广义》用本方治疗下利不止、腹中结实而痛、里急后重者。

【变化】

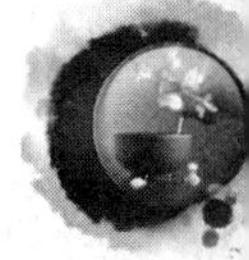

柴胡疏肝散　本方出自《景岳全书》，药物组成以四逆散中枳实改枳壳，另外再加入川芎、香附、陈皮而成，成为疏肝行气活血止痛的基础方。本方的用药加强了四逆散行气的力量，温升寒降，比较四逆散的用药更加具有平衡的感觉。

奔豚汤　本方在《金匮要略》中治疗奔豚气病，由当归、芍药、川芎、半夏、黄芩、葛根、甘草、生姜、甘李根白皮组成，症见气上冲胸、腹痛、寒热往来。本方行气活血，清热降逆，临床上也有用于急腹症治疗的。

6. 疏肝健脾、活血利水

当归芍药散　本方养血疏肝、渗湿健脾，在《金匮要略》中用以治疗妇人腹痛，以方测证，其腹痛由肝脾不和所致。本方的配伍，以当归、芍药、川芎活血养血，茯苓、泽泻、白术健脾燥湿，活血养血和利水燥湿并举，这样的组合，临床上应对的面亦广，原方中重用芍药以应对腹痛，临证时可以适当调整。也有将本方看作逍遥散前身者，临床上不仅是妊娠腹痛，举凡内科、外科、妇科的各种病证都可以运用。

【变化】

逍遥散　本方疏肝解郁、健脾和营，出自《和剂局方》，由柴胡、当归、白芍、白术、茯苓、甘草组成。本方为肝郁血虚、脾失健运之证而设，肝体失养，则肝气横逆，可见胁痛、寒热、头痛、目眩等症。神疲食少，是脾虚运化无力之故。脾虚气弱则统血无权，肝郁血虚则疏泄不利，可见月经不调、乳房胀痛等。此时疏肝解郁、健脾助运成为的当之治。本方既有柴胡疏肝解郁，又有当归、白芍养血活血通利，尤其当归之温通，白芍之缓急，二者相得益彰。白术、茯苓健脾去湿，使运化有权，气血有源，炙甘草益气补中，缓肝之急。煨姜温胃和中之力益专，加入薄荷少许，助柴胡散肝郁而生之热。如此则气血兼顾，肝脾并治。

当归散　本方在《金匮要略》中用于养胎，药物为当归芍药散去茯苓、泽泻，加黄芩，所以也可以视为当归芍药散的加减，本方证治偏于湿热内蕴，后世养胎安胎有推崇黄芩和白术者，可能也和本方有关。

六、阳明（实）病证——寒泄（苦寒泄热燥湿）

诊疗要点：最为典型的表现是白虎汤证和承气汤证，一般病程较短，属于邪热亢盛、实热内结的状态，为典型的里实热证。症见面色潮红，面部易发疹，口内易溃疡，口苦口渴，消谷善饥，大便闭结，腹满胀痛，或见高热不恶寒，但恶热，汗出，谵语，神昏，痉挛，抽搐。患者身体大多比较壮实，舌红苔黄腻干燥，脉洪大有力，或沉迟有力。在热病中的邪热亢盛期多见，在慢性病中也可表现为一种体质类型，病人仅仅感觉口气重，苔黄腻，或者一般情况可，但是检查数值已经出现异常。

用药指南：以石膏、知母的辛苦寒清热与大黄、芒硝的泻下通腑相配为基础，栀子、黄芩、黄连等苦寒燥湿坚阴之品也为临证常用，必要时加入甘遂等峻下攻逐。热结在里，热在全身，更多地考虑引热下行，所以通利二便、

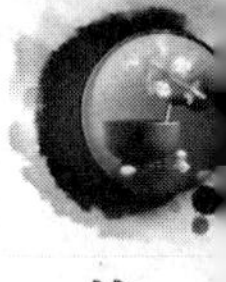

行气除满的药物也常常不可缺少，如枳实、厚朴、茵陈、滑石、猪苓、泽泻等，也有用丹皮、桃仁、赤芍等凉血活血之品。必要时投用开窍、息风之品以缓解急迫。应该注意的是，运用寒泄，并不绝对排斥温药，适当加入些许温药，时有四两拨动千斤之妙。

治法概述：苦以泄，寒以清，苦以降，寒以下，苦以燥，寒以敛，苦寒直折炎上之热。众所周知，清法和下法在伤寒六经病中以阳明病的白虎汤和承气汤的证治最为典型。阳明病为实热证的典型，邪热炽盛，莫此为甚，能否转危为安，如何治疗十分关键。作为清热，不同的阶段与层次，应当选择不同的药物，包括针对不同的病证，也有不同选择，后世温病医家添出了不少清热的方剂。苦寒清热泻火，苦寒清热燥湿，仲景以大黄黄连泻心汤、白头翁汤见称，清热力量最强者在此，因为清热必须苦寒泄下。其实黄连解毒汤、清瘟败毒饮等也是代表方剂，气分大热、气营两燔者亦非此不能平息。对于一般机体能够耐受的人，可以放胆用苦寒攻下，不必有太多的顾虑。但因为是极端的治法，临证见效即应有所收敛。过用苦寒的弊端为抑遏阳气，所谓苦寒败胃。苦寒过用，可以直接败伤中气，见症或呕或利或痞，病情也转为错杂。邪热炽盛，津液必有亏耗，但一般不必过虑，而应急急撤热为主，若阴虚端倪已见，则养阴生津之品亦宜及时投用。所以苦寒泄热法临证时也往往是数法合用者多，清热和攻下，清热和升散、清热和生津养阴相配，危重时清热和开窍、息风必须同用。

急下存阴，指用苦寒清热攻下之剂，迅速泄热通便，祛除胃肠燥结，以保存津液、防止痉厥神昏变证的方法。阳明三急下是在阳明病里热亢盛，较快出现伤阴动风之象，如发热、汗多、腹满痛、大便难、目中不了了（视物不清）、睛不和（眼珠转动不灵活）等，同时有肠胃热结，但未出现明显的腹胀满痛和大便闭的情况下，急用大承气汤攻下，使邪去不再伤阴，从而护住胃阴。少阴三急下是在少阴病病邪化热，热盛伤阴，同时又有阳明腑实的情况下，出现如口咽干燥、胃脘或全腹胀痛、自利纯青水、不大便等，迅速采用大承气汤攻下里实泄热，釜底抽薪，以留存肾阴。此法现多用于各种急性感染性疾病出现高热，伴有里实热证及神昏、惊厥的病证，临床收效明显，往往可缩短疗程，减少各种并发症，降低死亡率和手术率。

一个清法，一个下法，必要时二者并举，相得益彰，疗效叠加。从栀子的苦寒泻火，到知母、石膏的辛苦寒泻，到黄芩、黄连、芍药的苦寒泻火燥湿坚阴，到大黄、黄连、黄芩的苦寒直折，到茵陈蒿、山栀、大黄的清利，到白头翁、秦皮、黄连、黄柏的清热凉血止痢。经方中清热的方药，屈指数来，不能说不丰富。阳明为成温之薮，后世温病的清热方基本都可以说是从这里出发的。下法用承气，但下法又有变通，血蓄下腹，有攻下与逐瘀同步；结胸腹痛，有大黄与甘遂并投。当然也有单独用甘遂以解决水饮停滞胸腹的。阳明之下，除了三承气外，又有厚朴大黄汤、厚朴三物汤等，仲景示人以变，后世温病学家的承气五变，亦可谓曲尽了下法之妙用。

后世用于热病的清热方药，以苦寒为基础，银翘、栀

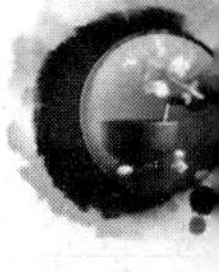

子、石膏、知母、芩连，甚或大黄、芒硝等。治疗斑疹瘟疫的清瘟败毒饮要用生地、玄参、赤芍、丹皮等凉血；治疗大头天行的普济消毒饮须投升麻、柴胡、僵蚕、马勃、牛蒡、板蓝根等透邪；化湿通利的甘露消毒丹则有茵陈、滑石、木通、菖蒲等的通利；热盛昏厥，紧随其后的便是开窍和息风，临证与清热兼用并投者多。

寒泻大法，细细分析，也有各种程度的不同，和温补相对待，临证的变化亦多端，方药的内容也丰富。具体有轻清宣泄的栀子豉汤；辛寒清气的白虎汤；苦寒清热燥湿的黄芩汤；苦寒清热泻火的大黄黄连泻心汤；清热利水化湿的猪苓汤、茵陈蒿汤；清热解毒、活血排脓的千金苇茎汤、大黄牡丹汤；清热散瘀消斑的升麻鳖甲汤；清热攻下的大承气汤；峻下逐水、泄热破结的大陷胸汤；泄热破血逐瘀的抵当汤；清热开窍的安宫牛黄丸；清热息风的羚羊钩藤汤等。

1. 轻清宣气

栀子豉汤　本方由栀子、香豉两味药组成，方中栀子苦寒清热，香豉即豆豉，经发酵有宣散透解郁热、和胃的作用。栀子性寒滑利，有通利大小便的作用，但性味苦寒，容易导致呕吐，因此脾虚内寒、素有便溏者慎用。本方证的基本病机是余热留扰胸膈和胃。本方在温病证治中作为轻清宣气的代表方剂，用于治疗热邪初传气分，或里热渐退而余热尚存者。在《温病条辨》中，栀子豉汤用于治疗邪在上焦膈中之证。本方证的主要临床见症为心中懊侬、按之心下濡、心烦不得眠、起卧不安、饥不能食、欲呕不

得呕、舌稍红、苔薄黄、脉数或小滑。证情较重者可见发热，胸中窒或心中结痛。余热提示邪热不盛，邪留胸膈，是指病邪虽在里，但非深积肠胃，且有向外向上之势。故见心中懊憹，但按之心下（胃脘）濡而不硬。热扰心神，故见烦躁、失眠等症。余热留扰，气机阻滞，轻则胃脘部（即心中或心下）胀满不适，重则窒塞感或疼痛，临证气机阻滞的程度与邪热轻重常呈正比。本方可以和小陷胸汤对看，都是心下的见症，陷胸汤证有疼痛，所以用药也重。

【变化】

栀子生姜豉汤、栀子甘草豉汤、栀子干姜汤　栀子生姜豉汤和栀子甘草豉汤两方证的主症、病机均与栀子豉汤证同，只是栀子生姜豉汤证见有呕吐，故加生姜以止呕。栀子甘草豉汤证兼有少气乏力，故加甘草以益气。栀子干姜汤证属中焦寒热夹杂证，可见身热、微烦、心中懊憹，腹痛隐隐喜暖等症，治以清热散寒。方中栀子苦寒，干姜辛温，两药同用属辛开苦降法，既能清热，又能温中，以治中焦寒热夹杂证。栀子豉汤和生姜、干姜相合，很明显，又拼出一张辛开苦降的方子，以解决消化道症状为主。

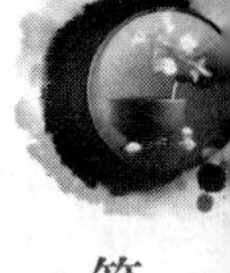

栀子厚朴汤、枳实栀子豉汤　二方均属既有余热犯胃，又有中焦气滞，所以都是清热和理气同用，两方中均用栀子、枳实。然栀子厚朴汤证气滞较甚，症见心烦腹满、卧起不安，故方中还有厚朴与枳实相配，以增强行气泄满的作用。枳实栀子豉汤证以胃气不和、消化不良为甚，故方中配用豆豉，以和胃助运。这两张方的对面应该是橘枳姜汤，临证用药有偏寒偏温的不同，行气则一。

栀子柏皮汤、栀子大黄汤　二方皆治身黄，栀子柏皮汤证属湿热郁结于里、肝胆失于疏泄的发黄证。症见发热、身黄目黄如橘子色、心中懊侬、小便不利、无汗或但头汗出，治以清热利湿。栀子柏皮汤中栀子、黄柏苦寒清热利湿，甘草清热解毒，3 味药相配，量不大，属清热利湿退黄的小方。栀子大黄汤治疗酒疸，由于湿热积于中焦，上蒸于心，故心中郁闷烦乱；湿热中阻，气机不利，故心中热痛。原文有“心中懊侬而热”“心中懊侬或热痛”的描述，说明其热势较重，治用栀子大黄汤清心除烦。方中栀子、豆豉清心除烦；大黄，枳实除积泄热。这两张方应该与茵陈蒿汤对看，治疗黄疸的方剂一般多用大黄、栀子，栀子柏皮汤和栀子大黄汤证的病位在上腹部，主症为心中懊侬或热痛，其治疗重在泄热除烦，故以栀子、大黄配豆豉、枳实，大黄用量仅茵陈蒿汤的一半；而茵陈蒿汤证的病位在腹中，主症为心胸不安、腹满，其治疗重在通利湿热，故以茵陈为主，配栀子、大黄，清利的力量亦强。

2. 辛寒清气泄热

白虎汤　本方由知母、石膏、炙甘草、粳米 4 味药物组成。知母苦寒，石膏辛寒，二药同用则清热的力量明显增强，炙甘草、粳米益气和中，并可避免寒凉伤胃的弊端。《伤寒论》中指出表证未解者不可用白虎汤，恐表邪被凉遏不得外解而内陷生变。吴鞠通《温病条辨》提出白虎汤的禁忌证还包括有里虚、里热不甚等情况，以避免峻剂攻邪伤正，或过于寒凉抑遏阳气。本方证临床主要表现为发热、汗出、口渴、舌红、苔黄、脉滑或滑数。病情较重者可出

现烦躁、谵语、遗尿、胸腹部灼热而四肢厥冷等。本方证属里热亢盛，正气抗邪，邪正斗争激烈的里实热证，在六经证治中属阳明病阶段，在卫气营血辨证中属气分证阶段。本方证的特点是无形邪热充斥全身，以阳明经为主要病变部位，由于里热亢盛，邪正斗争激烈，故见发热、不恶寒、汗出热不退等里热亢盛之症，若邪热扰乱心神，可见烦躁、谵语，甚则膀胱失约而遗尿，若热盛，气机郁滞不达，阳气不得宣通，则可见四肢厥冷。然本证虽见肢厥，但胸腹部仍然灼热。后世温病学家将本方作为辛寒清气的代表方，用于治疗风温、春温等证属无形邪热侵犯阳明气分者。

作为白虎汤的延伸，后世有《症因脉治》的二母石膏汤、石膏泻白散、桂枝石膏汤、《三因方》的人参竹叶汤、《杂病源流犀烛》的人参白虎汤、苍术白虎汤、《温病条辨》的三石汤、《证治准绳》的三黄石膏汤、《景岳全书》的玉女煎、《圣济总录》的石膏汤、《疡医大全》的石膏汤、《普济方》的石膏汤、《张氏医通》的白虎化斑汤、《通俗伤寒论》的白虎承气汤、新加白虎汤、凉膈白虎汤、清咽白虎汤、犀羚白虎汤、《医学衷中参西录》的镇逆白虎汤、清疹汤等，真是洋洋大观，不胜枚举，这也说明了白虎汤方在热病治疗的重要性，它的位置不可动摇，它的临证应用却又是灵动多变的。

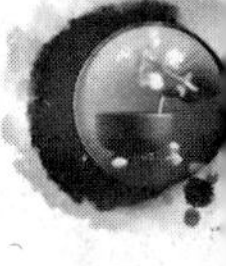

【变化】

白虎加人参汤　如果在白虎汤证的基础上出现大热、大汗出、大烦渴不解、舌红、苔黄而燥、脉洪大，或兼有背微恶寒、不时恶风等症，即提示里热亢盛，津气受损。

治疗就应该辛寒清热，益气生津，方用白虎加人参汤。加用人参的目的是益气生津，及时扶助正气，防止病情的传变，因热邪易伤津耗气，尤其多见于暑热为患的病证，往往初起即呈邪热灼盛、气津两伤的证情。此外，在消渴病中，有肺胃热盛、气阴两伤证型，表现为渴欲饮水、口干舌燥，或伴有清谷善饥、神疲乏力等症者，可用本方治疗。尽管外感与内伤不同，而清热生津则一。本方在《金匮要略》的暍病、消渴病中也有应用，温病学中暑温暑入阳明也常用本方加减治疗。

白虎加桂枝汤 本方出自《金匮要略》疟病篇，临床表现可见身热不恶寒、骨节疼烦，或伴呕吐，此证可见于温疟。热邪在里，然表邪未解，经脉阻滞，可用白虎汤清里热，桂枝解表邪通经脉。另外，在风湿痹证中，如夹有热邪，症见身热、骨节疼烦，或痛处局部红肿，受寒则痛剧，可用白虎汤清热，桂枝疏风，温通经脉，共奏祛邪除痹之功，本方显示了清热和温通之品的共用。

白虎加苍术汤 本方清热燥湿，出自《类证活人书》，常用于湿温病，临床见症主要有发热汗出、面赤气粗、口渴欲饮、脘痞身重、苔黄微腻、脉滑数。如苔腻甚，则可加重化湿之品，如白蔻仁、滑石、通草、大豆卷等，本方提示了清热和化湿行气之品的共用。

化斑汤 本方出自《温病条辨》。本方证由伏热内发，炽盛于气营，导致热毒盛，扰动营血而致。症见壮热，口渴，头痛，烦躁，肌肤发斑，甚或吐血，衄血，苔黄舌绛，脉数，甚或可见神昏、谵语等。本方证属伏热内发，炽盛

于气营，邪实而正偏虚证。其特点是气营同病，邪热亢盛。气分邪热炽盛则壮热、头痛、口渴、苔黄；营血热盛扰及心神，则发斑、吐衄、烦躁、神昏、舌滑；热伤阴液则脉数、口渴。本方由石膏、知母、生甘草、玄参、犀角、白粳米6味药组成，方以白虎汤为基础清解气热，泄热而救阴；犀角咸寒救肾水以济心火，以犀角、元参清营凉血解毒，抵斑外出。

3. 苦寒清热燥湿

黄芩汤 本方被称为治痢之祖方，后世治痢方由此而化裁者多，药物由黄芩、芍药、甘草、大枣组成。用黄芩之苦寒，以清热燥湿坚阴；芍药苦寒清热，亦可缓急止痛，黄芩和芍药的相配成为热利证治的主要药物；甘草、大枣，益气和中，调补正气。诸药相合，清热止利，和中止痛。原文指出："太阳与少阳合病，自下利者，与黄芩汤"，临证具体见有下利腹痛、身热口苦、舌红苔黄、脉弦数等，其病机主要为湿热下注。

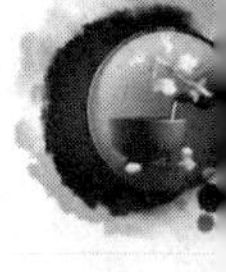

葛根芩连汤 本方解表清热，亦为治痢主方之一，药用葛根、甘草、黄芩、黄连。本方证属外感表证未解，热邪入里。症见身热、下利臭秽、肛门有灼热感、胸脘烦热、口干作渴、喘而汗出、苔黄脉数。本方主治伤寒表证未解，误下以致邪陷阳明引起的热利，泻下之物一般臭秽，且伴有肛门的灼热感。此时表证未解，里热已炽，故见身热口渴、胸脘烦热、苔黄脉数等症。方中重用葛根，既能解表清热，又能升发脾胃清阳之气而治下利，柯琴谓其"气轻质重"，"先煎葛根而后纳诸药"，则"解肌之力优，而清中之气锐"。配伍

苦寒之黄芩、黄连，其性寒能清胃肠之热，味苦燥胃肠之湿，甘草甘缓和中，诸药相合，共成解表清里之剂。本方虽属表里同治之剂，但以清里热为主，正如尤在泾所谓：“其邪陷于里者十之七，而留于表者十之三”。

白头翁汤 本方清热燥湿、凉血解毒，主治热性痢疾，主要见症为腹痛、里急后重、便脓血、发热口渴欲饮水、舌红、苔黄、脉滑数或弦数等。湿热热毒壅结大肠，气滞血瘀，络脉受伤，污秽之物欲出不得，故见便脓血且里急后重；邪热亢盛，并入血分灼伤阴津，故发热口渴欲饮。本方由白头翁、黄连、黄柏、秦皮组成，白头翁凉血清营；秦皮泄热而涩肠；黄连、黄柏清热燥湿且可坚阴厚肠。《温病条辨》下焦篇湿温证中，以本方治疗噤口痢之实证。

黄连解毒汤 本方泻火解毒，出自《外台秘要》（引崔氏方），由黄连、黄芩、黄柏、栀子组成。主治一切实热火毒三焦热盛之证。症见烦热、谵语，此由火毒内盛，表里皆热，神明被扰所致。吐衄、发斑，前者是因血为热迫，随火上逆，后者是因热伤络脉，外溢肌肤，瘀热熏蒸外越，又可见到黄疸，痈肿疔毒，多为热壅肌肉所致。临床见症虽多，其实病因则一，多由内火热毒炽盛，充斥三焦。故方用黄连泻心火，兼泻中焦之火；黄芩清肺热，泻上焦之火；黄柏泻下焦之火；栀子通泻三焦之火，导热下行。本方为大苦大寒之剂，用以直折亢盛之邪热火毒。苦寒重剂，临证一般取效辄止，久服易伤脾胃。

芍药汤 本方清利湿热、行气导滞活血，出自《保命集》，由芍药、黄芩、黄连、大黄、槟榔、甘草、当归、木

香、肉桂组成。本方证为湿热蓄积肠中，气机失调，故见腹痛而里急后重。气血瘀滞腐化为脓血，则为下痢赤白。湿热内迫下注，故见小便短赤、肛门灼热。本方中大黄配芩连则清中有泄，导热下行；配木香、槟榔能行气导滞，皆有属“通因通用”之法。方中肉桂，配在苦寒药中是为“反佐”，能防止苦寒伤阳而抑遏气机，配和血药，则体现了“行血”与“调气”的相配，临床针对气血瘀滞里急后重明显的赤白痢证治而立。体现了用药既注重治本，也不忘治标，用药寒热共投，和单纯以清热解毒治痢的方剂如白头翁汤等显然不同。

【变化】

白头翁加甘草阿胶汤　本方出自《金匮要略》妇人产后病篇，本方证为妇人产后气血虚弱，更兼热利伤阴，症见腹痛、里急后重、大便脓血、发热、口渴、神疲乏力。治疗一方面用白头翁汤清热解毒，凉血止利；另一方面用阿胶、甘草养血益气，是为虚实并治之法。临床使用并不局限于产后热痢，凡血虚痢久伤阴者，皆可适用。本方实际提示了苦寒清热燥湿药可以和养阴药同用，扩大一点也就是说可以和扶正药同用，临证时须注意患者的体质、病程的长短等因素。

加味白头翁汤　本方出自《温病条辨》，本证属阴血内虚、湿热下注大肠之证，症见热利下重、腹痛、咽干口燥、舌红苔黄或少苔，治以养阴清热燥湿、凉血解毒。本方以白头翁汤为基础，加白芍养阴且可缓急止痛，另加黄芩清肠胃肌表之热，诸药相配，使上中下三焦之邪俱除，很明

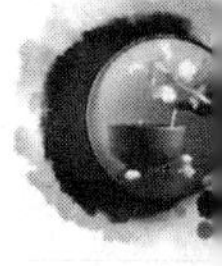

显本方的苦寒力量加强了，也有认为本方属虚实兼顾，但祛邪无疑是主要的。

龙胆泻肝汤 本方泻肝胆实火，清下焦湿热，出自《医方集解》，由龙胆草、黄芩、山栀、柴胡、当归、生地、车前子、泽泻、木通、甘草组成。本方证由肝胆实火，肝经湿热循经上扰下注所致，上扰则头巅、耳目作痛，或听力失聪，旁及两胁则为痛且呕苦，下注则循足厥阴经脉所络阴器而为肿痛、阴痒，湿热下注膀胱则为淋痛等症。方中龙胆草大苦大寒，上泻肝胆实火，下清下焦湿热；黄芩、栀子具有苦寒泻火之功；泽泻、木通、车前子清热利湿，使湿热从水道排除。肝主藏血，肝经有热，本易耗伤阴血，故用生地、当归滋阴养血，方中柴胡引诸药入肝胆。本方用药偏于苦寒，故多服、久服每易伤脾胃，所以对中焦素有虚寒者更加应该谨慎。

当归龙荟丸 本方清泻肝胆实火，出自《丹溪心法》，药物由龙胆草、芦荟、黄芩、山栀、大黄、黄连、黄芩、黄柏、青黛、木香、麝香等组成。本方证由肝胆实火而致头晕目眩，神志不宁，谵语发狂，或大便秘结，小便赤涩。方中倍用大苦大寒之剂，分别从二便直接泻下实火，临床用于治疗肝经实热之证。

4. 苦寒清热泻火

大黄黄连泻心汤 本方在《金匮要略》中称泻心汤，由大黄、黄连、黄芩 3 味苦寒清热之品组成，用沸水泡服，取其轻清中上二焦无形邪热之效。大黄泡服，其泻下之力不会太强，可见大黄在本方中的作用主要是清泄热邪，而

非攻下积滞。同时，大黄也有较好的行瘀止血功能。如用本方主治吐血、衄血等症，则不用开水浸泡，而是3味药同煎，取其清热止血作用。本方证的基本病机是邪热充斥于中上二焦，后世也有称为热痞证者。本方证的临床主要表现是：心下痞，按之濡，或见目赤，咽痛，牙龈肿痛，或见吐血，衄血，舌红，苔黄，脉浮或浮滑，以寸关脉为甚。无形邪热壅滞气机，故见心下（胃脘）痞满，由于没有有形的实邪积滞，故按之软而不硬。里热可入血分，致血热妄行而见吐血，衄血。

【变化】

附子泻心汤　本方是在大黄黄连泻心汤基础上加炮附子一枚，其煎煮法也有特点，即大黄、黄连、黄芩3味药用开水泡渍，附子别煮，然后将药汁混合服用。本方证是在大黄黄连泻心汤证的基础上兼有阳虚证。阳虚证一般较轻，且以卫表阳虚为主，表现为恶寒汗出。同时，大黄黄连泻心汤证的里热证候都可见到，因此本方证属寒热虚实夹杂之证，但以里实热证为主，治法为清热消痞兼温阳。本方可以和大黄附子汤互相参看，二方都用大黄附子，但有细辛和芩连的不同，即临证时必须注意寒温的把握，苦寒和辛温的相配都走到了极端，成为经方用药的独到之处。

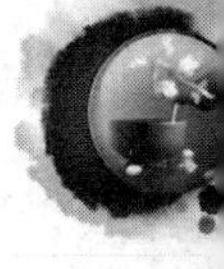

5. 清热利水化湿

茵陈蒿汤　本方清热利湿退黄，由茵陈蒿、栀子、大黄3味药组成。方中茵陈蒿清热利湿、疏利肝胆而退黄，作为主药，用量较大；栀子清泄三焦之热而利水道；大黄通腑泄热，导邪下行，且有利胆作用。三药相辅相成，共奏苦泄下降之功，使邪有出路，则黄疸自退。本方证的临床表现主要有：身黄色鲜明如橘子色，发热，口渴，无汗或但头汗出，身无汗，小便不利，腹满，不欲食，舌红苔黄，脉滑数或弦数等。本方证的病机主要是湿热蕴结中焦，熏蒸肝胆，肝失疏泄，胆热液泄。湿遏热伏、胶结不解、气机阻滞是发病的关键，而湿无出路是发病的主要成因，故本证初起发热、口渴的同时见无汗或但头汗出，身无汗，小便不利。当湿热蕴结中焦，则见腹满不欲食，病及肝胆则见发黄。湿热发黄多为黄疸病初起，属里实热证，故黄色鲜明如橘子色，又称阳黄。《温病条辨》中也将本方用于治疗阳明温病发黄证，后世把本方视为治疗阳黄的基础方。

猪苓汤　本方滋阴清热利水。本方证的病机特点是既有热邪伤阴，又有水热互结。症见脉浮，发热，渴欲饮水，小便不利；或下利，咳而呕渴，心烦不得眠。由于热邪未罢，故脉浮，发热；热邪伤阴，则渴欲饮水；水热互结，膀胱气化不利，则小便不利；水气内停，下趋大肠，则下利；水气上逆犯肺则咳，犯胃则呕；热邪上扰神明，则心烦不得眠。治疗法当清热与利水并用，本方由猪苓、茯苓、泽泻、阿胶、滑石5味药物组成。方中猪苓、茯苓淡渗利水；阿胶滋阴养血；泽泻、滑石清热利水。本方配伍特点为滋阴药与利水药同用，使利水而不伤阴。适用于既有伤阴、又有水气内停的水热互结病证。本方在《伤寒论》《金匮要略》中用于治疗热邪伤阴、水热互结的口渴、发热、小便不利等症。《医方集解》用本方治疗湿热黄疸，见口渴、溺赤等。

【变化】

茵陈五苓散 本方证属湿重于热的黄疸证，除症见黄疸外，主要伴有形寒发热、食欲减退、小便短少、无汗或汗出不畅、舌淡红或稍红、苔腻微黄、脉滑或弦。治以清热利湿退黄、通阳利水。本方为茵陈蒿末10份合五苓散末5份，药量比例为2∶1。五苓散具有通阳化气利水功能，使水湿从小便而出。本方以通利水湿见长，主治湿重于热的黄疸病证，也为临证清利和温通的共用开辟了途径。

茵陈四逆汤 本方出自《温病条辨》中焦篇，本方证属阳虚寒湿发黄证，临证可见面目俱黄、黄色晦暗、四肢厥冷、恶寒、小便不利等。治疗以温阳散寒、利湿退黄为法。本方以四逆汤为基础，加茵陈蒿，虚实兼顾，扶正以祛邪，温药比茵陈五苓散用得重，一步跨进了少阴病中。

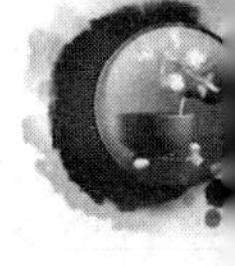

牡蛎泽泻散 本方逐水利尿，润燥止渴。《伤寒论》中治疗病愈后腰以下有水气者，方中用牡蛎、瓜蒌根、泽泻、商陆根、葶苈子、蜀漆、海藻，以通利攻逐之品为多。本方可以和《金匮要略》的瓜蒌瞿麦丸对看，该方治疗小便不利、口渴，用瓜蒌根、山药润上，用附子温下，而用茯苓、瞿麦通利。

甘露消毒丹 本方清热化浊解毒，亦名普济消毒丹，出自王孟英《温热经纬》。本方主治暑湿、疫毒之邪尚在气分、湿热交蒸、热势偏胜者。本方证由湿热交蒸，酿成热毒，充斥气分所致。后世医家将此方作为湿热蕴毒的代表方，用于治疗湿温疫疠、暑湿以及水土不服、邪在气分、湿热并重、湿热蕴毒者。本方证可见发热、倦怠、胸闷、

腹胀、肢酸、咽肿、目黄、颐肿、口渴、溺赤等症，苔厚腻而黄干。其中发热、胸闷、腹胀、苔厚腻而黄为湿热内蕴之症，可伴咽痛，或伴颐肿，或伴目黄、溺赤。热邪充斥则发热；热毒伤阴则口渴，溺赤；热毒上壅则咽肿、颐肿；湿热蕴阻中焦，气机不展则胸闷、腹胀、肢酸体倦；湿热交蒸，内蕴肝胆，胆汁外渗，则身目发黄；苔黄腻为湿热蕴阻之象。本方由滑石、茵陈、黄芩、石菖蒲、川贝、木通、藿香、射干、连翘、薄荷、蔻仁等11味药组成。方中黄芩、连翘、薄荷清热透邪；射干解毒利咽消肿；藿香、蔻仁、石菖蒲芳香化浊，宣上畅中；滑石、木通渗湿导下，分解湿热；茵陈利湿退黄。

三石汤　本方清暑泄热除湿，出自《温病条辨》。本方证的病机为暑湿夹温蔓延三焦，邪在气分，以湿轻热重为主。本方证可见身热面赤、口烦渴、耳聋、胸闷脘痞、呕恶、自利、舌白滑微黄、舌质红。病邪为暑热夹湿，病位为三焦，邪尚在三焦气分。因其热偏重，热在气分则发热，面赤烦渴；夹以暑温则犯上焦，则耳聋，胸闷；湿犯中焦则脘痞；犯下焦则自利；苔白滑微黄，见化热之象，舌质红热在气分。本方由滑石、生石膏、寒水石、杏仁、竹茹、银花、金汁、白通草8味药组成。由于暑热夹湿充斥三焦，所以治法以清热利湿、宣通三焦为要点。方中滑石、石膏、寒水石清热退暑利窍；杏仁、通草宣通气机，通草直达膀胱，杏仁肃肺；竹茹和胃；金汁、银花清暑中之热毒。诸药相合，使微苦辛寒之中兼有了芳香化湿。

四妙丸　值得一提的还有四妙丸（出自《成方便读》，

即三妙丸加薏苡仁。苍术、黄柏为《丹溪心法》的二妙丸，二妙丸再加牛膝为《医学正传》的三妙丸），以苦寒、苦温和渗利之品相合，成为清利下焦湿热的基础方，临证以下半身的症状为目标。

6. 清热解毒、活血排脓

大黄牡丹汤　本方在《金匮要略》中治疗肠痈，其见症为发热，恶寒，汗出，少腹肿痞，疼痛拒按，按之如小便淋痛之状，但小便正常，脉迟紧。肠中湿热内聚，气血郁滞，热盛血瘀，故见少腹肿痞、拘急疼痛拒按如淋（向脐部放射），然热瘀不在膀胱，故小便自调；里热亢盛，正气聚于里以抗邪，故也可见有发热，恶寒；热迫津液外泄故汗出；脉迟紧为热瘀相搏、邪正交争相持之征。肠中湿热瘀血阻滞是肠痈发病的关键，六腑以通为用，肠中湿热瘀血阻滞，腐秽不去，痈肿不散，当泻下通腑以消痈。方中大黄、芒硝荡涤湿热腐秽，促其下行而去；丹皮清热凉血；桃仁活血逐瘀；瓜子仁清肠中壅滞。湿热瘀血得清，腐秽得除，则痈肿可散。

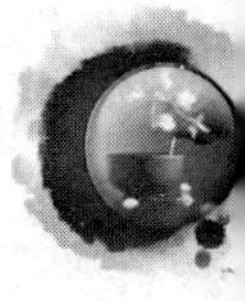

千金苇茎汤　本方清肺化痰，逐瘀排脓，在《金匮要略》中作为肺痈治疗的附方出现。本方证主要见有发热、咳嗽、胸满胸痛、口干燥、吐痰浓稠腥臭、脉滑数。肺中热盛，热伤血脉，血为之凝滞，痰瘀互结，腐败成痈，故见发热、咳嗽、胸痛、吐痰浓稠腥臭。口干燥为热盛伤津之兆，脉滑数为实热之征。热毒壅盛、痰瘀互结是肺痈发病的关键，故方中用苇茎（芦根）清肺泄热，桃仁活血化瘀，苡仁、冬瓜子清利湿热、化痰排脓而消内痈，如此热

除痰清瘀去，则肺痈可愈。

【变化】

仙方活命饮 本方清热解毒、消肿溃坚、活血止痛，出自《妇人良方》，药物由银花、穿山甲、皂角刺、天花粉、甘草、乳香、没药、当归、赤芍、白芷、防风、象贝、陈皮、酒等组成。本方主治的痈疡，多为热毒壅聚、气滞血瘀而成。方中银花清热解毒；防风、白芷疏散外邪，使热毒从外透解；归尾、赤芍、乳香、没药活血散瘀，消肿止痛；贝母、天花粉清热散结；穿山甲、皂刺通行经络，透脓溃坚；陈皮行气。以酒煎服，取其活血通络以助药效。本方对痈疡脓未成者，用之可使消散。

四妙勇安汤 本方清热解毒、活血止痛，出自《验方新编》，药物由玄参、当归、金银花、甘草等组成。本方所治脱疽，部位是在四肢远端，尤以下肢为多见，多由热毒化火内郁而成。火毒内阻，血行不畅，瘀滞筋脉，所以患处红肿灼热且痛，溃烂腐臭。方中重用金银花，清热解毒；玄参泻火解毒；当归活血散瘀；甘草配银花加强清热解毒作用。共收清热解毒、活血通脉之功，使毒解、血行、肿消、痛止。本方的药物量大力专，且需连续服用才能取效。本方在临床上常用治热毒型血栓闭塞性脉管炎，或其他原因引起的血管栓塞病变，运用时需配伍活血化瘀、活血止痛、养阴清热之品。

五味消毒饮 本方清热解毒、消散疔疮，出自《医宗金鉴》，药物组成为金银花、野菊花、紫花地丁、蒲公英、紫背天葵等。主治痈疮疔毒，多因脏腑蕴热、火毒结聚而

成。方中金银花两清气血热毒，紫花地丁、紫背天葵、蒲公英、野菊花均有清热解毒之功，诸药合用，清解之力强，并能凉血散结以消肿痛。用酒少量，行血脉而助药效。临床上各种疔毒初起之时，常以本方为主加减应用。

八正散　本方清热泻火、利水通淋，出自《和剂局方》，方由车前子、瞿麦、扁蓄、滑石、栀子、甘草、木通、大黄等组成。本方证由湿热下注膀胱所致，症见排尿涩痛、淋沥不畅，甚或癃闭不通、小腹满急。邪热内蕴，故口燥咽干，苔黄脉数。方中木通、滑石、车前子、瞿麦、萹蓄诸药利水通淋，清利湿热；山栀清泄三焦湿热；大黄泄热降火；灯心导热下行。本方为苦寒清热通利的代表方，临床用于淋证属于湿热下注者。

小蓟饮子　本方凉血止血、利水通淋，出自《济生方》，方由生地、小蓟、滑石、木通、蒲黄、藕节、淡竹叶、当归、山栀、炙甘草等组成，治疗血淋或尿血等。本方证多由热蕴膀胱，损伤血络，故见尿中带血或尿血。由于瘀热蕴结下焦，膀胱气化失常，故见小便频数、赤涩热痛、舌红脉数等。本方为导赤散加味组成，方中小蓟凉血止血；藕节、蒲黄凉血止血，止血而不留瘀；滑石清热利水通淋；木通、淡竹叶、栀子清泄三焦之热，使热从下泄；生地清热凉血而止血；当归养血和血。本方止血之中寓化瘀，清利之中寓养血，是临证治疗尿血属实热的常用方剂。

萆薢分清饮　本方温暖下元、利湿化浊，出自《丹溪心法》，方由益智仁、萆薢、石菖蒲、乌药等组成。本方所治之白浊，由下焦虚寒、湿浊下注所致。肾虚寒而封藏失

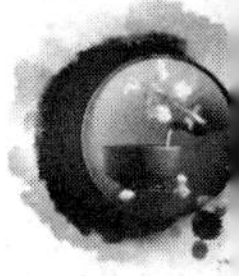

职，故小便频数；肾阳不足而气化失司，清浊不分，故小便混浊，甚则凝如膏脂。方中川萆薢利湿化浊，为治白浊之主药；益智仁温肾阳，缩小便，止遗浊；乌药温肾寒，暖膀胱而缩尿；石菖蒲化浊除湿，去膀胱虚寒，菖蒲助萆薢分清化浊，与益智、乌药配伍则能温里而治疗小便频数。

清心莲子饮　本方益气阴、清心火、止淋浊，出自《和剂局方》，药物由黄芩、麦门冬、地骨皮、车前子、甘草、石莲肉、白茯苓、黄芪、人参等组成。本方证的病机为心火偏旺、气阴两虚、湿热下注。症见遗精淋浊，血崩带下，遇劳则发，或肾阴不足，口舌干燥，烦躁发热。临床多用于慢性尿路感染的治疗。本方可以和薏苡附子败酱散对看，二方都为临床上慢性炎症的治疗提供了思路和方法，虚实寒热必须兼顾，这也是中医治疗优于西医的地方。

7. 解毒散瘀消斑

升麻鳖甲汤　本方疏散疫邪、清热解毒、化瘀活血，主要用于外感时疫而属热毒发斑者。本方在《金匮要略》中治疗阴阳毒，方中的升麻，《神农本草经》谓："解百毒，辟温疾，障邪"，与当归配合，则既能发散风热与疫疠之气，又能祛血中热毒而化瘀活血；佐以生甘草泻火解毒、消肿止痛，与升麻相伍并止咽喉痛；鳖甲咸能软坚，与当归合用，养阴，活血，行瘀。阴阳二毒均用此4药以清热解毒，行血散瘀，达邪外出。雄黄解毒，辟秽化腐；蜀椒辛温，有助于行散，临床上一般以阴寒体弱者为宜。本方加减治疗发斑性传染病，体现了中医临证的一种思路和具体治疗中的一般规律，这实际上也为仲景以后的医家所接受，特别是在疫病的具体证治中有所体现，并不断发展和补充。

犀角地黄汤　本方出自《千金要方》，是凉血解毒的代表方剂。本方证可见身体灼热，斑疹密布，色深红甚或紫黑，或吐衄便血，烦躁不安，甚或昏狂谵妄，舌质深绛，脉数。此证由血分热毒炽盛、迫血妄行所致。由于气营之热不解，深入血分，血分热盛，故身体灼热。热邪伤络，迫血妄行，溢于脉外而见出血，如阳络伤，血溢于上则见吐衄；阴络伤，血溢于下则见便血；血溢肌表，瘀于皮下则斑出稠密成片。热扰神明则烦躁不安，甚或昏狂谵妄。舌质深绛是血分热炽之症。方中以犀角清热凉血解毒，配生地既可解血中热毒而止血，又可生津益阴。芍药和营泄热，丹皮凉血散血，同助犀角、生地以奏凉血散血、清热解毒之效。方中芍药多用赤芍以和营清热、活血散血，如阴伤较甚亦可用白芍。

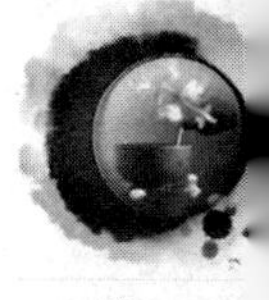

清瘟败毒饮　本方泻火解毒、清营凉血，出自《疫疹一得》。本方适用于温病热毒充斥、气血两燔之证。症见高热如焚、头痛如劈、骨节疼痛、斑疹紫黑、吐衄、舌紫绛、苔焦黄起刺、脉洪数或六脉沉细而数等。本证由于气分邪热未解，血分热毒又盛，以致形成气血两燔之证。高热如焚、头痛如劈、骨节疼痛乃气分邪热炽盛之象。斑疹紫黑、舌紫绛则系血分热盛毒重之征。吐血、衄血为血热炽盛，阴伤血瘀，损络迫血所致。本方由白虎汤、凉膈散、黄连解毒汤及犀角地黄汤 4 方组合而成，石膏、知母大清阳明气热；犀角、生地、玄参、丹皮、赤芍清营凉血解毒；黄连、黄芩、栀子、连翘，泻火解毒；竹茹清心除烦；甘草解毒利咽。本方可以和加减玉女煎、化斑汤对看，这些方都是气营血两清之方，加减玉女煎证情轻，而清瘟败毒饮所治证情最重。

清营汤　本方清心凉营、透热转气，出自《温病条辨》，为清泄营热的主方，亦是"透热转气"的代表方剂，症见身热夜甚，心烦躁扰，甚或时有谵语，斑疹隐隐，咽燥口干反不甚渴，舌质红绛，苔薄或无苔，脉细数。本方证为热在营分、灼伤营阴、扰神窜络之候，可由伏邪发于营分，也可由气分之热陷入营分而致。伏邪之发，若由时令之邪诱发，可兼表证。营分受热则津液受灼，故见身热夜甚、口干咽燥。营气通于心，热毒入营，心神被扰，则心烦躁扰，甚至时有谵语；热毒内闭营中，窜于血络，则见斑疹隐隐；口干反不甚渴饮，系邪热入营，蒸腾营阴上潮于口。舌质红绛，脉细数为营分有热、营阴被耗之象。热入营分，若不兼他邪，多舌绛无苔；若属热初入营而气热未解，多兼有苔垢。本证之谵语，既非阳明腑实，又非热入心包，乃营热扰心所致。若为阳明腑实，必有潮热便秘、腹硬痛等症；若为热入心包证，往往神昏重，甚至昏聩不语。本方既有清营泄热、益阴生津之妙，又有透热转气之功，是治疗热入营分、热灼阴耗的重要方剂。方中犀角咸寒清热解营分之热毒，玄参、生地、麦冬甘寒清热养阴，黄连、竹叶心、银花、连翘清心解毒，并透热于外，使热邪转出气分而解。丹参清热凉血，并能活血散瘀，以防血与热结。

清宫汤　本方出自《温病条辨》，为清心包邪热的要方。清心包之热谓之清宫，故名。适用于热入心包、神昏谵语之轻证。本方证多见身灼热、肢厥、神昏谵语、舌蹇、舌色鲜绛、脉细数。基本病机是痰热内闭心包。邪热闭郁于内，阻滞气机，阳气不达于四肢。其热闭浅者，则肢厥轻；热闭愈深，则肢厥愈甚。因邪热内陷，灼液为痰，痰热阻闭包络，神志失常，则为神昏谵语。舌为心之苗，心之别络系舌本，痰热阻于心窍，故舌体转动不灵活，言语不利。心营热盛，营阴耗损，故舌色鲜绛，脉细数。本方由玄参心、莲子心、竹叶卷心、连翘心、犀角尖、连心麦冬组成，实即为清营汤去生地、丹参、银花、黄连加莲子心而成。方中用犀角清心营之热，并配合玄参心、莲子心、麦冬清心滋液，竹叶卷心、连翘心清心泄热，原方各药均用心，有“以心入心”的意思。

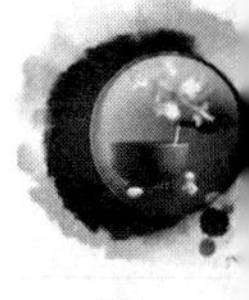

【变化】

神犀丹、犀角散、犀角丸　神犀丹凉血散血、清热解毒化斑，出自《温热经纬》，方由犀角、鲜石菖蒲、黄芩、鲜生地、银花、连翘、粪清、板蓝根、豆豉、玄参、天花粉、紫草组成，用于热入营血而见灼热躁扰、神昏谵语、斑疹密布、舌红绛者。犀角散清心泻火、解毒退黄，出自《医部全书》，由犀角、黄连、升麻、山栀、茵陈组成。用于黄疸热毒炽盛而见高热、心烦、舌红苔黄、脉数者。犀角丸清心，泄热，解毒，出自《沈氏尊生书》，由犀角、生地黄、玄参、连翘、牛蒡子、桔梗、甘草、青黛、赤苓、朴硝组成。用于热毒内盛而见烦热、斑疹、舌红绛者，或用于小儿牙疳、痧痘余毒、大便秘结者。

犀角玄参汤、犀地清络饮 犀角玄参汤清热解毒、化斑利咽，出自《瘟疫论补注》，方由犀角、玄参、射干、甘草组成。用于瘟疫发斑、斑色赤紫、狂言、咽痛者。犀地清络饮清营泄热、开窍通瘀，出自《重订通俗伤寒论》，方由犀角、丹皮、连翘、竹沥、鲜生地、赤芍、桃仁、鲜茅根、灯心、鲜石菖蒲组成。用于热闭心包、血络瘀滞而见身热夜甚，神昏谵语，口干但欲漱水不欲咽，皮肤、黏膜出血斑，舌色深暗或紫绛。

凉营清气汤 本方出自《丁甘仁医案》，主治烂喉痧毒燔气营之证。证见咽喉红肿糜烂，甚则气道阻塞，声哑气急，丹痧密布，红晕如斑，赤紫成片，壮热，汗多，口渴，烦躁，舌绛干燥，遍起芒刺，状如杨梅，脉细数。方中栀子、薄荷、连翘壳、川连、生石膏清透气分邪热；玄参、石斛、竹叶、芦根、茅根甘寒生津；犀角、丹皮、生地、赤芍、金汁凉血解毒。本方有玉女煎、凉膈散、犀角地黄汤诸方合用之意，共奏两清气营（血）、解毒生津之效。

8. 清热攻下

大承气汤 本方破气消滞、清热通便，是苦寒泄热、攻下通便的代表方，主要用于阳明腑实证的治疗，本方证主要见于外感热病邪正斗争最为激烈和重笃的阶段，如《伤寒论》的阳明病证（包括少阴三急下证），《金匮要略》的痉病、宿食、产后胃实发热等。本方证主要见有日晡潮热，汗出、心烦或谵语、腹胀满痛、不大便、脉沉实，或热结旁流。日晡是阳明经经气旺盛之时，实热之邪炽盛，

经气旺盛，则日晡潮热，是阳明腑实证的辨证要点；里热炽盛，迫津外泄则汗出；热扰神明则心烦，甚则谵语；实热之邪结聚于肠，腑气阻滞，则腹胀满痛；腑气不通，则不大便；里热炽盛，正气抗邪，则脉沉实；既有实热结聚，又有肠道传化失司，则表现为热结旁流。原文强调的阳明急下之证为：目中不了了，睛不和，大便难，身微热；阳明病，发热汗多；发汗不解，腹满痛。阳明三急下证的病机为热邪炽盛，伤阴严重。少阴急下之证为：少阴病，得之二三日，口燥咽干；少阴病，自利清水，色纯青，心下痛，口干燥；少阴病，六七日，腹胀，不大便。少阴三急下证的病机为正气不足，又有热邪炽盛，阴液耗损。大承气汤由大黄、厚朴、枳实、芒硝 4 味药物组成。方中大黄泄热通便、荡涤肠胃为主药；芒硝助大黄泄热通便，并能软坚润燥，二药配伍，增强清热通便之力；厚朴、枳实破气消滞，散结除满，助大黄、芒硝泄热通便，两者配伍相辅相成，共奏破气消滞、清热通便之功效。

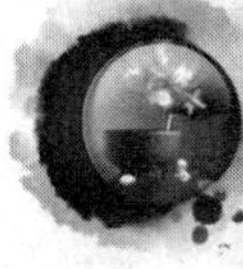

本方为峻下之剂，适用于典型的阳明腑实证。用于急下证是灵活应用，取其清热通便之力，急下热邪，以存阴液。刘完素的《宣明论方》将大承气汤、小承气汤、调胃承气汤的药物合在一起，作为通治方，名三一承气汤。吴又可在《温疫论》中提出：“承气本为逐邪而设，非专为结粪而设”。只要热邪伤阴严重，不论大便是否闭结，均可急下。但大承气汤毕竟是峻下剂，易伤正气。若兼有表邪，或正气不足等当慎用。吴鞠通的《温病条辨》在三承气汤的基础上，又创制了新加黄龙汤、宣白承气汤、导赤承气汤、牛黄承气汤、增液承气汤等方，扩大了承气汤的临床应用。

【变化】

小承气汤　本方清热通便，由大黄、厚朴、枳实3味药物组成，即大承气汤去芒硝，并减轻厚朴、枳实的剂量。但由于减去了芒硝，故攻下力量较大承气汤为小。适用于较轻的阳明腑实证。本方证的临床表现可见潮热，心烦，甚则谵语，腹胀满，不大便，或热结旁流，与大承气汤证相似而程度较轻。

调胃承气汤　本方清热泻火，由大黄、芒硝、甘草3味药物组成，即大承气汤去厚朴、枳实，加甘草，并加重芒硝剂量。清热泻火功效较强，通过通便的手段，达到清热的目的。适用于热邪炽盛为主的阳明腑实证。症见蒸蒸发热、心烦、甚则谵语、腹胀满等与大承气汤证相似的表现，但不强调“不大便”等症状。

厚朴三物汤　本方行气除满、清热通便，由厚朴、大黄、枳实3味药物组成，在《金匮要略》中主治“痛而闭”的腹满证。临床表现可见腹部胀满疼痛而不大便，可兼见舌红、苔腻或黄腻等。实热结聚于肠胃，气滞不行，而以气滞为主。方中厚朴、枳实破气除满；大黄清热通便。药物与小承气汤相同，但剂量不同。本方的病机特点是气滞为主，重用厚朴行气除满；小承气汤以大黄、芒硝清热通便为主。故本方适用于腹满证气滞较突出者。

厚朴大黄汤　本方降气除满、清热通下，在《金匮要略》中主治“支饮胸满”证。本方证临床表现为胸满、咳

逆倚息、短气不得卧、心下痞，或大便不通等症，是支饮兼阳明腑实的病证，由厚朴、大黄、枳实3味药物组成，厚朴、枳实降气除满；大黄清热通便。本方药物组成与小承气汤、厚朴三物汤相同，但剂量不同。本方重用厚朴、大黄治痰饮结实，行气和通便的力量均重。

大黄甘草汤 本方清热通便、和降胃气，在《金匮要略》中治疗“食已即吐”的实热呕吐证。实热之邪壅滞肠胃，腑气不通，胃气上逆，症见进食后旋即呕吐，常伴大便不通、舌红、苔腻或黄等。本方仅用大黄、甘草两味药物，大黄清热通便、通腑气；甘草和中，是清热通便最基础的药物配对，临床上适用于老人、小孩或体质较弱者。

厚朴七物汤 本方清热通便兼解表，在《金匮要略》中用于腹满兼表的证治。本方证的临床表现可见腹胀满、发热、恶寒、脉浮而数，此为表邪未解，化热入里，结于肠胃的表里同病，而以腹满里证为主。方中的药物由厚朴、甘草、大黄、大枣、枳实、桂枝、生姜7味组成，即桂枝汤去芍药，加厚朴三物汤而成。本方用厚朴三物汤行气泄满，去积通便，桂枝汤（去芍药）祛风解表，属于表里双解的方法。

麻子仁丸 本方润肠通便，主治脾约病证。本方证的临床表现可见脉浮而涩、小便数、大便硬、或不大便数日而无所苦，病机为胃热津伤，脾不能为胃行津液，治当润下，用本方润肠通便。方中药物由麻子仁、芍药、枳实、大黄、厚朴、杏仁、蜜7味组成，方中麻子仁润肠通便为主药；芍药养阴和里；杏仁降气润肠；大黄、枳实、厚朴

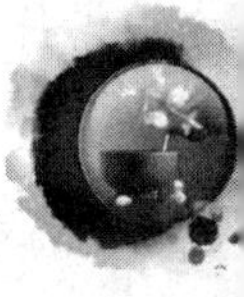

泄热通便；蜜润燥滑肠。本方在临床上一般作为习惯性便秘治疗的选择之一。

承气养荣汤 本方清热通便、滋养阴液，出自《温疫论》，主治温疫数下后，“热渴未除，里证仍在”的病证。临床表现为攻下后目涩、舌枯、咽干、唇口燥裂、发热、口渴等症状。病机为实热未解，津液虚损。方中的药物由知母、当归、芍药、生地、大黄、枳实、厚朴等7味组成，其中大黄、枳实、厚朴清热通便，行气消滞；知母清热滋阴；当归、芍药滋养阴血；生地滋阴增液。本方为小承气汤合清燥养荣汤化裁而成，既能清热通便，又能滋养阴液，为攻补兼施之法，临床上适用于实热之邪未罢，而阴液已伤、但仍需攻下的证治。

黄龙汤 本方清热通下、益气养阴，出自《温疫论》，主治温疫失治之危证。临床表现为“循衣摸床，撮空理线，筋惕肉瞤，肢体振战，目中不了了”等，其病机为实热之邪炽盛，正气已有不足。方中的药物由大黄、厚朴、枳实、芒硝、人参、地黄、当归7味组成，其中大承气汤清热通便，破气消滞；人参补中益气；地黄、当归滋阴养血，临床上适用于实热之邪未解，而气血已经有所亏虚的证治。

护胃承气汤 本方清热通便、养阴增液，出自《温病条辨》，主治温病下后，邪气复聚于胃，临床表现为“热不退或退不尽、口燥咽干、舌苔干黑或金黄色、脉沉实有力”等症状。病机为邪热未尽，复聚于胃，阴液耗伤。方中的药物由生大黄、元参、生地、丹皮、知母、麦冬6味组成，其中生大黄清热通便；元参、生地、麦冬养阴增液；知母、

丹皮清热养阴。临床上适用于热盛阴伤而腑气不通的证治。

新加黄龙汤　本方清热通便、益气滋阴，出自《温病条辨》，主治温病应下失下、正虚不能运药者。本方证临床可见低热、神昏、气短喘促、口干唇裂、大便不通、舌干绛、脉细数或虚细数等症，其病机为正虚不运药，热邪炽盛，阴液亏损，腑气不通，治当攻补兼施。方中的药物由生地、生甘草、人参、生大黄、芒硝、元参、麦冬、当归、海参、姜汁 10 味组成，其中大黄、芒硝、甘草，实为调胃承气汤，清热通便；人参、当归益气养血以扶正；生地、麦冬、元参养阴增液；海参养阴补虚；姜汁宣通胃气。临床上适用于热邪炽盛、气血津液亏损、又见腑气不通的证治。

增液承气汤　本方清热通便、养阴增液，出自《温病条辨》，主治温病“津液不足，无水舟停”，本方证临床可见大便干结不行、口干唇燥、舌红苔干、脉细滑数或细弦带数，其病机为热盛伤津，肠液枯涸，腑气不畅。方中的药物由增液汤加大黄、芒硝而成，其中大黄、芒硝清热通便；增液汤养阴增液。本方临床上适用于实热之邪内结阳明，又见阴液亏损的证治，为养阴通便的代表方剂。

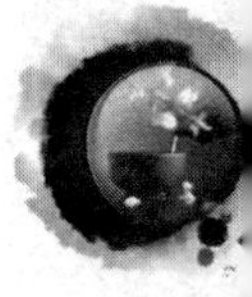

槟榔顺气汤　本方荡涤热毒，行气和血，出自《温疫论》，主治“疫痢兼证”。本方临床可见“下痢脓血，更加发热而渴，心腹痞满，呕而不食”“里急后重，兼舌苔黄”等症，其病机为湿热疫毒蕴结肠胃，传化失司。方中的药物由槟榔、芍药、枳实、厚朴、大黄、生姜 6 味组成，取小承气汤清热通便；槟榔行气消滞；芍药柔肝和血；生姜和中。临床上适用于湿热内蕴所致的下利、里急后重等的证治。

承气合小陷胸汤　本方清热通下、化痰散结、荡涤三焦之邪。出自《温病条辨》，主治“温病三焦俱急”，具体见症为“大热，大渴，舌燥，脉不浮而躁甚，舌色金黄，痰涎壅甚”等，其病机为温邪所犯，上焦未清而已入中焦，又陷下焦，损及真阴。方中的药物由生大黄、厚朴、枳实、半夏、瓜蒌、黄连6味组成，用小承气汤清热通便，小陷胸汤清热化痰散结。临床上适用于痰热壅盛于上、腑气不通于下的证治。

凉膈散　本方苦寒泻火、解毒通便，出自《和剂局方》，由大黄、芒硝、甘草、栀子、黄芩、薄荷、连翘组成。本方证由上中焦邪郁生热所致，热聚胸膈，津液耗伤，故症见身热、口渴、胸膈烦热。燥热不从下泄，化火上冲，因有面赤唇焦、口舌生疮、咽痛、吐衄等症。方中重用连翘，以清热解毒为主；配黄芩以清心胸郁热；山栀通泻三焦之火，引火下行；薄荷、竹叶外疏内清；芒硝、大黄荡涤胸膈邪热，配以白蜜、甘草，既能缓和硝、黄峻泻之功，又可助硝、黄推导之力。本方清与泄并行，泄下为清泄胸膈郁热而设，如果和栀子豉汤证对照，则很明显，同样是胸膈之热，可以清泄，也可以清宣。

宣白承气汤　本方宣肺化痰、清热通便、宣上攻下，出自《温病条辨》，主治温病肺气不降，临床表现为“喘促不宁，痰涎壅滞”，潮热，不大便，舌红，苔黄腻，脉大有力。病机为痰热壅结上焦，肺气不降，胃肠里实，腑气不通。药物由生石膏、生大黄、杏仁粉、瓜蒌皮4味组成，其中大黄清热通便；石膏、杏仁清宣肺气；瓜蒌皮清热化痰。本方在临床上适用于痰热壅盛、肺气不降、腑气不通的证治。

导赤承气汤　本方清热通便、清心泻火，出自《温病条辨》，主治温病下后，心火移热小肠，临床表现为小便色赤而刺痛、大便不通、烦热口渴、夜寐不安、舌红苔少等，其病机为心火移热于小肠，阳明实热结聚。方中药物由赤芍、生地、生大黄、黄连、黄柏、芒硝6味组成，其中大黄、芒硝清热通便；黄连、黄芩清热泻火；生地、赤芍凉血散瘀。本方临床上适用于心火旺盛、腑气不通的证治。

牛黄承气汤　本方清热通便、清心开窍，出自《温病条辨》，主治温病"邪闭心包"证，临床表现为神昏、舌短、清窍不通、饮不解渴、语言不清、大便不通、脉细数等，其病机为阳明里热炽盛，上扰清窍，腑气不通，少阴肾水亏耗，有闭脱之虞。本方是用安宫牛黄丸化开，调生大黄末而服用，安宫牛黄丸清热开窍，生大黄清热通便。本方临床上适用于热入心包、兼见腑气不通的证治。

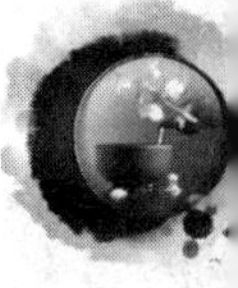

9. 峻下逐水、泄热破结

大陷胸汤　本方峻下逐水、泄热破结，在《伤寒论》中是治疗热实结胸的主要方剂，属攻下峻剂。本方由大黄、芒硝、甘遂3味药物组成，方中大黄、芒硝清热通便，软坚散结；甘遂逐水破结。本方证是热实之邪结于胸膈，以胸胃腹部疼痛为主的病证，具体可以见到心下痛，按之石

硬，甚则从心下至少腹硬满而痛不可近，日晡潮热，或不大便，脉沉而紧，舌上燥而渴。热实之邪结聚于胸膈，气机不通，则心下痛，按之石硬；热实之邪结聚于腹，气机不通，则从心下至少腹硬满而痛不可近；邪结于里，气机阻滞疼痛，故脉沉而紧；热盛伤津，则舌上燥而渴；热实之邪结于肠胃，故日晡小有潮热；气机阻滞，腑气不通，则不大便。本方证其实不论在外感热病，还是在内伤杂病中均可出现，属危重病证。

【类方】

大陷胸丸　本方泄热逐水、化痰散结，主治痰热结胸证。本方证的临床表现可见心下痛，按之石硬，脉沉而紧，呛咳，胸痛，因牵引痛而项亦强，如柔痓状，或发热，或大便不通。病机为痰饮与热实之邪结聚于胸膈，痰热结聚的部位较高。方中药物由大黄、葶苈子、芒硝、杏仁、甘遂、白蜜6味组成，即大陷胸汤加葶苈子、杏仁、白蜜而成。方中大黄、芒硝、甘遂峻下逐水，泄热破结；葶苈子、杏仁泻肺化痰；白蜜既能润肠，又能减轻峻下药的副作用。6味同用具有泄热逐水、化痰散结的功效。本方采用丸剂煎煮服法，药力并不和缓，临床上适用于结胸病位较高的证治。

【变化】

小陷胸汤　本方清热化痰、散结，主治结胸证。临床见症为正在心下、按之则痛、胸脘痞满、脉浮滑、舌红、苔黄腻等，其病机为痰热互结于心下。方中药物由黄连、半夏、瓜蒌实3味组成。方中黄连苦寒清热；半夏辛温化痰；瓜蒌实清热化痰散结。本方证虽亦称为结胸证，但证情明显较轻，腹部疼痛的范围亦较小。

大黄甘遂汤、甘遂通结汤 大黄甘遂汤为水与血并结在血室，见到少腹胀满如敦，伴见小便微难而口不渴，后世以该方加减变化而成甘遂通结汤（甘遂、厚朴、牛膝、桃仁、芍药、大黄），用于急腹症的保守疗法（如肠梗阻、肠腔积液等）。有谓本法为水血并治之法，其实主要也是逐水峻下为主，用通下法缓解急迫以后，再考虑下一步的治法。

甘遂半夏汤 本方也是甘遂剂，在《金匮要略》痰饮病中治疗心下坚满、下利，药用甘遂、半夏、芍药、甘草，也是通因通用的方法。本方的甘遂入煎剂，和十枣汤的用法有异。

十枣汤 本方为峻下逐水的代表方，《金匮要略》中用于悬饮的证治。本方证属水饮积聚胸胁的病证，主要临床见证是发热，汗出，反复发作，或呈发作有时的潮热，胁下疼痛，初起尤甚，深呼吸或咳嗽可加剧，干呕短气，胃脘部胀满，舌红，苔黄腻，脉弦，可伴咳嗽痰喘。本方由芫花、甘遂、大戟、大枣组成。芫花、甘遂、大戟均为峻下逐水药，其煎服法是3药等分捣散，另取大枣10枚，煮汤，去滓，纳药末，体质强者服一钱匕，平旦服。大枣有护脾和胃作用，取大枣和服是为避免峻下药损伤脾胃，空腹服用作用最强。本方泻下力猛，故要考虑病人的耐受程度，把握用量，中病即止，以免伤正。本方证亦可由表证不解入里而来，亦可因内伤病而来，其病机为饮邪与热互

结于胸胁，气机阻滞，肺胃气不利。因外感而成本证者多见发热，有似潮热。水饮阻隔、肺胃气逆故见干呕短气，邪犯胸胁故见胁痛。本方临床主要用于胸腹腔积水、全身水肿等疾病。

葶苈大枣泻肺汤 本方泻肺开闭，在《金匮要略》中主治支饮、肺痈之实证喘肿，见症为胸满胀、喘息不得平卧、一身面目浮肿、鼻塞不闻香臭酸辛、咳逆上气、喘鸣迫塞等。浊唾涎沫壅滞于肺，邪实气闭，故见胸胀满、喘息不得平卧、咳逆上气，喘鸣迫塞言其邪实气闭程度之重，病情危急严重；邪实气闭，肺失通条，水液泛滥，故见一身面目浮肿；肺开窍于鼻，肺气不宣，故鼻塞不闻香臭。葶苈子泻肺平喘、利尿消肿，虑攻逐太过，故用大枣甘温扶中，方后强调“顿服”。本方可以和十枣汤对看，一个是通利小便以泻，一个是攻逐大便以泻，无疑，后者的力量峻猛。

10. 破血逐瘀泄热

抵当汤 本方破血逐瘀，主要治疗蓄血重证或妇人经水不利等病证，是攻逐瘀血的主要方剂之一。本方证为血与热互结于里，在外感热病与内伤杂病中均可见到。具体表现为：发热，少腹硬满，下血，发狂，身黄，小便自利，脉沉结；或喜忘，屎虽硬，大便反易，色黑；或发热，消谷善饥，不大便；或妇人经水不利下等。瘀血与热结于下焦，则少腹硬满，脉沉结；瘀血与热互结，血不循经，则下血，大便反易，色黑；瘀血与热上扰神明，则喜忘，发狂；瘀热影响肝胆功能，胆汁横溢，则身黄；表邪未解，

或入里则发热；胃热亢盛，腑气不通，则消谷善饥，不大便；瘀热结于胞宫，则经水不利下；瘀热结于下焦，尚未影响膀胱，故小便自利。方中药物由水蛭、虻虫、桃仁、大黄4味组成，其中水蛭咸苦平，破血逐瘀，作用峻猛；虻虫苦寒，破血逐瘀，并有泻下作用；虫类药物走窜搜剔而逐瘀血，散坚积。桃仁苦甘平，活血化瘀；大黄苦寒，活血化瘀，清热通便。本方破血逐瘀作用峻猛，临床当慎用，适用于瘀热互结于里的蓄血重证。本方虽有汤剂与丸剂的不同，但丸剂煎服，所以作用亦猛。

【变化】

下瘀血汤　本方破血逐瘀，在《金匮要略》中主治妇人瘀血内结之腹痛等病证，临床见症为腹痛、少腹刺痛、固定不移、拒按、按之有块、舌有瘀斑等，其病机为瘀血内结于里，故治法当破血逐瘀，方中药物由大黄、桃仁、䗪虫3味组成，其中大黄活血化瘀，清热通便；桃仁活血化瘀；䗪虫逐瘀破结。本方多用于瘀血内结的病证，一般属于新瘀实证。

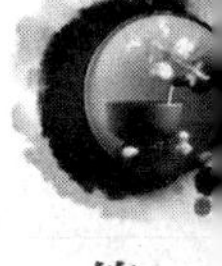

桃核承气汤　本方活血化瘀，主治蓄血轻证。临床见症为如狂、血自下、少腹急结等。其病机为瘀血与热互结于里，方中药物由桃仁、大黄、桂枝、甘草、芒硝5味组成，亦即调胃承气汤加桃仁、桂枝而成，其中大黄苦寒，活血化瘀，清热通便；桃仁苦甘平，活血化瘀；桂枝辛甘温，宣通阳气，温通经脉，大黄、桃仁、桂枝3味同用，能增强活血化瘀作用；芒硝咸寒，泻下软坚；甘草甘平，调和诸药。临床上一般用于蓄血的轻证。

桃仁承气汤　本方活血化瘀、清热通便，出自《温疫论》，主治蓄血证，临床见症为小腹硬满、发热、昼日热减、入夜而热盛、或小便自利、大便闭结、脉沉而实等。其病机为瘀热互结，邪伏阴分。方中药物由大黄、芒硝、桃仁、当归、芍药、丹皮 6 味组成。其中大黄活血化瘀，清热通便；芒硝泻下软坚；桃仁活血化瘀；当归养血活血；芍药、丹皮凉血散瘀。本方由桃核承气汤去桂枝而加当归、芍药、丹皮而成，二方大体相似，都用于瘀热互结的病证。

11. 清热开窍

安宫牛黄丸　本方清心泄热、解毒开窍，出自《温病条辨》，为临床治疗神昏的急救要药。本方证的病机为邪热入于心包，堵塞窍机，扰乱神明。临证见到神昏、谵语、舌红、脉细数等，亦可伴有舌蹇、肢冷或痉厥等。邪热内隔，阻闭包络，堵塞窍机，扰乱神明，则神昏谵语或昏愦；心包热盛，营阴耗损，苗窍不利则舌蹇；营阴耗损则脉象细数；邪热内闭，阻滞气机，阳气不达于四肢，则四肢厥冷。方中药物由牛黄、郁金、犀角、黄连、朱砂、梅花、麝香、珍珠、山栀、雄黄、金箔衣、黄芩 12 味组成，方中牛黄通心神；犀角治百毒；珍珠通神明而补水救火；郁金、梅花、雄黄、麝香四香为用，透闭固于厥阴的湿热之毒；黄连泻心火，栀子泻三焦之火，黄芩泻胆、肺之火、朱砂补心而泻心；金箔坠疾而镇固，本方芳香化秽浊而利诸窍，咸寒保肾水而安心神，苦寒通火腑而泻心，属凉开之剂，临证常与清宫汤配合使用。

紫雪丹　本方清热开窍、镇痉安神，出自《外台秘要》，药物由石膏、寒水石、滑石、磁石、犀角屑、羚羊角屑、青木香、沉香、玄参、升麻、甘草、丁香、朴硝、硝石、麝香、朱砂等组成。本方证由于热邪内陷，扰乱心神，则见神昏谵语、烦躁不安，温邪热毒充斥内外，以致高热，尿赤便闭，热盛动风，故见痉厥，热盛津伤，故口渴唇焦。方中石膏、寒水石、滑石甘寒清热；玄参、升麻、甘草清热解毒；玄参并能养阴生津；甘草兼能和胃安中；犀角清心解毒；麝香、青木香、丁香、沉香行气开窍。以上清热与开窍二组药物，是方中的主要部分。其中清热药选用甘寒清热之品，而不用苦寒清热，避免苦燥伤津，以适应热盛津伤的痉厥之证。配伍羚羊角清肝息风以解痉厥，朱砂、磁石重镇安神，加强除烦之效。更用朴硝、硝石泄热散结，釜底抽薪。黄金镇心安神解毒。

至宝丹　本方清热开窍、化浊解毒，出自《和剂局方》，药物由生乌犀屑、朱砂、雄黄、生玳瑁、琥珀、麝香、龙脑、金箔、银箔、牛黄、安息香等组成。本方为邪热亢盛、痰浊蒙闭心包所致，以神昏谵语、痰盛气粗为主症。方中麝香协冰片、安息香以芳香开窍，辟秽化浊，三者相配，开窍之力显著。犀角、牛黄、玳瑁清热解毒，牛黄化痰镇惊。芳香开窍药与清热解毒药为方中的主要组成。另有朱砂、琥珀镇心安神，雄黄豁痰解毒，金箔、银箔与朱砂、琥珀同用，以加强重镇安神之效。

以上三方，俗称开窍的“三宝”，药物的配伍不同，效用各有所到。紫雪丹长于止痉息风、泄热通便，至宝丹则长于芳香辟秽，而安宫牛黄丸则长于清热而能解毒，

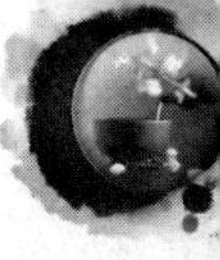

【变化】

牛黄承气汤　本方出自《温病条辨》，具体见症有发热、神昏、舌蹇、肢厥、腹部按之硬痛、便秘、舌绛苔黄燥、脉数而沉实等，为热入心包而兼阳明腑实证。方用安宫牛黄丸温水化开，调入大黄末服用，以牛黄丸开厥阴心包之闭，以承气汤泄阳明腑结之热，救少阴阴液之亏，属于热病危笃重症急救的方法之一。

醒脑静注射液　方用麝香、冰片、黄连、栀子、黄芩、郁金6味药物，具清热抗炎、开窍镇惊作用，用于温热邪毒内陷心包所致的神昏惊厥。

12. 清热凉血息风

镇肝息风汤　本方镇肝息风、滋阴潜阳，出自《医学衷中参西录》，本方证由肝肾阴亏、肝阳偏亢、气血逆乱所致。肝阳上亢，风阳上扰，故见头目眩晕、目胀耳鸣、面色如醉、脑中热痛；肝胃不和，胃气上逆，故时觉噫气。若肝阳过亢，血随气逆，并走于上，则出现眩晕颠仆、不知人事、或肢体活动不便、半身不遂等中风症状。本方中药物组成为怀牛膝、生赭石、生龙骨、生牡蛎、生龟板、生杭芍、玄参、天冬、川楝子、生麦芽、茵陈、甘草等。其中怀牛膝补益肝肾，引血下行；代赭石和龙骨、牡蛎相配，降逆潜阳，镇息肝风；龟板、玄参、天冬、白芍滋养阴液，以制阳亢；茵陈、川楝子、生麦芽清泄肝阳，条达肝气，以利于肝阳之平降镇潜；甘草调和诸药，与麦芽相配，并能和胃调中，防止金石类药物碍胃。

羚羊钩藤汤　本方清热凉血息风，出自《通俗伤寒论》，主要治疗热盛引动肝风，筋脉挛急，是治疗实风的代表方。本方证可见发痉、颈项强直、角弓反张等，如阳明热盛动风，可见舌红苔黄脉数弦；营血热盛，引动肝风可见舌红脉细弦数；阳明热盛，内外俱热，损伤津液，可见高热，烦渴；营血热盛引动肝风，损伤津液，迫血妄行，可见身灼热、斑疹、出血、神昏、舌质红绛、脉细数；肝风内动，筋脉挛急，可见手足躁扰，发痉，或为颈项强直，角弓反张；热伤津液，损伤正气，可见口渴脉细数；热入心包，热扰心神则神昏。方中药物组成为羚羊角、桑叶、川贝、鲜生地、钩藤、菊花、茯神、生白芍、生甘草、鲜竹茹等，其中羚羊角、钩藤凉肝息风止痉；菊花、桑叶轻清宣透，以助息风透热；生地养阴；白芍、甘草酸甘化阴，濡润筋脉，以缓挛急；茯神安神镇惊；川贝、竹茹清热化痰通络。如阳明热盛引动肝风者，需加石膏、知母大清气热；营血热盛引动肝风者，则合清营汤、犀角地黄汤同用。

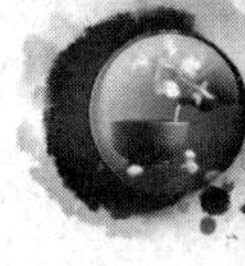

【变化】

钩藤饮　本方出自《幼科心法要诀》，主治小儿急惊，本方证由热盛动风而见牙关紧闭、手足抽搐、惊悸、眼目窜视等症，其病机为热盛动风，方由钩藤、天麻、羚羊角、全蝎、人参、甘草等药物组成，其中羚羊角、钩藤清热息风；天麻滋液息风；全蝎息风解痉；佐益气扶正的人参以防厥脱之变，本方解痉的力量较强。

风引汤　本方作为附方，出自《金匮要略》的中风病，方中集中了一派石药，重镇息风，如牡蛎、龙骨、寒水石、滑石、赤石脂、白石脂、石膏、紫石英等，另有大黄泄热，

干姜、桂枝温中，此可以看作清热息风的始祖。

七、少阴（寒）病证——回阳（助阳散寒利水）

诊疗要点：最为典型的表现是少阴病提纲的描述，或称少阴寒化证。以肾阳虚衰、阴寒内盛为基本病机。症见面色苍白、脉微细欲绝、四肢厥冷、甚者意识朦胧。患者畏寒怕风明显，神倦，体乏，懒言，少动，身冷，骨疼，或慢性腹泻，面浮肢肿，舌淡胖有齿痕，苔腻灰白。在杂病中多见于年老体弱患者，全身情况较差，病程较长。也可突然发生，属于阳气虚脱，必须急救回阳。

用药指南：以附子、干姜的辛热助阳散寒为基础，必要时也可加入人参，甚至也可用麻黄、桂枝、黄芪、当归、麦冬、熟地、五味子、山茱萸等。救急另有还魂汤（麻黄汤），后来有独参汤、生脉饮等。回阳救逆的应急处理，在临床上是一个极端。此外，温阳利水用真武汤，温阳收敛固涩用桃花汤，后世有阳和汤用于阴证，温阳透托的方法在临床上也是须臾不可或缺。

治法概述：温法走到最下最深的一层，《伤寒论》中有少阴急温，属回阳救逆，用四逆汤，附子、干姜，甚或甘草都不用，力挽狂澜，回阳救逆针对的是极端情况。少阴应该温肾，肾阳为诸阳之本，说得明白些，少阴虚寒，呈现出来的是全身机能的低下。少阴寒化证是虚寒的典型和重证。少阴和太阴，虚寒的性质同，但程度有区别，所以论大法虽然辛温助阳一致，但药物选择却有讲究，说到底，就是用不用附子的问题。其实附子的应用亦广，如果说，太阳病用附子只占整个治疗的10%，太阴病用附子就占30%，那么少阴病就几乎100%要用附子治疗了。温阳可以利水，可以化饮，所以痰饮、水气病中以温药的运用为治本大法。温阳力量最强者在此，因为诸阳的根本在少阴。

回阳救逆是运用辛热、甘温之品来挽救衰微的阳气，以破除体内的阴寒，来摄纳上浮的虚阳。临证用于亡阳之证，阳衰阴盛，或阴盛格阳。具体症状可见四肢厥冷、身疼痛、恶寒蜷卧、但欲寐、下利清谷、口不渴或口渴喜热饮、甚或冷汗淋漓、面色苍白、脉微细欲绝、或伴见烦躁、面红如妆等。四逆汤以姜附的辛热，来挽回将欲外脱的阳气，少阴虚寒，见到肢冷脉绝，则非四逆汤莫属。通脉四逆汤和白通汤，或加上猪胆汁，都是此法的变通，有葱白的升清，有猪胆汁的清降，所针对的证情又各有不同。扩大一点还有四逆加人参汤，有茯苓四逆汤（即四逆汤加人参、茯苓）。然后有温阳利水，温阳通痹，以附子配上茯苓、白术和白芍。当归四逆汤则有四逆之名，而无应用姜附之实，药用当归、芍药、桂枝、细辛，再加通草和姜枣，内有久寒者加入吴茱萸和干姜，此为温通法又立出一条用药途径。

在《伤寒论》和《金匮要略》中多处运用了四逆汤及其类方。如《伤寒论》中的太阳病重发汗；外感发热恶寒，脉沉者；伤寒误下，表里同病，下利，身疼痛者；阳明病攻下损伤阳气，见下利清谷者；少阴病脉沉，干呕，脉微弱的少阴寒化者、厥阴病中寒厥见大汗、下利、四肢厥冷者；以及呕吐、下利、霍乱病证中见到手足厥冷、恶寒而

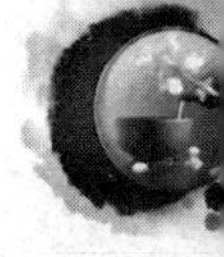

脉微弱者，都应该使用回阳之法。《金匮要略》在呕吐下利病中亦多有涉及，条文与《伤寒论》相同。

后世温病学家在运用回阳救逆法时多在四逆汤类方的基础上加入益气养阴、收敛阳气之品，代表方剂如参附龙牡汤，或冯楚瞻《冯氏锦囊秘录》中的全真一气汤。俞根初在《通俗伤寒论》中认为因误用辛温发散，大汗外泄，或攻下太过，阴液骤夺，见舌红短、面青、目合口开、手不握固，音嘶气促、甚则冷汗淋漓、手足逆冷、二便自遗、气息俱微，是龙雷暴动之脱证；若兼有虚寒者，面色唇色多淡白无华而不红润，甚则青暗，亦有四肢清冷，而两颧独红，是为虚火戴阳之证，非温补不可。后世救逆，在人参、附子、干姜的基础上，或兼用开窍的麝香、皂角，如正阳散、回阳救急汤；或加用熟地、当归、麦冬、五味子养阴敛阳，如回阳返本汤、六味回阳饮。现今，收敛固脱的参附龙牡汤为临证所常用，另外，独参汤简便易行，使用得当亦立竿见影。

张景岳阐述补法的这段话堪称经典，不妨摘录于此：“补方之制，补其虚也。凡气虚者宜补其上，人参黄芪之属是也；精虚者宜补其下，熟地枸杞之属是也；阳虚者宜补而兼暖，桂附干姜之属是也；阴虚者宜补而兼清，门冬芍药生地之属是也。此固阴阳之治辨也。其有气因精而虚者，自当补精以化气；精因气而虚者，自当补气以生精。又有阳失阴而离者，不补阴何以收散亡之气？水失火而败者，不补火何以苏垂寂之阴？此又阴阳相济之妙用也。故善补阳者必于阴中求阳，则阳得阴助而生化无穷；善补阴者必于阳中求阴，则阴得阳升而泉源不竭。余故曰：以精气分阴阳则阴阳不可离；以寒热分阴阳则阴阳不可混，此又阴阳邪正之离合也。故凡阳虚多寒者宜补以甘温而清润之品非所宜；阴虚多热者宜补以甘凉而辛燥之类不可用。知宜知避，则不惟用补而八方之制皆可得而贯通矣。”补气血，补阴阳，有偏向，但不可偏离，即你中有我，我中有你，哪有各自独立的气血阴阳？但张景岳针对的是日常的调补，而经方、热病中倒是真正的救阴救阳，热病中以祛邪为主，而调补方剂在《金匮要略》可以看到一些，主要在虚劳病中，建中汤和肾气丸应该是基础，抓住脾肾，甘温扶阳成为治疗的纲领。

收敛固涩常和补法相伴，这从道理上也容易理解，张景岳有如是说：“固方之制，固其泄也。如久嗽为喘而气泄于上者，宜固起肺，久遗成淋而精脱于下者宜固其肾，小水不禁者宜固其膀胱，大便不禁者宜固其肠脏，汗泄不止者宜固其皮毛，血泄不止者宜固其营卫，凡因寒而泄者当固之以热，因热而泄者当固之以寒。总之，在上者在表者皆宜固气，气主在肺也；在下者在里者皆宜固精，精主在肾也。然虚者可固实者不可固，久者可固暴者不可固。当固不固则沧海亦将竭，不当固而固则闭门延寇也，二者俱当详酌之。”经方中温阳和收敛并行有桃花汤之用。

回阳救逆以四逆汤为基础，其他如温阳利水化痰的真武汤，温涩收敛的桃花汤，温阳散寒、托毒透脓的阳和汤等。

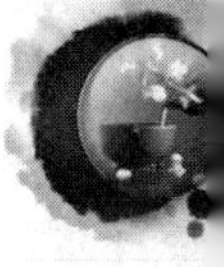

1. **回阳救逆**

四逆汤 本方回阳救逆，药由附子、干姜、甘草3味组成，方中附子大辛大热，生用力猛，有回阳救逆、助阳散寒之功，附子药性刚燥，走而不守，上助心阳以通脉，中温脾阳以健运，下补肾阳以益火，配干姜以增强药效，《证治要诀》谓："附子无干姜不热"。配以甘草扶阳益气，亦可缓附子刚烈之性。本方证属于心肾阳衰为主的全身的急性阳气虚衰病证，由于阳衰无力抗邪，又阳衰则阴寒内盛，故多不发热而但恶寒，或仅有低热，或因阴盛格阳而虚阳外越而见假热。因心阳虚，鼓动无力，气血流行受阻，致阴阳气不相顺接而见肢厥。因脾肾阳虚故可见呕吐、下利清谷，阳不敛阴而见冷汗出。本方证脉象见沉而弱，甚或微细欲绝，这往往较早出现，当予以高度重视。《伤寒论》中有关本方的条文有12条，在太阳病、阳明病、少阳病、厥阴病、霍乱病等篇中均可见到。本方证成为少阴寒化证的代表，其基本病机是阳气虚衰、阴寒内盛。本方在临床上可用于各种原因所致的休克，症见四肢厥冷、脉浮大无力而散、或微细欲绝、血压低下。本方有明显的强心升压作用，并能改善微循环。

【变化】

通脉四逆汤 本方证的基本表现与四逆汤证同，但程度较严重，多见于里寒外热的假热证，如身反不恶寒，面赤，咽痛等，此乃阴盛格阳、虚阳外越之证。治疗用本方破阴回阳，本方药物组成同四逆汤，但用量加大，干姜用三两，增加一倍，附子用大者一枚，亦相当于加倍，用大

剂回阳救逆药，急散内寒，以挽回欲脱之阳气。方后加减云："利止脉不出者，加人参二两。"参附同用，以应对阳衰重证。在吐利严重的病证中因阳亡阴竭，出现吐已下断、汗出而厥、四肢拘急不解、脉微欲绝的证候，治当破阴回阳、益阴和营，用通脉四逆加猪胆汁汤。即在通脉四逆汤的基础上加用猪胆汁，以增益阴之效。

干姜附子汤 本方证属阳衰阴盛、阳气暴虚证，可见昼日烦躁不得眠，夜而安静，或由烦躁很快转为安静，同时伴有脉沉微细、四肢厥冷等症，此种安静乃因阳气暴虚所致，治当急救回阳，本方仅由干姜、附子两味药组成，且用顿服法，使药力集中，取效亦快，用以急救回阳。

茯苓四逆汤 本证亦属阳衰阴盛证，可见恶寒、神萎、肢厥、脉沉细等四逆汤证的主症，同时有烦躁症，此属阴躁，乃因阳虚而心神失养、神志不宁所致，治以回阳救逆、宁心安神，方以四逆汤为基础，加用人参、茯苓，人参益气生津，安定神志，茯苓亦有宁心安神作用。附子、人参相配回阳益气生津，温阳气中有助阴之功，对危重证阴液不继者更加适宜。

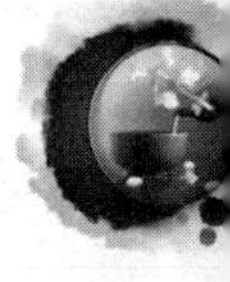

白通汤 本方通阳散寒，回阳救逆，本方证突出表现是下利清谷，方中附子配干姜回阳救逆，不用甘草而用葱白，以取通阳散寒止利作用。症见下利清谷、四肢厥逆、脉微细、恶寒踡卧等。脾肾阳虚，无以腐熟水谷，肠道传化失司，则下利清谷；阳虚阴盛，则恶寒踡卧；阳气虚不能温养四肢，则四肢厥逆；阳气虚，推动作用减弱，则脉微细。若见阳虚阴竭的下利病证，表现为下利不止，病机

为阳气虚衰，阴寒内盛，阴液衰竭。则当用白通加猪胆汁汤回阳救逆，通阳散寒，兼益阴。本方由葱白、干姜、生附子、人尿、猪胆汁5味药物组成。即白通汤加人尿、猪胆汁，人尿、猪胆汁益阴，适用于阳虚阴竭的下利病证。

回阳救急汤　本方回阳救急、益气生脉，出自《伤寒六书》，药用附子、干姜、肉桂、人参、白术、茯苓、陈皮、炙甘草等。本方证表现出一派阴寒内盛、阳微欲脱之危象，故用四逆汤合六君子汤，再用肉桂、五味子、麝香而成。方中熟附子虽不如生附子回阳之力峻，但除干姜外，更有肉桂温壮元阳，以助祛寒破阳之功。六君子汤补益脾胃，固守中州，并能除阳虚水湿不化所生之痰饮。人参与五味子相和，还有益气生脉之功。麝香走窜而通窍醒神，同时能助药力四布。

四味回阳饮、六味回阳饮、急救回阳汤、回阳返本汤、正阳散、参附龙牡汤、独参汤　另外还有四味回阳饮（出自《景岳全书》，药用人参、制附子、炮姜、炙甘草）、六味回阳饮（上方加熟地、当归）、急救回阳汤（出自《医林改错》，药用党参、附子、干姜、白术、甘草、桃仁、红花）、回阳返本汤（出自《伤寒六书》，即四逆加人参汤再加麦冬、五味子、陈皮、腊茶）、正阳散（出自《太平圣惠方》，药用附子、干姜、甘草、麝香、皂角）、参附龙牡汤、独参汤等都可以作为参考。

回阳救逆的药物用法，后世有变化，一般参附同用为多，或者加上肉桂、熟地、五味子等温摄，甚至和麝香等开窍之品同用，临床上厥脱证多见，神昏和厥脱同见且须同治者也不少。

2. 温阳散寒、利水化痰

真武汤 本方温阳利水，由茯苓、芍药、生姜、白术、炮附子5味药组成，方中茯苓、白术健脾淡渗利水，附子辛热温振脾肾阳气，与茯苓、白术相配，温阳化气利水，生姜散寒发散水气，芍药活血脉，和阴，亦可制姜、附刚燥之性，《神农本草经》中谓芍药能“止痛，利小便，益气”。因此，本方中芍药也有利水消肿的作用，且可止痛，缓解腹痛肢痛等症。本方证的主要临床表现可见心下悸，头眩，身瞤动，欲倒地，腹痛，下利，小便不利，四肢沉重浮肿，或有咳喘，呕逆，或见身冷，汗泄，胸痞，口渴，舌淡，苔白腻，脉细缓或沉细。本方证属阳虚水泛证，阳虚主要是脾肾阳虚，脾阳虚则运化无权，水湿内停，肾阳虚则蒸化乏力，水气泛滥。水气上凌于心则心下悸；水犯清宫或水湿遏阻，清阳不升，不能上荣于脑，则头眩，甚者昏晕倒地；水饮射肺，则咳喘；水停中焦，则腹痛，呕逆，下利；水泛四肢，则四肢沉重浮肿，或身瞤动，筋脉动惕；肾阳虚，膀胱气化失司，故小便不利，而小便不利又加重水气内停；阳虚失于温煦固摄，故身冷，汗泄；寒湿内停，津不上承，故胸痞，口渴。本证多不发热，如见发热，多为表证延续而来，即表证发热恶寒尚未罢，已见阳气亏虚、水湿泛滥之里证。

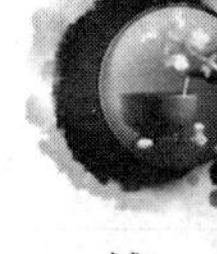

【变化】

附子汤 本方温经散寒通痹。本方证为阳虚，气血不足，寒湿入侵留于经络、肌肉、关节，故见背恶寒、手足

寒、身体痛、骨节痛、脉沉等症。因寒湿病邪留滞经络骨节，而非泛滥全身。方中药物组成与真武汤只差一味，即不用生姜，加用人参。本方炮附子量较大，用两枚，以搜除经络骨节之寒湿，本证较难速愈，加人参以增强补虚作用。本方用药与真武汤基本相同，应该说温阳散寒通利是一致的，一个偏表，一个偏里，偏表的用人参，偏里的用生姜，也是有一番意思在内，值得玩味。

苏子降气汤 本方降气平喘、祛痰止咳，出自《和剂局方》，药物为苏子、半夏、当归、甘草、前胡、厚朴、肉桂等。方中苏子降气祛痰，止咳平喘；半夏、厚朴、前胡祛痰，止咳平喘；肉桂温肾祛寒，纳气平喘；当归既养血补肝，同肉桂以温补下虚，又能治咳逆上气；略加生姜、苏叶以散寒宣肺。本方所治之喘咳证乃属上实下虚者。所谓上实，是指痰涎上壅于肺，致肺气不得宣畅，而见胸膈满闷、喘咳痰多之症；下虚是指肾阳虚乏，可见腰酸脚弱，呼多吸少，喘逆短气，痰多而身肿。本方药偏温燥，降气平喘，止咳祛痰，以治上实为主，温肾纳气治下虚为辅。本方标本兼顾治疗痰喘，温肺以化痰，温肾以纳气，在《金匮要略》中以标本分治者多，此亦足以补仲景之不到。

3. 温涩收敛

桃花汤 本方主治的下利便脓血，证属虚寒滑脱者，药由赤石脂、干姜、粳米 3 味组成。方中赤石脂收敛涩肠，用法是一半煎煮，一半筛末和服，取其收涩固涩之效，干姜温中散寒祛湿，粳米益胃和中。本方证的主要临床表现是下利，便脓血，反复发作，伴腹痛隐隐，喜温喜按，神

疲乏力，小便不利，不欲食，四肢冷，舌淡，苔白，脉微细。所谓便脓血，当为赤白相间，色偏紫暗。本方证为脾肾阳虚不固、统摄无权、大肠滑脱之证。证属虚寒，故下利所便脓血，赤暗不泽。因下利过多，津液损伤，故小便不利。脾肾阳虚失于温运，故腹痛绵绵，不欲食，肢冷。正虚邪羁，故证情缠绵反复。《温病条辨》下焦篇湿温证中用本方治疗下痢无度而阳欲脱者。本方在后世的变化，有《千金要方》的赤散方（赤石脂、代赭石、肉桂）、千金桃花丸（赤石脂、干姜各半，蜜丸）、《温病条辨》的桃花粥（人参、甘草、赤石脂、粳米）。

赤石脂禹余粮汤　本方证为下利日久，病变由中焦发展到下焦，出现大肠滑脱不禁的证候，多伴有脾肾亏虚，用赤石脂禹余粮汤治疗，属固涩法。本方以赤石脂为主药，配用禹余粮，不用干姜、粳米，旨在增强涩肠止泻、收敛止血作用。脾肾亏虚、滑脱不禁者，当在用固涩法的同时，应用健脾益肾法，以增强疗效。

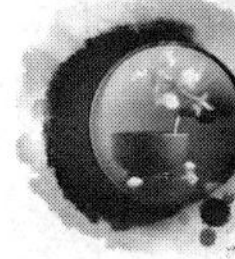

【变化】

诃梨勒散、天雄散、四神丸、养脏汤、缩泉丸　诃梨勒散在《金匮要略》中用于肠虚滑脱的气利治疗，作为收敛药物的应用可以理解，但临证往往需和补虚药并用，故后世有四神丸和养脏汤的使用，对慢性泄泻或痢疾，补肾和健脾也是必须考虑的。另有缩泉丸等也可参考。

作为诃梨勒散在后世的变化，如《本事方》诃子丸（诃子、干姜、蔻仁、附子、木香、龙骨、赤石脂）、《太平圣惠方》诃梨勒丸（诃子、干姜、人参、白术、附子、肉桂、枳壳、桔梗、沉香、木香、五味子)、《三因方》诃子皮散（诃子、良姜、炮姜、草果、厚朴、陈皮、茯苓、神曲、麦芽)、《济生方》诃梨勒丸（诃子、蔻仁、干姜、木香、吴茱萸、附子、龙骨、茯苓、荜茇)、元素诃子皮散(诃子、黄连、木香、白术、芍药)、《兰室秘藏》诃子皮散（诃子、干姜、陈皮)；《证治准绳》诃梨勒丸（诃子、陈皮、半夏、藿香、人参、白术、茯苓、甘草、肉桂、当归、细辛、川芎、甘姜)、《医学入门》诃梨勒丸（诃子、杏仁、贝母、海浮石、青黛、瓜蒌仁、香附)、《医宗金鉴》诃子皮散（诃子、蔻仁、陈皮、木香、人参、白术、茯苓、甘草)。这些方剂用药或补益，或温燥，或行气，甚至用黄连等清热，极大地扩展了收敛法的临证配伍变化。

4. 温阳散寒、托毒透脓

阳和汤　本方温阳补血，散寒通滞，出自《外科全生集》，本方主治阴疽，属阴寒证之类，是由营血本虚，寒凝痰滞，痹阻于肌肉、筋骨、血脉、关节而成。药物为熟地、肉桂、麻黄、鹿角胶、白芥子、姜炭、生甘草。方中重用熟地温补营血；鹿角胶填精补髓，强壮筋骨，借血肉有情之品助熟地以养血。寒凝痰滞，非温通经脉不足以解散寒凝，故以炮姜、肉桂温中有通；麻黄开腠理以达表，白芥子祛皮里膜外之痰，与温补药共用，可使补而不腻。生甘草有化毒之功。方中用药，一以温补营血不足，一以解散阴凝寒痰，使其阴破阳回，寒消痰化。

透脓散、冲和汤、托里消毒散　另外可以举出的还有《外科正宗》的透脓散（穿山甲、皂角刺、黄芪、当归、川芎)、《疡科准绳》的冲和汤（人参、黄芪、白术、茯苓、陈皮、当归、川芎、白芷、乳香、没药、皂角刺、金银花、甘草)、《外科正宗》的托里消毒散（人参、黄芪、白术、茯苓、当归、川芎、白芍、白芷、皂角刺、金银花、桔梗、甘草）等，可以作为参考。用透和托的方法，着眼于整体，扶助正气，来达到局部脓疡的痊愈，是临床必须考虑的方法之一，是中医临床论治的长处。

八、厥阴病证——兼顾寒热（和谐阴阳）

诊疗要点：厥阴病提纲的描述只能作为参考，但乌梅丸的治法方药配伍倒是值得效法。当病机明显出现寒热虚实的错杂，并且肝肾有所亏虚、全身情况低下时，大致进入此范围，在慢性疾患中夹有瘀血者多见。症见面色或两目黯黑、肌肤甲错、腰膝酸软、不耐久立、耳鸣、目眩、发落、记忆力下降。下腹部症状较明显，如妇女的盆腔炎症，男性的前列腺肥大，慢性炎症难愈，慢性疼痛难除。病情时轻时重，不容易彻底治愈。

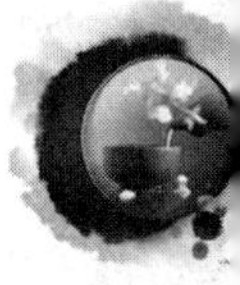

用药指南：以人参、当归补气养血，附子、干姜、蜀椒、细辛温阳散寒，黄柏、黄连苦寒清热，乌梅、五味子收敛，这些药物相互配合为基础。临证时补肾和化瘀药物常常同用，同时兼顾祛邪。用药时考虑的面较广，相对少阳病证情更加趋于重笃，同样用药应当注意寒凉温燥的平衡，临证取效较慢，有时可以适当加重用药的力度，但基本上已经不可能有速效。

治法概述：在厥阴的位置上，用乌梅丸来表示，有点意思，但不尽如人意。厥阴病比少阴病复杂，即寒热虚实有时瞬息就变，所谓厥热胜复，热甚者当清热，厥甚者须回阳，此为一般规律。也有阳亡阴竭者，则又应该益气养阴，阴阳兼顾。厥阴为热病的最后阶段，厥为肢冷，当回阳救逆，热为邪盛，当清热祛邪。临床上这种情况多见于休克、心衰、大出血、重度脱水、电解质紊乱、严重中枢神经系统功能障碍时，一般多称为厥脱证。在如此危重阶段，治疗也各有所偏，如：亡阳厥脱者用参附龙牡汤；亡阴虚脱者用生脉散；气随血脱者用独参汤；内闭外脱者用参附麦味或加三宝、承气等。这样的危重证情显然是难以用乌梅丸来敷衍应对的，必须结合后世医家的实践经验，甚至结合一些现代医学的认识，作出补充才能全面。厥阴在六经框架内居中，位于错杂的区域，但实际处理上是要向两头靠的，即必须从左右两侧找方法，尤其是热病的危重时期，或回阳，或救阴，或二者兼施，当随证治之。对此清代医家尤在泾已经提到：“厥阴有热虑其伤阴必以法清之，厥阴有寒虑其伤阳必以法温之，一如少阴之例也。”

而慢性病中的错杂用药则又是另外一回事，乌梅丸中，黄柏、黄连苦寒清热，人参、当归益气养血，蜀椒、干姜、桂枝、细辛、附子则是一派辛温药了，这是乌梅丸药物的主要配伍，本来用以治疗蛔厥，但在临床上治疗某些慢性疾病也有神效，如慢性痢疾或泄泻等。同样用来应对慢性病证，同样属于辛开苦降，半夏泻心汤走在少阳的框架中，尚属以局部的问题为主，而乌梅丸证则处于厥阴的位置上，说明全身的状况低下，故温补温升的力量需加强。麻黄升麻汤由麻黄、桂枝、知母、石膏、升麻、当归、芍药、天冬、玉竹、茯苓、白术、干姜、甘草组成，看上去有点杂乱，有点像《千金要方》中的大复方，用以应对慢性的复杂情况。干姜芩连人参汤则简练得多，辛开苦降，取泻心汤的精华。同样是错杂的病情，处在厥阴的位置比上面的少阳要难治，时间已久，或证情重笃，治疗上或温或凉，要看得准，拿得稳，出手快而狠，才能挽狂澜于既倒。

这部分内容不妨将其分成安蛔止痛、辛散苦降、益气养血的乌梅丸，辛开苦降、寒温并用的干姜芩连人参汤，虚实兼顾、补泻兼施的麻黄升麻汤，滋阴助阳、阴阳互求的肾气丸等几个方面。

1. 安蛔止痛、辛散苦泄、益气养血

乌梅丸　本方散寒清热，温阳益气养血，安蛔止痛。本方所治蛔厥证，现在称为胆道蛔虫症。本方由乌梅、黄连、黄柏、附子、蜀椒、细辛、干姜、人参、当归、桂枝、苦酒等11味药组成，方中乌梅、苦酒（即醋）等药味酸，能使蛔虫得静；蜀椒、细辛等味辛，能使蛔虫得伏；黄连、黄柏等味苦，能使蛔虫得下，酸、辛、苦合而安蛔止痛，蛔虫得安则气机通顺，厥逆能除；用人参、当归补气养血；附子、桂枝、干姜温阳通阳，正气得益，气血流行畅达亦有助于厥逆的恢复。同时苦寒药清热，辛温药散寒，本方具有寒温并用、虚实兼顾的特点。本方证的临床主要见症有腹痛剧作，伴烦躁、呕吐、手足厥冷，发作止则诸症消失，进食可诱发，病人常有吐蛔史。亦可表现为下利日久，呕逆，腹痛，饥而不欲食。本方证的基本病机是寒热交错，虚实夹杂，气机逆乱。蛔厥证多为肝胃实热，脾肾虚寒，

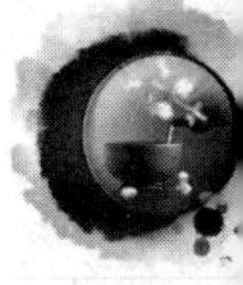

久利证多为肠胃实热，脾肾虚寒。换个角度看，本方的药物中，黄连、黄柏苦寒清热，人参、当归补益气血，附子、蜀椒、细辛、干姜、桂枝这些温药助阳散寒止痛。本方可以和乌头赤石脂丸对看，本方的用药显然要复杂些，兼顾的面广，所以放在厥阴的位置上是十分合适的。

【变化】

椒梅汤　本方泄热祛湿、益气养阴，出自《温病条辨》。本证属暑邪深入厥阴，正虚邪炽的危重证。症见消渴、胃脘部硬满、呕逆吐蛔、发热恶寒、下利血水、精神萎靡、语音低微、舌苔灰黑。方中用乌梅、黄连、黄芩酸苦泄热，干姜、半夏、川椒辛温祛湿，人参、白芍益气养阴，枳实理气降逆。方中酸、苦、辛合用而有安蛔作用，且亦属寒温并用、虚实兼顾之法。

减味乌梅丸　本方清热散寒、养阴通阳，出自《温病条辨》。本证属久疟不已、寒热错杂、阴阳两伤的证候。症见发热、劳累则甚、胁下痞结、气逆欲呕。方中茯苓、白芍、乌梅性柔养阴；吴茱萸、干姜、半夏性刚燥散寒通阳；黄连苦寒清热，有助救阴；桂枝、川椒辛温散寒亦有助通阳。本方用药体现了刚柔并用，柔以养阴，刚以助阳的意思。

以上二方出自吴鞠通的《温病条辨》，很明显都用于寒热虚实的错杂情况，一般都是疾病的晚期，用于机体的调整，而不是急救。

2. 辛开苦降、寒温并用

干姜芩连人参汤　本方寒温，补泻兼施，也寓有辛开

苦降的意思。原文指出本来是寒下，误治以后，出现寒热错杂的情况。主要见症是食入口即吐，此为胃热者多，胃热而脾寒，故本方用连芩清热，用姜参温补。本方可以看作更加精简的半夏泻心汤，用药简约，是为了更好地针对吐下之后骤起的变证，证情相比半夏泻心汤证要急。

黄芩汤 本方作为附方，在《金匮要略》中治疗干呕下利，用黄芩、半夏清热降逆止呕，干姜、桂枝、人参、大枣温中补虚止利，本方寒温并用，和黄芩加半夏生姜汤不同，和柴胡桂枝干姜汤有相似之处。

如果扩大一点说，苦寒与辛温同用，所谓辛开苦降，并且也不是急症的处理，都归入厥阴的话，那么也有把半夏泻心汤放在这里的。我认为临证大概还是要辨证，如果身体情况极差，病程较长者可以看作厥阴，但用药往往要向乌梅丸靠，即适当多用温补。

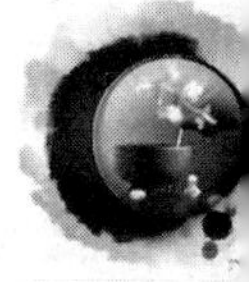

3. 虚实兼顾、补泻兼施

麻黄升麻汤 本方宣肺化痰，清热养阴，兼温脾阳。方中的用药，麻黄温散，升麻透泄，黄芩、知母苦泻，再以当归活血，玉竹调养，其他药物减量以相配，有茯苓、桂枝、白术、干姜、甘草的温助，有黄芩、芍药、知母、石膏、天门冬之寒降。本方揉温散助阳、清热滋阴于一体，为临证处理寒热错杂局面又开一门径。本方证为伤寒有六七日之久，曾经下法误治，现见寸脉沉而迟，尺部脉不现，肢冷，同时又有咽喉不利、唾脓血、泄利不止等。大下之后阴阳两伤，脉沉迟而微，肢冷，不利不止，似少阴寒化证表现，但又见痰热内壅，熏灼肺咽。如此寒热虚实错杂

的局面，也必须以复杂的方剂应对，和乌梅丸不同的是，方中以清热与温中并立，且以麻黄升麻命名，所治的病证相对偏上，即以上半身的症状为主，尽管还是见有下利不止等。关于本方证，柯琴曾有如下评说：“此为下厥上竭、阴阳离绝之候，生气将绝于内也。麻黄升麻汤，其方味数多而剂量轻，重汗散而畏温补，乃后世粗工之技，必非仲景方也。”

【变化】

竹叶汤 本方在《金匮要略》中治疗产后中风发热、面赤、喘而头痛，药物用竹叶、葛根、防风、桔梗、桂枝、人参、附子、甘草、大枣，本方的特点是清热祛风药和温阳补虚的药物同用，临证所见既有阳明之热，又有太阴之虚，属于扶正祛邪兼施的治法。

泽漆汤 本方在《金匮要略》中治疗咳嗽上气，药用泽漆、半夏、黄芩、人参、桂枝、白前、紫参、生姜、甘草，化痰利水消肿，清热补虚通阳，用药相对比较杂，也是一张攻补兼施、寒温并投的方剂。

鳖甲煎丸 本方寒热并用，攻补兼施，行气化痰，消瘀除癥，在《金匮要略》中主治疟母。方中鳖甲软坚散结、养阴清热；射干、黄芩、柴胡、大黄、干姜、芍药、桂枝、葶苈、石苇、厚朴、牡丹皮、瞿麦、紫薇、半夏、赤硝、桃仁除寒热、行气血、化痰逐痰；更用虫类药鼠妇、䗪虫、蜂窝、蜣螂破瘀消癥；用人参、阿胶补益气血，以缓猛攻之势，全方重在攻逐。疟病迁延日久，反复发作，经月不愈，胁下包块，固定不移，胁腹痞满胀痛，食少纳呆，寒

热时作。疟病迁延日久，反复发作，势必耗伤正气，疟邪乘虚而入，假血依痰，结成痞块，居于胁下而成疟母，证属癥瘕积聚，故见胁下肿大，有包块；阻滞气机，故胁腹痞满胀痛，食少纳呆；久病正虚，故面黄肌瘦，独腹胀大；疟邪不去，则疾病不解，故寒热时作。

大黄䗪虫丸　本方主治虚劳干血。本方药用杏仁、芍药、干地黄、甘草、白蜜养血补虚润燥，俾血结易消易散，大黄、黄芩、桃仁、干漆活血化瘀；瘀血内停而为干血，真气运行而难以推动，非灵动之虫类药不足以破其结，故用虻虫、水蛭、蛴螬、䗪虫破血逐瘀。全方攻补兼施，峻剂丸服，意在缓攻。症见羸瘦、神疲乏力、少气懒言、面色晦暗、腹满不能饮食、肌肤甲错、两目黯黑。日久不复，渐成虚劳，气血两亏，五脏虚损，脾气虚弱，无力运化，故见腹满不能饮食；脾虚复不能化生气血，气血益亏，气虚不能行血，血行郁滞，新血不生，瘀血不去，渐成干血，着而不去，阻滞气机，气愈弱，血愈虚，故羸瘦、神疲乏力、少气懒言；干血内结，故见面色晦暗、两目黯黑；干血内结，耗伤新血，肌肤失养，故肌肤甲错。干血即成，瘀血内停是病变的关键。

化癥回生丹　本方出自《温病条辨》，主治燥气延入下焦，搏于血分而成瘀血，发为癥瘕积聚、血痹虚劳、痛经闭经、产后瘀血、跌扑外伤等，治以温经行气、活血化瘀，药用两头尖、姜黄、三棱、蒲黄、红花、苏木、桃仁、五灵脂、苏子、降香、干漆、没药、丁香、香附、延胡索、水蛭、阿魏、茴香、川芎、乳香、良姜、益母草、艾叶、

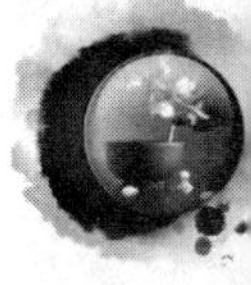

大黄行气活血，破血逐瘀；麝香、安南桂、川椒、吴茱萸温经活血通脉；人参、当归、白芍、杏仁、熟地、鳖甲补虚润燥。全方重在攻逐，丸以缓图，攻不伤正。

旋覆花汤　本方行气活血、通阳散结，本方在《金匮要略》中为治肝着的要方，本方由旋覆花、葱、新绛组成。旋覆花性温，理气疏郁，宽胸开结，善通肝络；葱管辛温，温通阳气而散结；新绛活血化瘀。三药合用，使气血流畅，阳通瘀化而肝着可愈。本方证见胸胁痞闷不舒，甚者胀痛，轻叩稍减，病初喜热饮。妇人流产后下血不止，或经来淋漓不尽，寸口脉弦而大。肝着乃肝脏受邪，疏泄失职，气血郁滞，着而不行，故见胸胁痞闷不舒，甚者胀痛、刺痛，以手轻叩或按揉，可使气机暂通，则稍舒。病初在气分，热饮利于通气，故喜热饮。本方所治的妇人半产漏下，由肝郁气滞血瘀所致，其证虚不受补，寒不可温，属实证。用本方治疗慢性肝炎、慢性胃炎、冠心病、肋间神经痛、月经不调、痛经以及人流后漏下等病证有效。后世王清任用血府逐瘀汤治“胸任重物”，叶天士以辛温通络、温柔通补、辛泄通瘀诸法治胁痛，都是在本方用法基础上的进一步发展。

硝石矾石散　本方燥湿祛瘀，在《金匮要略》中用于女劳疸的治疗。女劳疸由女劳肾热所致，与酒疸、谷疸不同。其人膀胱急，额上黑，足下热，皆女劳伤肾、少阴肾热之征。若兼见腹胀便黑时溏，为女劳夹有湿热瘀滞，方中硝石即火硝，性味苦寒，能入血分以消坚积；矾石即皂矾，又名绿矾、青矾，性味酸寒，亦入血分破瘀燥湿；用

大麦粥汁和服者，取其甘平养胃，能缓和硝、矾之峻猛。本方用药有局限，主要提示了一种方法，在慢性肝病的治疗中，化湿祛瘀常和其他治法相配。

桂枝茯苓丸 本方化痰、祛瘀、散结、消癥，主治妇人癥病下血。药由桂枝、茯苓、丹皮、芍药、桃仁炼蜜和丸而成。方中桃仁、丹皮活血化瘀；芍药养血和血；桂枝、茯苓温运水湿以化痰。蜜丸缓服，缓缓图之，属化痰、祛瘀、散结、消癥之缓剂。

薏苡附子败酱散 本方在《金匮要略》中用以治肠痈脓已成者，由于脓成以排脓为主，又因肠痈到脓成一般病程较长，故用附子助阳行气，而败酱草是清热解毒之品，有行瘀解毒之功，全方以薏苡仁甘淡微寒、排脓利湿、健脾益气为主，配败酱草辛苦微寒以清热解毒、行瘀排脓。少加辛温之附子以振奋衰弱之机能，行郁积之气滞，三药合用，共奏排脓消肿之功。关于薏苡附子败酱散，后世则多用于慢性虚寒型肠痈的治疗。本方提示了临床上慢性炎症治疗的一般法则，应该注意到炎症，但更要注意患者本身机体的盛衰，适当运用扶助正气的药物，不可一味用寒凉解毒。

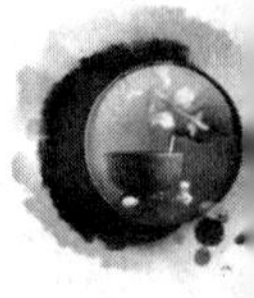

温经汤 本方主治妇人更年期冲任虚寒、瘀血阻滞、血不归经所致之崩漏下血，及妇人月经不调，如月经过多、或至期不来、或痛经、或宫寒不孕等。本方由吴茱萸、当归、川芎、芍药、人参、桂枝、阿胶、生姜、牡丹皮、半夏、麦门冬、甘草组成。吴茱萸、桂枝、生姜温经散寒，暖宫暖血；当归、川芎、芍药、阿胶、牡丹皮补血活血化

瘀；人参、甘草、麦门冬益气养阴；半夏燥湿降逆。全方扶正祛瘀，温补冲任，养血化瘀。本方证可见崩漏下血数十日不止，暮即发热，少腹里急，腹满，手掌烦热，唇口干燥，或月经过期不来，月经量过多，色暗夹块，经来腹痛，久不受孕，舌淡，苔白，脉虚涩等。

补阳还五汤 本方补气、活血、通络，出自《医林改错》，由黄芪、当归、赤芍、地龙、川芎、红花、桃仁等组成。方中重用生黄芪大补脾胃之元气，使气旺以促血行；归尾活血祛瘀；川芎、赤芍、桃仁、红花助归尾活血祛瘀；地龙通经活络。正气亏虚，脉络瘀阻，筋脉肌肉失养，故见半身不遂、口眼歪斜，气虚血滞，舌本失养，故语言蹇涩、口角流涎，气虚不能固摄，则小便频数、遗尿不禁，苔白，脉缓为气虚之象。上述诸症，皆由正气亏虚，瘀血阻络所致。王清任称"因虚致瘀"，治法应以补气为主，兼以活血通络。

血府逐瘀汤 本方活血祛瘀、行气止痛，出自《医林改错》，药用桃仁、红花、当归、生地黄、川芎、赤芍、牛膝、桔梗、柴胡、枳壳、甘草等。方中桃红四物汤活血化瘀而养血；四逆散行气和血而疏肝，桔梗开肺气，载药上行，合枳壳则升降上焦之气而宽胸；牛膝通利血脉，引血下行。本方是王清任用以治疗"胸中血府血瘀"所致诸症，由桃红四物汤合四逆散加桔梗、牛膝而成。胸胁为肝经循行之处，瘀血在胸中，气机阻滞，则肝郁不舒，故胸胁刺痛，日久不愈，急躁易怒。瘀久化热，气郁化火，故内热瞀闷，或心悸失眠，或入暮潮热，上扰清窍，则为头痛，横犯胃府，胃失和降，则干呕呃逆，甚至饮水即呛。至于

唇、目、舌、脉所见，皆为瘀血之征。

4. 滋阴助阳、阴阳互求

肾气丸　本方以补肾阴为主，辅以温阳，来振奋肾气。其中三补三泻的配伍堪称经典。主药干地黄即现之生地，性甘苦寒，功能补肾填髓，是补肾阴首选药。泽泻入肾经，消水泄热利小便，并防地黄过于滋腻。山茱萸酸微温，归肝肾经，补益肝肾，收涩固精，可治肾虚所致的小便多、遗精。配以丹皮凉肝清血热，活血散瘀，并制约吴茱萸的温涩之性，又可疗肾水不足引起的虚火。淮山药甘平，补益脾肾之阴，兼涩精，配茯苓健脾利水，使补不过腻。桂枝与泽泻、茯苓配伍通阳化气利水，炮附子温肾阳，助肾气化，二药有"少火生气"之意。诸药相合，肾阴得补，肾阳得助，水饮得消，而肾气复。唐容川对本方有如下解释："肾为水脏，而其中一点真阳，便是呼吸之母。水足阳秘，则呼吸细而津液调。如真阳不秘，水泛火逆，则用苓泽以行水饮，用地萸以滋水阴，用淮药入脾，以输水于肾。用丹皮入心，以清火安肾，得六味以滋肾，而肾水足矣。然水中一点真阳，又恐其不能生化也，故用附子、肉桂补之。"（《血证论·卷七》）本方在《金匮要略》中分别用治脚气上入，少腹不仁；虚劳腰痛，少腹拘急，小便不利；短气有微饮，伴畏寒足冷，小便不利，可有咳喘肢肿；消渴，小便反多，饮一斗，小便一斗；妇人转胞不得溺，烦热不得卧，饮食如故，反倚息者。本方证的病机为肾气虚弱，气化不利。肾主水，司二便，与膀胱互为表里。肾气虚，不能气化，则水液运行失常，停为痰饮，发为浮肿，

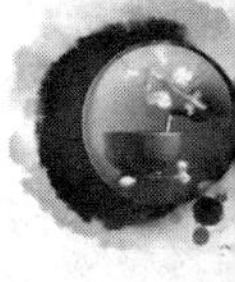

或致脚气上入，即寒湿上侵。肾虚致膀胱气化不利，故小便不利，不得溺。而若膀胱固摄无权，则见小便反多。肾虚则腰痛，少腹拘急是因小便不利所致。寒湿阻滞气血，故少腹不仁；痰饮阻碍肺气升降，则咳喘；肾不纳气则短气；消渴为肾虚不能蒸腾气化，津不上承所致；烦热不得卧，倚息，饮食如故的原因是虚阳上浮。气虚重就为阳虚，所以有畏寒足冷的表现。后世医家一直将本方作为补肾的基础方沿用。后世的补肾方大都由此方衍生而来。

【变化】

六味地黄丸　本方滋补肝肾，出自《小儿药证直诀》，用于治疗小儿肝肾阴虚不足之证。症见腰膝酸软、头晕目眩、盗汗、遗精、消渴、骨蒸潮热、手足心热、牙齿动摇、小便淋漓、舌红少苔、脉沉细数。本方药用熟地黄、山茱萸、山药、泽泻、茯苓、丹皮。肾为先天之本，肾主骨生髓。小儿囟开不合，由肾虚而生骨迟缓所致。肾为阴阳（水火）并存之脏，肾阴虚则阳易亢，则见盗汗、遗精、骨蒸潮热、消渴、牙痛、口燥咽干、舌红少苔等症，故本方立法，以肾、肝、脾三阴并补，重在补肾。方中熟地滋肾阴、益精髓，山茱萸酸温滋肾益肝，山药滋肾补脾，此即王冰所谓：“壮水之主以制阳光”的意思。本方“补中有泻”，即泽泻配熟地而泻肾降浊，丹皮配山茱萸以泻肝火，茯苓配山药而渗脾湿，如此补泻相配，立足于补，《小儿药证直诀》谓本方“治肾怯失音，囟开不合，神不足，目中白睛多，面色㿠白等症。”

杞菊地黄丸、知柏地黄丸、济生肾气丸、都气丸、十

补丸、耳聋左慈丸　另外还有杞菊地黄丸（滋肾养肝，治疗肝肾阴虚而致的两眼昏花、视物不明，或眼睛干涩、迎风流泪。即六味地黄丸加枸杞子、菊花）、知柏地黄丸（出自《医宗金鉴》，滋阴降火，即六味地黄丸加知母、黄柏，用于阴虚火旺而致的骨蒸潮热、虚烦盗汗、腰脊酸痛、遗精等）、济生肾气丸（出自《济生方》，温补肾阳，化气利水。即肾气丸加川牛膝、车前子，用于肾虚腰重、脚肿、小便不利）、都气丸（出自《医宗己任编》，滋肾纳气，即六味地黄丸加五味子二钱。用于肾阴虚气喘、呃逆之证）、十补丸（出自《济生方》，温补肾阳，药用附子、五味子、山茱萸、山药、牡丹皮、鹿茸、熟地黄、肉桂、泽泻、茯苓。治疗肾气不足所致的面色黧黑、足冷、足肿、耳鸣耳聋、肢体羸瘦、足膝软弱、小便不利、腰脊疼痛等）、耳聋左慈丸等可以作为参考。

瓜蒌瞿麦丸　本方温阳利水，兼润上燥，《医宗金鉴》称之为肾气丸之变制。水饮内停，见小便不利，且渴甚，水为阴邪，当用温，故用附子，要祛除既停之水饮，当用茯苓、瞿麦，瓜蒌根和山药有润燥之说，但也有利水作用。水停于内于下，主要由肾阳虚衰、气化不行所致，下可见小便不利，上可见口中苦渴。

薯蓣丸　本方气血双补、脾肾两调、扶正祛邪，在《金匮要略》中治疗虚劳“诸不足，风气百疾”。方中以山药为补益脾肾的主药，不寒不热，不腻不燥，补虚而不恋邪。以人参、白术、茯苓、甘草、生姜、大枣、粬、豆卷等健脾胃、辅以消食化湿，中土健运，则上可益肺，下可

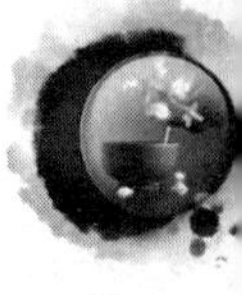

补肾；当归、芍药、地黄、川芎、阿胶、麦冬等养血滋阴，且血行风自灭；桂枝、柴胡、防风祛风散邪，达表升阳；杏仁、桔梗、白蔹宣畅气机。本方以扶正补虚为主，兼顾祛风散邪，标本兼治，从而取得正渐复而驱邪有力、邪渐散而正得渐复的治疗效果。本方配伍巧妙，以补为主，补中有散。薯蓣为君，平补脾肾，用量很大，占总量的六分之一，合甘草约占全量的三分之一。辅助药物的运用极为轻灵，只及薯蓣的几分之一，甚至十几分之一，主辅分明，因而起到了补虚扶正、祛风散邪、升阳达表、宣通气机、和胃开郁的作用。本方调补，以丸为剂，提示没有速效，有类于现今的膏方调理。

右归丸、左归丸　二方皆出自《景岳全书》，右归丸温补肾阳、填精补血，药用熟地、山药、山茱萸、枸杞、鹿角胶、菟丝子、杜仲、当归、肉桂、制附子。本方是在《金匮要略》肾气丸的基础上去茯苓、泽泻、丹皮，加鹿角胶、菟丝子、杜仲、枸杞子而成，加强了补益肾中阴阳的作用，使药效集中于补。本方主治“元阳不足，先天禀衰，以致命门火衰，不能生土，而为脾胃虚寒”或“寒在下焦，而水邪浮肿”或“阳衰无子”等证。诸证的临床表现尽管不一，但其总的病机为元阳不足。故治法宜益火之源，以培右肾之元阳。培补肾中元阳，必须“阴中求阳”，即在培补肾阳中配伍滋阴填精之品，方可求培补元阳之效。方中桂、附加血肉有情的鹿角胶，均属温补肾阳、填精补髓之品，熟地、山茱萸、山药、当归、菟丝子、枸杞、杜仲，俱为滋阴益肾、养肝补脾而设。

地黄饮子　本方温补下元、摄纳浮阳、开窍化痰、宣通心气，出自《黄帝素问宣明论方》，药用熟地黄、巴戟天、山茱萸、石斛、肉苁蓉、附子、五味子、官桂、白茯苓、麦门冬、菖蒲、远志。本方证由下元虚衰、虚阳上浮、痰浊堵塞窍道所致。“瘖”是舌不能言，“痱”是足废不能行。由于下元虚衰，筋骨萎软无力，故痱；痰浊上泛，堵塞窍道，故瘖。方中熟地黄、山茱萸滋补肾阴；肉苁蓉、巴戟天温壮肾阳；附子、肉桂辛热温养真元，摄纳浮阳；麦冬、石斛、五味子滋阴敛液；菖蒲、远志、茯苓交通心肾，开窍化痰；少用姜、枣、薄荷为引，和其营卫。全方上下并治，标本兼顾。

二仙汤　本方温肾阳、补肾精，出自《中药方剂临床手册》，药用仙茅、仙灵脾、当归、巴戟天、黄柏、知母。方中仙茅、仙灵脾温阳；当归、巴戟天养血补肾；黄柏、知母清热泻火。药物的配伍也体现了对寒热升降的调整，针对更年期疾病的治疗，也是一种思路。

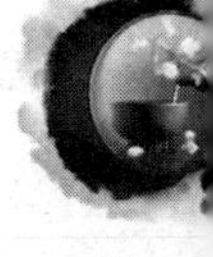

九、少阴（热）病证——救阴（养阴清热润燥）

诊疗要点：少阴热化黄连阿胶汤证可以作为参照，病机属于余热未尽、阴液亏耗，临证以阴液、阴血、阴精的严重亏耗为特点。症见消瘦、羸弱、面红、心烦、不寐、身热夜甚、大便干结、肌肤干皱而少润泽、咽干口渴、知饥而不欲食、舌红绛而瘦瘪、苔少甚者如镜面、脉细数。此证以热病后期（恢复期）的所见为典型，在慢性病中也可表现为一种体质类型，严重的接近于恶病质。

用药指南： 以黄芩、黄连、芍药的苦寒清热与阿胶、鸡子黄的滋养阴液相配为基础，养阴生津和安神重镇之品亦为常用，后世治疗的变化注重于减苦寒而加重甘寒或咸寒。热病后期，多见余邪和体虚并存，用养阴清热是一举两得。而气阴两亏时，过用清热养阴容易抑遏阳气，特别是中焦脾胃之气，中气不振，则气血生化乏源，所以救阴养阴仍然必须时时不忘阳气的主导作用，处处注意顾护阳气，在阴柔滋腻药中适当加入陈皮、砂仁、当归、川芎等，甚至可以加点肉桂，所谓交通阴阳，听起来有点抽象，其实是一种临证取效的技巧。

治法概述： 咸入肾，咸以滋润，寒以清降，咸寒养阴清虚热。养阴清热，用甘寒、咸寒、苦寒相合，寒凉不变，但苦寒少用，而甘咸滋补之品多加，用在热病的晚期（恢复期），有时在热病的初期、极期也必须添加甘寒生津之品，以补热邪耗伤之阴液。肺胃津伤与肝肾阴虚，阴虚的本质一致，而程度有所不同，治疗大体上分甘寒和咸寒。临床对阴虚分出轻重缓急的不同，也是临床经验的可贵之处，有生津、养阴、填精的不同处理，用药也迥然有异。阴药滋腻，阴药碍阳，所以投用时也必须考虑病人能否接受，必要时应该适当配合益气行气或有助运化的药物。

咸寒清热滋阴，咸寒与甘寒不同之处在于咸味入肾，咸味以动物类药居多，所谓血肉有情之品，用以填精生髓，某些介类沉潜之品，同时可以重镇。滋养和清热联手，整体靠在了救阴之上。

邪热耗阴，阴伤在热病后期特别是恢复期上升为主要矛盾，这一部分的内容，后世温病学家的补充也多。从临床的角度看，轻者以果蔬补充，五汁饮、七鲜育阴汤即属此类。方以增液汤为代表，甘寒之品为主，少用或不用苦寒。即便余热未尽，也可考虑青蒿鳖甲之类了。如此时脉象虚软或芤大，则又有生脉散、复脉汤可用。用人参体现阳气的主导，只要气机一息尚存，阴液自能再继，但又忌过温，所以有从炙甘草汤到加减复脉汤的变化。肝肾阴亏，与肺胃津伤不同，用药强调咸寒，但忌操之过急，以虚能受补、脾胃能够运化为度。

清热养阴安神的黄连阿胶汤、百合地黄汤，清热生津、润燥养阴的增液汤，养阴降逆、滋阴清热搜邪的麦门冬汤、竹叶石膏汤，养血益气、温通心脉、滋阴息风的炙甘草汤、加减复脉汤等都在救阴这一大法之中。

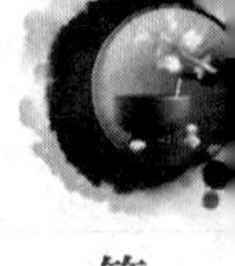

1. 清热养阴安神

黄连阿胶汤　本方的用药特点是苦寒与咸寒并投，苦寒之品的用量还不轻，说明本方证还不是一个单纯的阴虚内热证，与后世热病后期的甘寒、咸寒同用的证情还不完全相同。患者舌苔黄腻，则用芩连苦寒清热；患者舌质红绛，则用阿胶鸡子黄滋阴。原文强调是心中烦、不得卧，主要是烦。以方测证，黄连、黄芩苦寒清热泻火，芍药、阿胶、鸡子黄滋阴血，清热而滋阴，或曰泻心火之亢，滋肾水之亏，心肾相交，则心烦可止。尤在泾解释本方证时已经提出“热入于血”的概念，吴鞠通认为本证“阴既虚而实邪正盛”，“以黄芩从黄连，外泻壮火而内坚真阴，芍药从阿胶，内护真阴而外抑亢阳。”并且指出邪少虚多者不

得使用本方。本方的特点是苦寒药和养阴药的并用，和后世以大队养阴清热药共用不同，现在临床上针对阴虚内热的治疗，应该减轻苦寒的力量。

百合地黄汤　本方润养心肺、凉血清热，是《金匮要略》治疗百合病的代表方，本方由百合、生地黄汁组成，用泉水煎煮。方中百合清心润肺，益气安神；生地黄养心阴，清血热；泉水清热，利小便。诸药相合，使心肺得养，气血同治，阴复热清，百脉调和，其病可愈。该病的基本病机为心肺阴虚内热。其原因或是先天就存在，或是后天形成（如伤寒等病后，情志不遂，郁而化火），症见口苦、小便赤、脉微数。心藏神，肺藏魄，心肺阴阳失调，百脉不和，人体各方面生理功能就会失常，因而出现语言、行动、睡眠、饮食、感觉等异常。本方可以看作经方中的甘寒养阴剂，当然，从原方药物的用法来看，清热的力量也不轻。

酸枣仁汤　本方养阴清热、安神宁心除烦，在《金匮要略》中治疗“虚劳虚烦不得眠”。本方证由肝阴不足、心血亏虚所致，药物由酸枣仁、甘草、知母、茯苓、川芎等组成。方中酸枣仁养肝阴安神；知母养阴清热；茯苓宁心安神；川芎疏理肝之气血；甘草调和诸药。有实验表明本方能镇静催眠，对大脑皮层兴奋性失调有较好的调节作用。本方证主要见有心烦失眠、心悸盗汗、舌淡红、脉弦细，证由肝阴不足而生内热，心血不足则心神不安，所以虚烦失眠、心悸盗汗。

【变化】

百合知母汤、百合鸡子汤　百合知母汤用于百合病误用

汗法后，除前述基本症状外，尚可出现心烦、口燥、少寐、午后潮热等。因百合病本来心肺阴虚内热，不可用汗法，误汗以后，阴虚加重，燥热更甚。治宜补虚清热，养阴润燥。方中百合养心润肺、益气安神为主药；知母苦寒，养阴清热兼长，并能除烦止渴。本方亦用泉水，意在清热。百合鸡子汤，用于百合病误吐之后，不仅阴更伤，脾胃之气也被扰乱，而见虚烦不安、胃中嘈杂、干呕等症。治当养阴安神和胃。方中除百合以外，配鸡子黄以养阴润燥，和胃安中。

2. 清热生津、润燥养阴

增液汤　本方出自《温病条辨》，主治热病后期阴虚而见大便干结，吴鞠通称之为液干多而热结少者，或见于用下法后热不退而口燥咽干、脉沉弱者。增液汤证的基本病机是热病后阴伤便结，正气渐虚。后世医家将增液汤作为养阴润燥的代表方，用于治疗各类温病，邪热伤阴而见便秘，伴有发热、口干咽燥、苔燥、脉细沉而弱等，若在内伤杂病中可不见发热，但便秘、口干、舌红苔燥必见。本方证属阴亏液涸的热结便秘，由于阳明有热，津液枯燥，水少舟停，结粪不下，而见发热便秘；阴液亏耗，正气已虚，故见口干咽燥、脉沉细而弱。本方的治疗增津液而泄热结，清养润通，亦称为咸寒苦甘之法。本方由元参、麦冬、生地3味药组成，元参苦咸微寒，壮水制火；麦冬能补能润能通之品；生地养阴清热，补而不腻，妙在寓泻于补，所谓以补药之体，作泻药之用。

【变化】

沙参麦冬汤　本方清养肺胃、生津润燥，出自《温病

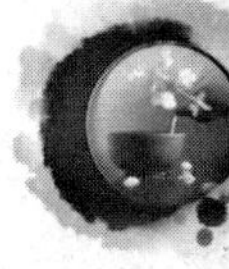

条辨》。燥热伤及肺胃阴液，则咽干口燥，干咳少痰，或仍有发热。药用沙参、麦冬、玉竹、生扁豆、冬桑叶、花粉、生甘草。

五汁饮、七鲜育阴汤、玉竹麦门冬汤、益胃汤、冬地三黄汤　另有五汁饮、七鲜育阴汤、玉竹麦门冬汤、益胃汤、冬地三黄汤等可以参考。

生脉散　本方益气生津、敛阴止汗，出自《内外伤辨惑论》，药用人参、麦冬、五味子。方中以人参甘平补肺，大补元气；麦冬甘寒养阴生津，清热而除烦；五味子酸收，敛肺止汗。本方证由气阴两虚所致，自汗多则必耗气，心阴亏则口干舌燥、心烦而渴、脉来虚弱，肺气虚则体倦、气短。本方适用于暑热耗气伤津、汗出过多之证，多见短气自汗、口燥咽干、呛咳无痰等症，治疗的重点在益气、生津、敛肺。

玉液汤　本方益气生津、润燥止渴，出自《医学衷中参西录》，本方所治的消渴，属气不布津，肾虚而胃燥，气虚则水精不布，胃燥则耗伤津液，故口渴引饮，饮不解渴。肾虚则摄纳无权，水精下流，故小便频数而量多。本方药用山药、生黄芪、知母、生鸡内金、葛根、五味子、天花粉等。方中山药补脾固肾而缩尿，润肺生津而止渴；黄芪升阳益气，使津液能够四布；知母、天花粉清热而滋阴润燥；鸡内金助运化，使水谷化生津液；葛根升清阳，输津液以溉五脏；五味子敛阴生津，且能固肾涩精。

一贯煎　本方滋阴疏肝，出自《柳州医话》，药用北沙参、麦冬、当归身、生地黄、枸杞子、川楝子等。方中重用生地滋阴养血以补肝肾；沙参、麦冬、当归、枸杞滋阴养血生津以柔肝；用少量川楝子疏泄肝气。本方证由肝肾阴虚，肝气横逆所致，阴虚血燥，肝失所养，肝气横逆则胸胁疼痛，肝气犯胃则吞酸吐苦，肝肾阴虚，津液不足，则咽干口燥，舌红少津。

天王补心丹　本方滋阴养血、补血安神，出自《摄生秘剖》，药用生地黄、人参、丹参、元参、白茯苓、五味子、远志、桔梗、当归身、天门冬、麦门冬、柏子仁、酸枣仁等。本方证是由阴亏血少、心肾之阴不足所致。虚烦少寐，心悸神疲，皆由阴虚血少、阴虚阳亢所致。梦遗健忘，是由心动则神摇于上，精遗于下。血燥津枯，故大便干结，舌为心之外候，心火炎上，故口舌生疮。方中重用生地滋肾水养阴血而清热润燥，玄参、天冬、麦冬甘寒滋润以清虚热；丹参、当归补血养血；人参、茯苓益气宁心；酸枣仁、五味子敛心气而安心神；柏子仁、远志、朱砂养心安神；桔梗引药上行。整个方剂的用药补阴血不足之本，治虚烦少寐之标。

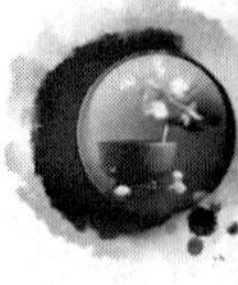

甘麦大枣汤　本方养心益肝健脾、安神宁心，在《金匮要略》中主治妇人脏躁，本方由淮小麦、甘草、大枣3味药组成。淮小麦养心安神，甘草、大枣甘润补中，3药甘缓润燥缓急，调畅情志。临床见无故悲伤欲哭，情绪不宁，伴不同程度的忧虑和忧愁情绪，或焦虑，烦躁不安，失眠，心神不定，周身不适；或心慌，心悸，口干咽燥，手足烦热，舌红，少苔，脉细数。

3. **养阴降逆、滋阴清热搜邪**

麦门冬汤 本方清养肺胃、降逆化痰，本方证属肺胃津气耗损、虚火上炎而致肺胃气俱逆。症见咳喘、咽喉干燥不利、咳痰不爽、口渴欲饮、神疲乏力、舌红少苔、脉虚数。本方重用麦门冬而少用半夏，养阴清热而降逆化痰，方中还有人参、甘草、粳米、大枣以益气养胃。本方一般认为属《金匮要略》的虚热肺痿之治，如《肘后方》即用本方治“肺痿咳唾涎沫不止，咽喉燥而渴。”

竹叶石膏汤 本方清热降逆、益气养阴，药由竹叶、石膏、半夏、麦门冬、人参、甘草、粳米组成。方中竹叶甘寒，清烦热；石膏辛寒，清肺胃之热；半夏降逆和胃，化痰利肺；人参益气生津；麦门冬滋液养阴；甘草、粳米益气养胃。本方证的临床表现主要是发热、心烦、虚羸少气、脘痞纳呆、咳逆欲呕、口渴欲饮、舌红少苔或苔薄黄少津、脉细数。本方证为邪热内扰、气阴两亏，病变以肺胃为主，故多见咳逆欲呕。邪热不盛，多为余热，故多见于外感病后期。《温病学》中用本方治疗风温病胃热津伤的证候，以及急性热病斑疹渐退、余热未清、气阴两虚的病证。

青蒿鳖甲汤 本方滋阴清热、搜邪透络，出自《温病条辨》，本方由青蒿、鳖甲、生地、知母、丹皮5味药物组成。本方证属邪留阴分、阴液被耗，由于邪气深伏阴分，不能纯用养阴，又非实热，不得任用苦燥。故以鳖甲养阴，入络搜邪；青蒿芳香透络，引邪外出；生地清热；丹皮泻火凉血；知母佐鳖甲青蒿搜剔。本方证多见于热病后期，

余邪未清、邪热伏留阴分，证见夜热早凉、热退无汗、形瘦、舌红少苔、脉沉细略数。与本方同名另有一方，也出自《温病条辨》，该方由青蒿、知母、桑叶、鳖甲、丹皮、花粉6味组成。是在上方去生地加桑叶、花粉，意在用花粉清热邪而止渴；桑叶清少阳络中气分热。治疗疟疾邪热偏重伤及阴液者。吴鞠通用此方主治热邪深入下焦阴分。既有余邪未清，又有热邪伤阴。后世温病学家将本方作为代表方，用于治疗温病后期热邪伏留阴分者。

【变化】

王氏清暑益气汤　本方清暑益气、养阴生津，出自《温热经纬》，适用于暑伤津气之证。本方既能清解暑热，又能益气生津，用于暑热仍盛、气津两伤之证，是甘寒清暑益气的代表方。方中以西瓜翠衣清热解暑；西洋参益气生津；荷梗、石斛、麦冬清热解暑，养阴生津；黄连、知母、竹叶清热除烦；甘草、粳米益胃和中。本方证为暑热未解，津气两伤，暑热郁蒸，故身热、心烦、溺黄。暑为火热之气，蒸迫津液外泄，故汗多。汗泄太过，则伤津耗气，故口渴、苔燥、气短而促、肢倦神疲、脉虚无力。对于本证的辨证应着眼于发热烦渴之暑热内盛及肢倦神疲、苔黄干燥、脉虚无力等津气不足两方面，此亦属虚实夹杂之证。

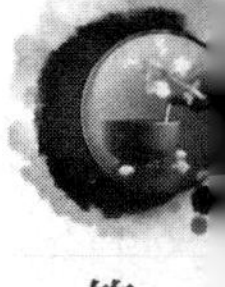

当归六黄汤　本方滋阴泻火、固表止汗，出自《兰室秘藏》，本方药用当归、生地、熟地、黄芩、黄柏、黄连、黄芪等，治疗阴虚有火而致发热盗汗的证候。内热熏蒸形成阳盛阴虚，营阴不守，卫外不固，故发热、盗汗、虚火

上炎，故见面赤心烦。火耗阴津，乃见口干、唇燥、舌红、脉数。本方中当归、生地、熟地取其育阴养血，培本以清内热；黄芩、黄柏、黄连泻火除烦，清热坚阴；黄芪益气固表止汗。本方滋阴养血与清热泻火并进，益气固表与育阴泻火相配，为内外兼顾之方，使营阴内守，卫外固密，则盗汗自愈。

4. 养血益气、温通心阳、滋阴息风

炙甘草汤 本方滋养心阴心血、补益心气、温通心阳。药物由炙甘草、生姜、人参、生地黄、桂枝、阿胶、麦冬、麻仁、大枣、清酒组成。方中生地黄、阿胶、麦冬、麻仁、大枣养阴补血；炙甘草、人参、补益心气；桂枝、生姜、清酒温通心阳。用药顾及到气血阴阳，尤以补阴血见长，本方又名复脉汤,《伤寒论》原文强调“心动悸，脉结代”，临证可伴有胸闷、乏力、舌淡、苔薄白或少苔，为心失所养、阴阳失调所致。病因有多种，如外邪侵犯或内生病邪等损伤心脏，使心脏之气血阴阳受损，气血流行受阻，而致心失所养，阴阳失调。本方在《温病条辨》中有不少加减变化运用，如救逆汤，一甲、二甲、三甲复脉汤，大定风珠等汤方。这些汤方均属炙甘草汤证的类方证，在温热病风温、温热、温疫、温毒、冬温等证候病邪久羁、津液亏虚、病入下焦时可见到,《温病条辨》中有详尽论述。

【变化】

加减复脉汤、救逆汤、一甲复脉汤 这些方出自《温病条辨》，加减复脉汤证属温热病邪久羁，损伤肝肾阴液，邪热少而虚热多。症见低热面赤、手足心热、口干咽燥、

神倦欲眠、耳聋、舌绛少苔或干绛枯萎、脉虚细或结代。因此治用复脉汤复其津液，阴复则阳留，阴复则虚热自除。方以炙甘草汤为基础，去掉人参、桂枝、生姜、清酒、大枣，加用白芍。如误治汗出多，耗伤心气，而见心无所主，阵阵悸动者，宜用加减复脉汤去麻仁加生牡蛎、生龙骨，名救逆汤，是为镇摄法。如误用下法，而见阴液下泻，大便溏者，宜用加减复脉汤去麻仁，加生牡蛎，名一甲复脉汤，以滋阴固摄。

二甲、三甲复脉汤　两方都出自《温病条辨》下焦篇，均属肝肾阴精亏虚、虚风内动证。如症见热深不解、口干舌燥、手指蠕动、脉象沉数，需急防痉厥，用二甲复脉汤，即于加减复脉汤中加生牡蛎、生鳖甲，此乃咸寒甘润法。如症见热深厥甚、心中憺憺大动甚则心中痛、脉细促，此惊厥已作，为肾阴虚而肝风动，用三甲复脉汤，即于二甲复脉汤内加生龟板，乃重剂咸寒甘润法，阴精复则虚风自除。

大定风珠　本方滋养肝肾、潜阳息风，出自《温病条辨》，本方药物组成为生白芍、阿胶、地黄、麻仁、五味子、生牡蛎、麦冬、炙甘草、鳖甲、鸡子黄等。方中用加减复脉汤滋阴养血，益气通阳，甘敛养阴；鸡子黄滋阴息风；五味子敛阴留阳，防止虚脱；三甲、生牡蛎、生鳖甲、龟板，滋阴潜阳息风。如肺气绝而见喘息者加人参固本，大定风珠中原有麦冬、五味子，加人参成为生脉散，为敛阴固脱；如气虚不能固表而见自汗，宜加龙骨、人参、浮小麦以益气敛汗固脱；如心阴心气大伤而心悸者，宜人参、

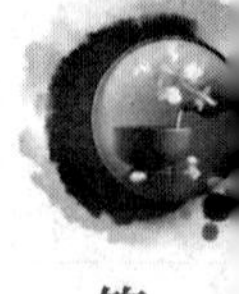

茯神、小麦益气养心安神。本方为温病热邪久羁，消烁真阴，邪去正虚，虚风内动而伴有时时欲脱之重证，其中瘛疭、舌绛苔少为必见之症。

天麻钩藤饮　本方平肝息风、清热活血、补益肝肾，出自《杂病证治新义》，药用天麻、钩藤、石决明、山栀、黄芩、川牛膝、杜仲、益母草、桑寄生、夜交藤、茯神。方中天麻、钩藤、石决明平肝息风；山栀、黄芩清热泻火；益母草活血利水；牛膝引血下行，配合杜仲、桑寄生能补益肝肾；夜交藤、茯神安神定志，如病重用羚羊角。本方证为肝阳上亢、风阳上扰，以致头部胀痛、眩晕；肝阳偏亢，影响神志，故夜寐多梦，甚至失眠。治宜平肝息风为主，配合清热活血、补益肝肾。

镇肝息风汤　本方镇肝息风、滋阴潜阳，出自《医学衷中参西录》，药物用怀牛膝、生赭石、生龙骨、生牡蛎、生龟板、生杭芍、玄参、天冬、川楝子、生麦芽、茵陈、甘草。方中重用怀牛膝补益肝肾，引血下行归肝肾之经；代赭石配龙骨、牡蛎，降逆潜阳，镇肝息风；龟板、玄参、天冬、白芍滋养阴液，以制阳亢；茵陈、川楝子、生麦芽，清泄肝阳，条达肝气；甘草调和诸药，与麦芽相配，并能和胃调中防止金石类药物碍胃之弊。本方证由肝肾阴亏、肝阳偏亢、气血逆乱所致。肝阳上亢，风阳上扰，故见头目眩晕、目胀耳鸣、面色如醉、脑中热痛；肝胃不和，胃气上逆，故时觉噫气。若肝阳过亢，血随气逆，并走于上，则出现眩晕颠仆、不知人事、或肢体活动不便、半身不遂等中风症状。

以上治法偏温者，有辛温、苦温、甘温之分；治法偏凉者，有辛凉、苦寒、甘寒、咸寒之分。融寒热温凉于一炉者，为苦辛之法。中医的治疗，讲究调整，即利用药物性味所具有的升降沉浮，来纠正体内阴阳气血的偏盛偏衰，其中辛温升散和苦寒降泄是最基本的，所谓“热无沉降，寒无浮散，辛甘无降，酸咸无升。”五味入五脏，作用各相异，但也并非绝对。性味相合，变化无穷，所趋又有不同，正如吴鞠通所说的“治上焦如羽，非轻不举；治中焦如衡，非平不安；治下焦如权，非重不沉。”三焦分治，已经有所提示，所选治法与药物，亦当有异。且“治上不犯中，治中不犯下。”章法井然，不得乱套。临证时若能将六经与三焦合看，治法与方剂的大体轮廓，也许会更加清晰。药物的运用大法，和针灸的循经取穴不同，不必太受经络的影响。以上所举，仅为大端，并不能概括所有的治法和方剂。

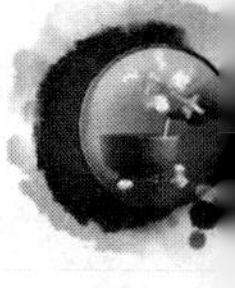

以性味言，有一味药即身兼数任者，如芍药之酸苦、桔梗之苦辛、旋覆之苦辛咸，更何况数药相合而成的方剂。一般而言，辛味能散能行，苦味能燥能泄，咸味能润下软坚，酸味能收能涩，甘味能缓能守，淡味能渗利通下。另外，辛甘相合，能发能散；辛酸相合，散中有收；辛淡相合，能宣通渗利；辛咸相合，能散结软坚；辛苦相合，能通能降；辛而芳香，能走窜通达等，若再参以寒热温凉，则其变化更难一言而尽。一首方剂，数药相合，职有主次，量有轻重，按君臣佐使，辨析其主要性味，则该方的主要功效和作用方向，大体可以把握。

同样是辨证论治，中医对外感热病又有独到之处，用六经和卫气营血等辨证方法，强调其明显的阶段性变化，且每个阶段都有相应的治法方剂相配。中医的辨证方法较多，体现了对问题认识的立场不同，或层面不同，不存在彼此间的孰优孰劣，但在临证时可以有先后，如寒热虚实的判断总是在先，而脏腑经络的辨别展开在后，其间又必须审度风寒燥湿热，权衡气血津液精。实际上，所有的辨证方法相互间应是相容的，这也反映在治法方剂上。辨证的目的是为了求得正确的治法方药，辨证的结果规定了治法方药，故从治法方药又可以反推辨证结果。

用六经的框架，用三三六九的方法，对基本的治法方药可以作出大体的归纳和表述。药物的发现、方剂的积累，在临床实际中层出不穷，特别是方剂。于是，如何执简驭繁就成了具体的而且十分现实的问题。历史上在这方面用功者代不乏人，如金代成无己在《伤寒明理论》中提出的：“制方之体，宣、通、补、泻、轻、重、涩、滑、燥、湿十剂是也。”李时珍在《本草纲目》中引徐之才的话：“药有宣、通、补、泄、轻、重、涩、滑、燥、湿十种。”明代张景岳鉴于“古方之散列于诸家者，既多且杂，或互见于各门，或彼此之重复”，而“类为八阵，曰补、和、攻、散、寒、热、固、因”。清代陈修园在《时方歌括》选取108首方剂，按宣、通、补、泻、轻、重、燥、湿、涩、滑、寒、热12剂进行分类。清代汪昂著《医方集解》，开创了新的方剂功能分类法，选“正方三百有奇，附方之数过之”，分为补养、发表、涌吐、攻里、表里、和解、理气、理血、祛风、祛寒、清暑、利湿、润燥、泻火、除痰、消导、收涩、杀虫、明目、痈疡、经产等22类。现代《方剂学》教材大体归纳为21类。从历史沿革可以看出，对方剂作用的归纳由一开始比较笼统、到后来是越来越具体和细化，毫无疑问，六经的归纳是比较简约的，由十几张基本方扩展到五六十张，进而到四五百张，缩放十分自如。

治法与方剂相对就浓缩成这么一些内容，但将其化裁展开，则又无法穷尽。有时对事物的观察和认识，倒是需要从不同的角度出发，才能更加清楚。药物的性味，可以说是最基础、最直接的东西了，风寒燥湿热受之于外，气血津液精夺之于内，二者其实相互关联而错杂，最后都落实到脏腑。

用六经的眼光看治法，最后可以浓缩成9大块，用以表达出最基本的东西。就像画画的原色，相互的搭配，可以变化出丰富的色彩。亦如《孙子兵法》所说“声不过五，五声之变，不可胜听也；色不过五，五色之变，不可胜观也；味不过五，五味之变，不可胜尝也。”临床上根据基本的治法，可以变化出无穷无尽的方剂，用以应对千变万化的证情，也就是这样的道理。

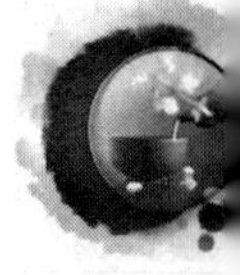

第二章　六经九分法与临床治验

在讲完了六经九分法的证治框架以后，本章节再介绍一些作者的临证经验，结合治疗实际对六经九分法的具体运用再作些补充说明。必须明白，六经九分法只是一个人为的划定，是一种比较方便的归纳，或者说只是相对理想化的东西，联系到具体事情，就不一定这么整齐划一，也不一定就可以简单对号入座的。现实中的事情往往互相有牵连，这样的道理，也只有在实践中可以体会，所谓“熟读王叔和，不如临证多。”临床治疗疾病时光知道理论是不够的，必须在实践中不断积累实际经验，然后才能对药物运用自如，治疗水平得以提高。

我得益于经方者多，处方时很自然地用经方加减者亦多。尽管爱用经方，但也不排除时方。六经所搭建的证治框架具有普遍的指导意义，但这并不意味着仅用经方就可以解决临证所有的问题了，作为具体的治法方药，时方的补充也十分必要，在这一点上，我们不妨把时方也看作是经方天地中绽放出来的花朵，时方是经方的延续，所以，这里也有部分运用时方的治验。萧友龙先生曾经讲过如下的话："时方派易学难精，经方派难学易精。学医要以《伤寒论》为鉴，以之作鉴，则治病必有一定之法，如影之不变也。等你融会贯通，就不会局于两方，即可头头是道，信手拈来矣。"

我想，作为一个临床医生，能够将古今医家的经验融会贯通，则眼中也许就不存在经方和时方的界限了，就不会也不应该为某些具体方剂所限，临证时的处理会十分自然，丝毫没有矫揉造作的生硬感，而处处都好像行云流水，如妙手天成，当然这其实只是一种境界。以下讲某方加减，也是出于无奈，有的比较接近原方，有的则变化大些。

在临证中要有一个基本框架，但是又要注意不要被框架所限制，也就是说，既要注意基本的定位定向，又要注意事物相互间的关联，在用药上作适当的调整。医案的表述，我采用方证相对的形式，不落一般的套路，也是想尽量贴近自然，减少人工的雕琢，也许这样更加能够反映临证的实际。临床上面对患者，用六经九分法把握，脑海中直接跳出来的是方，然后进一步对基本方作出适当的加减。在医案中我注意适当穿插按语，作相应的归纳、总结和引申。

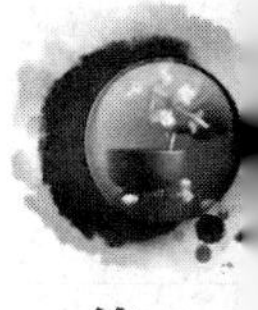

一、桂枝加龙骨牡蛎汤加减治疗汗症

患者，男，35岁。2003年3月11日初诊。

最近一两个月，夜间入睡后易出汗，下半夜觉下半身冷。平时倦怠，腰酸，精力不支，胃纳较差，二便尚调，脉沉细，苔薄腻，舌淡偏胖大。

拟桂枝加龙骨牡蛎汤加减。

处方：桂枝10克，芍药10克，生炙黄芪（各）20克，煅龙骨（先煎）30克，煅牡蛎（先煎）30克，当归10克，川芎6克，五味子10克，麻黄根10克，浮小麦10克，熟附块5克，炙甘草10克。7剂。

3月18日二诊，证情稍有改善，诉说腰酸仍然比较明显，上方加入：补骨脂10克，桑寄生15克，杜仲10克，怀牛膝15克，独活10克。7剂。

3月25日三诊，证情改善较明显，拟初诊方加桑寄生15克、怀牛膝15克、杜仲10克、酸枣仁20克，鹿角霜30克，附子改用10克。继续服用一周。

【按语】

从六经九分法来看，该类患者的情况多对应于太阳(中)。临证有相当一部分出汗的病人一般情况尚可，有的年纪也轻，有时甚至感觉无证可辨。所以只要没有明显偏寒偏热的情况，都可以用桂枝加龙骨牡蛎汤加减处理。门诊中以出汗过多来求诊者不少，桂枝汤作为一张基础方值得重视。对于出汗异常，我常用桂枝加龙骨牡蛎汤、黄芪桂枝五物汤加减治疗，适当加入五味子、覆盆子、麻黄根、浮小麦、碧桃干等，若有明显寒热之象者，则当辨证加入其他药物。《伤寒论》中有用桂枝加附子汤用于误治后漏汗不止者，可见收敛可以止汗，温阳也可以止汗，也有以二者相配而用者。桂枝加龙骨牡蛎汤在《金匮要略》中用治失精、梦交，临床上也用于其他病证的治疗，我认为临证应当注意一个前提，即没有很明显的寒象与热象。同时，如果见症时间较长者，加用补肾收敛的药物可以增加疗效。我常用的基本方为：桂枝10克，芍药20克，煅龙骨30克，煅牡蛎30克，生炙黄芪（各）30克，五味子15克，白术15克，炒防风5克，麻黄根30克，浮小麦30克，炙甘草10克。

二、黄芪桂枝五物汤加减治疗过敏性鼻炎

患者，男，30岁。2006年12月31日初诊。

过敏性鼻炎一年多，西医曾建议手术，因心存恐惧，没有采纳。平时遇气温变化明显时流涕、喷嚏多，容易感冒。现胃纳、二便可，脉沉细，苔薄腻。

处方：桂枝10克，芍药10克，生炙黄芪（各）15克，熟附块5克，防风10克，细辛6克，白术15克，茯苓15克，当归10克，川芎15克，藿香、佩兰（各）10克，徐长卿30克，生甘草10克。7剂

2007年1月8日复诊，服药一周后，症状即有明显好转，上方黄芪、附子加倍，继续服用两周。

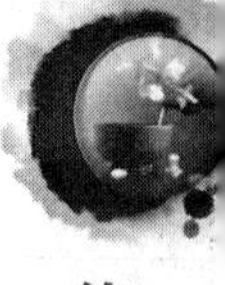

【按语】

从六经九分法来看，黄芪桂枝五物汤证应当位于太阳（中），但本案例的处理明显靠向太阳（寒）了，即患病已久，有时还必须考虑到太阴或少阴，用药时须向下借力。作为一般的体质调理，我用基本处方如下：生黄芪30克，桂枝10克，白芍15克，当归10克，川芎10克，白术15克，茯苓15克，泽泻10克，陈皮10克，炙乌梅10克，附子10克，干姜5克，枸杞15克，怀山药30克，生薏苡仁30克，大枣10克，炙甘草10克。

过敏性鼻炎的治疗，着眼于体质的改善，用黄芪桂枝五物汤者多，或者有时套用当归芍药散、玉屏风散加五味子、乌梅、益母草等，甚或加入麻黄细辛附子汤。鼻为肺窍，肺气虚寒则鼻窍不用。而病情的迁延不愈，又有内在的问题，或脾虚，或肾亏。阳用不及，所以治疗必须考虑肺、脾、肾所谓上、中、下的不同层次，用药必须注意把握到位。原则上，对于虚寒之体如果温药用得稍重一些没有问题，问题是临证要善于捉住主症，必要的时候要敢于出手。

三、桂枝芍药知母汤加减治疗痹痛

患者，女，40岁。2004年4月21日初诊。

一月前开始，两手指关节麻木、疼痛、肿胀，查有颈椎增生，类风湿因子增高。现伴见胃中泛恶，眩晕，食纳不香，排便不爽。患者体胖而壅滞，脉沉细无力，舌淡边有齿痕。

治以温经通络，散寒止痛，兼健脾祛湿。

处方：桂枝10克，芍药15克，知母10克，熟附块5克，苍白术（各）15克，防风15克，羌独活（各）10克，姜黄10克，党参10克，当归10克，川芎10克，生熟地（各）30克，生熟薏苡仁（各）15克，车前子（包）30克，防己10克，炙甘草10克。7剂。

4月28日药后诸症减轻，上方去防己加僵蚕10克、黄芩10克、蒲公英30克、忍冬藤30克。

以上述药物为基础，治疗两个月后，关节疼痛缓解，类风湿因子也降至正常范围。以后因肝火旺、夜寐欠佳、胸胁满闷等，常在我处调治，处方以疏肝理气、化痰通络、活血安神等为主，证情均有改善。

【按语】

从六经九分法来看，关节疼痛时间短暂伴有发烧的一般位于太阳，多有寒热的偏向。但证情较重、时间也较久的必须考虑太阴、阳明或少阴的问题。本案例是个慢性病证，患者体态壅滞，一般情况可，但有湿和热的缠绕，所以考虑桂枝芍药知母汤加减。该患者体胖而少动，表现为痰湿留滞之体，《金匮要略》的原文所谓“尊荣人骨弱肌肤盛”，指的大概就是这种情况。治疗上应该通阳行痹、化湿利水、活血通络并行。同时要劝导患者平时注意多进行户外运动，运动所起的作用也是任何药物都代替不了的。我一般的常用方为：桂枝10克，芍药15克，知母10克，防风、防己（各）10克，羌独活（各）10克，苍白术（各）10克，秦艽10克，生熟地（各）15克，生黄芪30克，附子10克，生甘草10克。

对关节疼痛的治疗，《金匮要略》中的治法方药有层层递进的感觉，如血痹的黄芪桂枝五物汤、湿病的三附子汤、历节的桂枝芍药知母汤和乌头汤等。联系后世独活寄生汤、焦树德的补肾祛寒治尪汤等，脉络会更加清晰。

四、柴胡桂枝汤加减治疗低烧

患者，男，32岁。2009年9月3日初诊。

外出旅游返沪后高烧，用西药两天，检查尚无特殊发现。现低烧，咳嗽，痰黄，胸痛，面色潮红，倦乏，头痛，苔薄白腻，舌暗红。

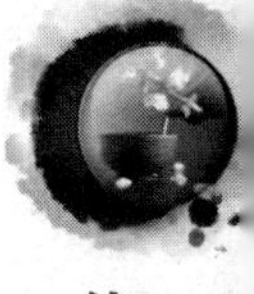

处方：柴胡15克，黄芩15克，桂枝10克，白芍10克，姜半夏10克，生姜15克，全瓜蒌30克，七叶一枝花30克，贯众15克，羌活10克，细辛6克，川芎10克，防风15克，陈皮15克，生甘草10克。3剂。

9月6日二诊，药后诸症有减，发热、头痛不作，仍咳，胃纳一般，二便调，脉沉弦，苔薄白。

处方：柴胡、前胡（各）10克，荆芥、防风（各）10克，桂枝10克，白芍10克，姜半夏10克，全瓜蒌30克，黄连5克，鱼腥草50克，贯众15克，川芎10克，党参15克，生黄芪30克，白术15克，茯苓15克，陈皮15克，生甘草10克。5剂。

9月13日三诊，证情稳定，咳少，时出汗，脉沉软，苔薄白。

处方：桂枝10克，白芍10克，生龙牡（各）30克，五味子15克，姜半夏10克，鱼腥草30克，党参15克，生黄芪30克，白术15克，茯苓15克，陈皮15克，麦冬15克，生甘草10克。10剂

【按语】

从六经九分法来看，患者为壮年男性，身体状况较好，但劳累后感邪发烧，可以考虑太阳病而投桂枝汤。但是病情已经拖延数日，且经西药治疗，患者体力有所不支，治疗用药以速决为宜，所以可以将该案例看作骑跨在太阳和少阳之间的病证，治疗用柴胡桂枝汤打底，但一开始不必马上出手用党参、黄芪。患者低烧，但有起伏，发热恶寒，往来寒热，太阳表寒未散，而少阳邪热已伏。邪正交争，

正气不支已露端倪，抗邪无力。故治疗首先想到柴胡桂枝汤，解少阳之邪热，和营卫之不调，用药寒温并投，温散和清热兼顾，一周后热退，以后祛邪扶正并进，调理善后。对这样的患者，如果我们拘泥于西医消炎的认识，或者仅仅考虑热者寒之，只用清热解毒药，也许病情的向愈就没有那么快了。我一般感冒发烧的通用方是：柴胡、前胡（各）10克，荆芥、防风（各）10克，羌独活（各）10克，杏仁10克，桔梗3克，半夏10克，陈皮10克，生甘草5克。

五、柴胡加龙骨牡蛎汤加减治疗夜惊

患者，女，40岁。2005年8月21日初诊。

患者自称夜晚入睡后必有惊叫，被家属唤醒后，重新可安稳入睡，这样的情况历时已有数载。平时梦扰纷纭，且多噩梦，其他无特殊不适，仅腹部遇冷易泻，脉沉弦，苔薄腻。

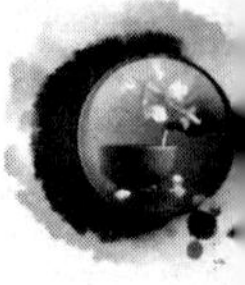

处方：柴胡10克，黄芩10克，姜半夏10克，党参15克，磁石（先）60克，朱茯苓15克，郁李仁15克，远志10克，菖蒲10克，黄连5克，酸枣仁（打）20克，竹茹15克，枳实10克，炙甘草10克，干姜5克。14剂。

9月11日二诊，药后四五天后惊叫不作，噩梦亦少，脉舌同前。上方去磁石加龙牡各30克，生黄芪30克。14剂。

10月9日三诊，9月11日方服两周以后停药，一直未见惊叫，也无噩梦。处方：酸枣仁（打）20克，知母10克，川芎6克，朱茯苓10克，淮小麦30克，百合20克，生熟地（各）20克，天麦冬（各）10克，五味子10克，大枣10克，龙骨30克，牡蛎30克，生甘草10克。14剂。

【按语】

从六经九分法来看，本案例也是无证可辨，看不出有什么明显的寒热虚实。我们不妨做一下排除法，既不是太阳、少阴，也不是太阴、阳明，那就着眼于少阳。少阳治法也是讲究调，有辛升苦降，有补虚泻实。用现在的话讲，对中枢神经系统有一定的调整作用。患者看上去一切正常，几乎没有太多的证可以辨别，所以我一下子想到的是柴胡加龙骨牡蛎汤，当然处方中也寓有黄连温胆汤的意思，清热安神，化痰安神，重镇也安神，郁李仁不仅通便，也有安神的作用，没有料到效果出奇的好。我常用于失眠的方为：柴胡10克，牡蛎30克，桂枝10克，茯苓30克，干姜5克，姜半夏10克，制大黄10克，党参10克，合欢皮15克，夜交藤30克，菖蒲10克，大枣10克，炙甘草10克。

六、大柴胡汤加减治疗腹痛

患者，男，44岁。2010年4月22日初诊。

右胁肋部疼痛3天，持续且难以缓解，做过B超以及肝功能等检查，均无异常发现。自己服用消炎止痛类药物，能得一时之安，胃纳及二便均调。刻诊：面色较暗滞，腹部平坦柔软，无明显触痛，肝区无叩击痛，墨菲征（－），脉弦，苔白腻，舌偏红。

处方：柴胡10克，黄芩20克，姜半夏10克，干姜5克，制大黄10克，白芍30克，枳实30克，郁金10克，延胡索30克，川楝子15克，山栀10克，当归10克，茜草10克，旋覆花15克，生甘草10克。7剂。

4月29日二诊，药后第三天疼痛停止，现胃纳不开，大便尚调，脉舌如前。上方去茜草、旋覆花、川楝子，加砂仁5克，青陈皮（各）10克，山楂、神曲（各）10克，谷麦芽（各）10克。7剂。

【按语】

从六经九分法来看，腹痛考虑阳明或太阴者多，但该患者痛在胁肋部，与少阳的胸胁苦满有涉，既非单纯的少阳病，也非单纯的阳明病，所以可以认为也是一种重叠，亦即所谓的少阳阳明合病，偏重在阳明。我一般常用的行气止痛方：柴胡10克，白芍15克，枳实15克，郁金10克，黄芩15克，山栀10克，牡蛎30克，延胡索10克，白术10克，茯苓15克，当归10克，川芎10克，生甘草10克。

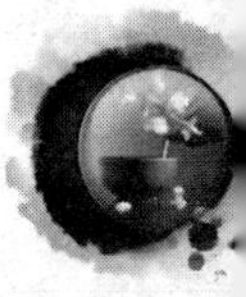

因原因不明的腹痛来中医求诊者亦多，一般西医各项检查均无异常，所以西医往往无处着手治疗。但是患者又实实在在有疼痛，且难以忍受，对此中医的辨证处理常常有效。经方中对腹痛的治疗，有各种方药可以考虑，承气、陷胸、抵当的情况比较极端，一般亦重且急，而现在门诊中柴胡剂相对多用，四逆散、大柴胡汤、柴胡疏肝散、痛泻要方、逍遥散等加减变化，有时也能出奇制胜，取得不错的效果。

七、泻心汤加减治疗高血压

患者，男，65岁。2008年4月17日初诊。

最近体检，测量血压达180/100mmHg，无明显不适，面红目赤，胃纳、二便均调，舌红，苔黄腻，脉弦。询知患者嗜酒不断，属典型的阳热之体。

处方：黄芩15克，黄柏10克，知母10克，山栀10克，牛膝15克，牡蛎30克，青葙子10克，决明子10克，姜半夏10克，车前草30克，车前子15克，陈皮10克，山楂10克，生谷麦芽（各）10克，生甘草10克。7剂。

4月25日复诊，血压140/90mmHg，药后感觉身体轻快，脉弦，苔薄黄，继用上方。

11月27日来诊，血压又升高，仍以上方为主，加服珍菊降压片，一周后复诊，血压正常。

【按语】

从六经九分法来看，本案例的位置在阳明。患者身体较壮实，血压升高，并无什么不适，烟酒难戒，面红目赤，苔腻而黄，一派湿热（实热）内蕴之象，没有明显虚象。阳明的治疗以寒泻为主，适当加用通利化湿的药物，以苦寒清利之品为主，一周后复诊，血压下降。苦寒降下清热，也蕴含着对血压的调整。可见，临床辨证用药是基础，如果思维陷入套路中，可能会先用天麻钩藤饮之类的方剂了。可见套路要知道，辨证更重要。

八、柴胡白虎承气合方治疗高烧不退

患者，女，86岁。2010年2月20日初诊。

患者11日入院，入院前两周咳痰，气急，入院时肺部啰音明显，CT检查示慢性阻塞性肺病，血象正常，入院后以抗生素及对症治疗，15日起发烧，下午达39℃，以物理降温法应对。17 日更换抗生素（用拜服乐等），19 日仍发烧，询知患者自 13 日起一直未解大便，腹满，烦躁，口干，出汗不多，时有谵语，脉滑带数，苔少舌偏红。

处方：柴胡 15 克，黄芩 20 克，石膏 40 克，知母 10 克，厚朴 10 克，枳实 15 克，生大黄 5 克，姜半夏 15 克，陈皮 15 克，紫花地丁 30 克，鱼腥草 30 克，七叶一枝花 30 克，熟附子 5 克，生甘草 10 克。3 剂。

2 月 22 日二诊，20 日下午进药，次日肠鸣，晨起解大便一次，咳痰较爽。21 日下午体温曾 38℃，22 日体温恢复正常，腹满减，舌红，苔少而干。

处方：生熟地（各）30 克，麦冬 20 克，玄参 10 克，姜半夏 10 克，陈皮 15 克，砂仁 5 克，竹叶 15 克，石膏 30 克，太子参 15 克，白术 20 克，枳壳 15 克，生大黄 5 克。7 剂。

【按语】

从六经九分法来看，寒热往来属少阳，烦躁谵语、腹满便秘属阳明，高年体弱又涉少阴，证情复杂，应该顾及的面也多。但处理上总有先后缓急，发烧的问题为急，所以投用少阳与阳明的合方。该患者高龄体弱，肺部感染，咳嗽数周不愈。入院后反而体温升高，午后甚至高达 39℃，抗生素使用多日仍未见效。家属着急，医生也感棘手，邀我诊疗出方。诊脉时患者意识时朦胧，时有谵语，口中呻吟不断，呈痛苦状，舌偏红而干，苔少，脉尚弦滑有力。了解到患者已经有四五日未解大便，发热呈寒热往来状，考虑少阳，傍晚高烧又当顾及阳明，故处方用药以少阳阳

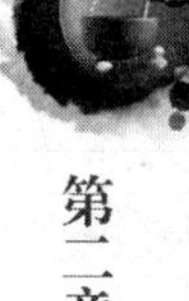

明为主，另外也含有大黄附子汤的意思，用附子是出于高龄体虚，少量投入以期鼓舞正气。果然，患者大便通畅以后，体温很快恢复正常，患者家属，甚至病房中的医生护士皆啧啧称奇，中药有时确实优于西药。患者继续治疗一周后回家调养。此例治验说明高烧病人通便的重要性，中焦通畅，人体机能也容易恢复，通便是一个重要手段，所谓“胃家实”，所谓承气，确实是临床证治中不可忽视的问题。

九、半夏厚朴汤加减治疗梅核气

患者，女，27岁。2005年11月27日初诊。

胸咽部遇冷有气堵感，多方求治，3年未愈。无咳痰，胃纳、二便调，睡眠亦佳，一般情况可，面白欠华，脉细苔薄。

拟行气化痰之法。

处方：姜半夏10克，干姜6克，陈皮10克，厚朴10克，苏叶10克，薄荷5克，全瓜蒌30克，射干15克，黄连5克，麦冬15克，桔梗3克，枳壳15克，生甘草10克。7剂。

12月18日：药后气堵感消失，偶觉咽痒，苔薄脉细。仍守前法。

处方：全瓜蒌30克，枳壳15克，桂枝10克，厚朴10克，薤白5克，姜半夏10克，陈皮10克，茯苓15克，杏仁10克，干姜10克，炙甘草10克。14剂。

药后效果甚佳，咽部不适感尽除，称3年顽疾得以治愈。

【按语】

从六经九分法来看，胸咽闷堵的病人一般定位在太阳，但又和太阴或阳明有关。太阴是寒，阳明是热。于是治法一分为二，宣散行气与化痰祛湿同用，或清热养阴化痰，我在临床上前者用得多，平时的基本方为：半夏10克，生姜10克，厚朴10克，茯苓30克，全瓜蒌30克，藿香10g，苏梗10克，枳壳15克，桔梗3克，苏叶10克，蒲公英30克，生甘草10克。

胸咽如堵，经久不除，查无他病，以自觉症状为主，咽中总觉有痰，甚者延及胸部，《金匮要略》原文所谓"咽中如有炙脔"。此为气滞而痰湿凝聚于局部，病人一般面白舌淡，属气虚湿滞者多，投用半夏厚朴汤大多会有一定的效果。有趣的是，某些对中医怀有浓厚兴趣的患者，自云偶服小青龙汤口服液（自作主张）也觉胸咽爽快，道理也在于温，温肺化饮，温散行气，辛温能通达阳气。但应注意，辛温中应该带有苦降，所谓辛开苦降为调整气机的基本，尤其是情志郁而化火者，苦寒清热有降下安神之效，不可不知。

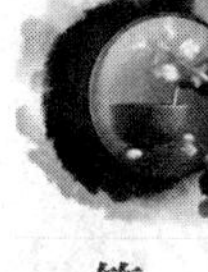

十、麻黄细辛附子汤加减治疗咳嗽

患者，女，50岁。2009年12月6日初诊。

咳嗽一月余，用过多种抗生素，未见明显好转，咽痒，痰少色白，胃纳可，二便调，脉沉，苔薄，舌不红。

处方：炙麻黄10克，桂枝10克，熟附子10克，细辛5克，鱼腥草15克，七叶一枝花15克，姜半夏10克，干姜5克，五味子10克，芍药15克，炙甘草10克。7剂。

12月13日复诊，咳嗽有明显好转，惟觉胸咽部有闷堵感，舌脉如前。处方：炙麻黄10克，桂枝10克，熟附子10克，细辛5克，鱼腥草15克，七叶一枝花15克，姜半夏10克，干姜5克，五味子10克，芍药15克，炙甘草10克，全瓜蒌15克，黄连5克，厚朴10克，苏叶、苏梗（各）15克。7剂。

【按语】

从六经九分法来看，咳嗽一般定位在太阳，以急性发作者多。如果病程拖延已久，几个月，甚至也有数年的，就不会这么简单了。临床上所谓的太少两感证还是比较常见的，所以麻黄细辛附子汤还是一张常用方。对于慢性咳嗽，有相对一部分病人应从太少两感考虑，当然大多已经不属于急性发作。一般多见于感冒以后的迁延不愈，咽痒呛咳，时夜间加重，痰白但量不多，脸色白，舌不红，时舌体胖大，边有齿痕，脉沉，从体质看，当属虚寒类型，从药物的配伍上考虑，还可以想到小青龙汤、理中汤等，原则上毫无疑问当站在温散、温补、温助的立场，如仅仅着眼于消炎用抗生素，或者只知道用清热解毒化痰止咳药显然已经是不合适了。还可以举出一位患者，是本校的在读研究生，咳嗽两个月，无痰干咳，晨起咳甚，咽痒而不痛，胃纳可，二便调，脉弦，苔薄。拟方：炙麻黄10克，熟附子10克，细辛6克，桂枝10克，芍药15克，五味子15克，防风10克，白术15克，炙甘草10克，熟地15克。该患者就是咳嗽，其他症状不明显，身体一般情况都可以，仅凭咳嗽两个月不愈，考虑应该从少阴入手，果然有效。

十一、半夏泻心汤加减治疗慢性胃炎

患者，女，52 岁。2005 年 2 月初诊。

患者特地从南通来求诊，去年底接受胃镜检查，示慢性浅表性胃炎，胃窦部充血糜烂，现胃脘部胀闷不适，空腹时伴有烧心感，大便时溏，胃纳尚可，面色暗黑，脉沉弦，苔薄腻，舌质紫暗。

处方：姜半夏 10 克，全瓜蒌 30 克，黄连 5 克，蒲公英 30 克，白花蛇舌草 30 克，枳壳 15 克，山栀 10 克，海螵蛸 30 克，煅瓦楞子 15 克，白术 10 克，莪术 10 克，茯苓 20 克，淮山药 30 克，生熟薏苡仁（各）30 克，山楂 10 克，神曲 10 克，生甘草 10 克。14 剂。

二诊，药后症状有缓解，胀闷仍明显，上方加苏叶、苏梗（各）15 克，八月扎 15 克。14 剂。

前后服药 3 个月，症状基本消失，据称胃病一直没有复发。

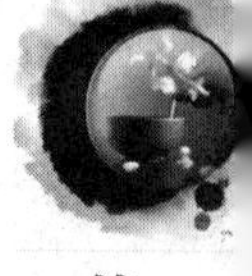

【按语】

从六经九分法来看，半夏泻心汤证的位置应该居中在少阳，也可以理解为该方是太阴和阳明治法的混用，辛开苦降甘补，也是一种调和的方法。临床上治疗慢性胃炎以半夏泻心汤的辛开苦降为基础，辛开、苦降、甘补。我常用的基本方为：半夏 10 克，干姜 10 克，黄连 3 克，蒲公英 30 克，白花蛇舌草 30 克，白术 15 克，茯苓 30 克，枳壳 15 克，八月扎 15 克，陈皮 10 克，山楂 10g，神曲 10 克，谷芽、麦芽（各）10 克，炙甘草 10 克。辛温与苦寒二者相辅相成，可以健胃，可以消炎，在患者中偏虚寒的多，故对芩连的苦寒可作适当调整，或小其量，或代以其他药物，如蒲公英、白花蛇舌草、八月扎等。同时也不可忽视甘补的一块，即健脾补中之品的运用，同时适当配合消导药物。若胃脘不适明显与情绪相关者，一般加入四逆散等疏肝理气方药。半夏泻心汤的临证加减变化，细分有以下治法方药的配合：疏肝以四逆散，健脾以四君或香砂六君，清热以蒲公英、川连、芙蓉叶、白花蛇舌草，理气以莪术、苍术、厚朴、延胡索、八月札、佛手，消导以山楂、神曲、鸡内金、谷麦芽等，苔腻者甘味补益少用。我在临床上见到舌质干红、内热明显、需用养阴的较少，而苔腻舌淡者多。若从疗效论，也是用温药者容易见效。

十二、甘草泻心汤加减治疗舌炎

患者，女，16岁。2003年2月12日初诊。

患者特地从郊区赶来，近两周发现舌苔呈地图状，舌苔白腻而中间有不规则剥落，胃纳一般，四肢欠温，大便欠成形，平时易外感，有过敏性鼻炎，脉沉。

处方：姜半夏10克，干姜10克，黄连5克，党参15克，生炙黄芪（各）15克，苍白术（各）10克，厚朴10克，苏叶、苏梗（各）15克，砂仁3克，陈皮15克，山楂10克，神曲10克，炙甘草10克。7剂。

2月19日，药后证情明显改善，继续用药两周。

【按语】

从六经九分法来看，本案例偏在太阴，虚寒体质无疑，但年纪尚轻，故以化湿温燥为主，适当用了些黄连，也是取法辛开苦降。中医的剥苔，亦称地图舌，西医则称舌乳头炎，一说和过敏性体质相关。临床观察，以虚寒体质多见，苔白舌淡，一般从太阴求治法，用理中加减，或者以桂枝汤为基础，以调和营卫气血为治法，桂枝新加汤可以考虑，大多不必用少阴的药。后世的平胃散、藿香正气散也都可以参考，苔白舌淡者应该从温燥中求。该患者发病急，所以及时治疗后见效也快。

十三、苓桂术甘汤加减治疗胸腔积液

患者，女，40岁。2003年10月来诊。

月初因剧咳导致气胸，入院治疗两周，出院时左侧仍有少量积水，右侧支气管扩张继发感染。现咳嗽，痰多，痰白或灰，胸胁部不适，无寒热，胃纳可，大便少而干，苔薄，舌暗而两侧发紫，脉软无力。

证系气虚水停血瘀。

拟方：桂枝10克，茯苓15克，白术20克，炙黄芪30克，陈皮10克，干姜6克，炙麻黄10克，当归10克，川芎6克，白芍10克，杏仁10克，桃仁10克，麻仁15克，桔梗6克，葶苈子15克，车前子（包）30克，炙甘草10克。7剂。

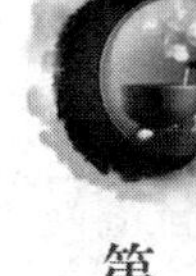

二诊：药后咳痰均少，惟背部牵掣不适，胃纳可，二便调，脉沉软，舌如前。

拟方：桂枝10克，白术20克，茯苓10克，当归10克，川芎6克，白芍10克，杏仁10克，桃仁10克，香附10克，葶苈子15克，车前子（包）30克，鹿角霜15克，炙甘草10克，生黄芪15克。7剂。

三诊：B超示积水消失，现咳止痰少，终以健脾益气调补收功。

【按语】

从六经九分法来看，苓桂术甘汤证定位是在太阴。处方中增加的药物亦多，有麻黄汤、桂枝汤、当归芍药散等意思在内，注重于温通，而不是温补。本案患者治疗比较理想，症状减轻，而且胸腔积液基本消失，当然病情也是属于比较轻浅的。治疗以温药为主，温助阳气，以温而谋通利。患者素体亏虚，有少阴内寒，从脏腑辨证当属肺肾两虚，温散和温补之法同用，补益和利水之品共投，所谓相辅相成，所以三诊即告结束。

水饮的停滞，或治标以开泄，用汗下通利的方药。西医则直接引流，以尽快减轻症状，缓解急迫。其实古今思路一致，只是方法不同而已，积液严重的中医要用甘遂之类攻逐。中医治本以温阳，振奋机能以谋长治久安，具体方药有健脾、补肾之不同，西医则治疗原发疾病，也是求本，属审因论治。目前临床上十枣汤虽然已经少用，但是温药的运用仍然具有一定的优势，不应该忽视。

十四、薏苡附子败酱散、桂枝茯苓丸治疗盆腔炎

患者，女，36岁。2002年6月就诊。

下腹痛有年余，妇科诊为宫颈炎、附件炎，晨起泛恶，肛门有下坠感，乏力，腰酸，头眩，脉沉细，舌淡边有齿痕。

处方：生薏苡仁30克，熟附片10克，败酱草30克，红藤20克，蒲公英30克，香附10克，桂枝10克，茯苓

10克，丹皮10克，桃仁10克，砂仁5克，姜半夏10克，生姜10克，竹茹10克，炙甘草10克。7剂。

药后症状改善（家属诉），嘱其再服一周，另处方调理（健脾益气化湿为主），9月一度腹痛又作，又拟初诊方进14剂。

两周后妇科检查示附件炎有好转。处方：制大黄10克，牡丹皮10克，生熟薏苡仁（各）30克，桃仁10克，桂枝10克，红藤30克，败酱草30克，蒲公英30克，牛膝10克，延胡索10克，香附10克，车前子（包）20克，茯苓10克，生甘草10克。14剂。

药后腹痛基本缓解。

【按语】

从六经九分法来看，该案例考虑位置在厥阴。特别是迁延已久、反复发作的慢性炎症，除了适当用清热解毒和活血化瘀药之外，还应当配合一些助阳扶正之品。其实《伤寒论》厥阴病的乌梅丸也是可以效法的，用药酸敛、苦降、温升、甘补，顾及的面较广，复杂的证情要以复杂方来应对，也是临证时的常用方法。以下是我经常用于慢性盆腔炎的方剂：桂枝10克，茯苓15克，丹皮10克，丹参10克，桃仁10克，生薏苡仁30克，败酱草30克，红藤15克，制大黄10克，香附10克，乌药10克，王不留行10克，车前子30克，生甘草10克。

女性盆腔炎、附件炎因慢性化而来求诊者多，一般以中年女性多，B超检查提示盆腔有积液，患者平时感觉下腹部疼痛或不适，腰酸，白带多或基本正常，同时伴有身

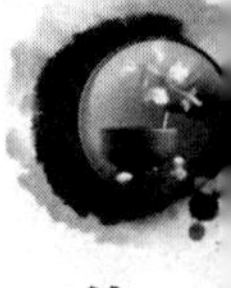

体其他方面的种种不适。我在临证中以《金匮要略》中大黄牡丹皮汤、薏苡附子败酱散、桂枝茯苓丸3方为基础，清热解毒，理气活血，适当加用温通、温补之品。清热通便以大黄、败酱草、红藤、蒲公英；活血以丹皮、桂枝、桃仁、当归、丹参、茜草、芍药；理气以乌药、延胡索、小茴香、附子；利水以茯苓、薏苡仁、泽泻、车前子。病久有虚有瘀，这两个环节应该重视，补虚和化瘀药的运用会有助于炎症的改善。以《金匮要略》中大黄牡丹汤、薏苡附子败酱散、桂枝茯苓丸3方相合，清热解毒，理气活血，慢性者适当用温。类似的方剂还有枳实芍药散、当归芍药散等，治疗腹痛的方药范围就更大了。

十五、温经汤加减治疗闭经

患者，女，25岁。2007年12月27日初诊。

大学入学以后开始闭经，曾用西药治疗过。以后转用中药，以十全大补汤等滋养剂为主，一年仅行经一次，效果不甚理想，求余处方。望体态发育尚正常，问诊亦无所苦，惟入冬手足不温，面部经常容易发疹，脉沉细，苔薄白，舌质偏淡。

处方：桂枝10克，白芍15克，当归10克，川芎10克，党参15克，吴茱萸3克，半夏10克，麦冬15克，丹皮10克，柴胡10克，枳壳30克，茯苓30克，藿香10克，苏梗10克，陈皮10克，附子3克，熟地30克，泽兰10克，鸡血藤30克，王不留行10克，鹿角霜15克，炙甘草10克。7剂。

上方服用3周后月经来潮，以后一直服用本方，月经恢复正常。

【按语】

从六经九分法来看，温经汤证的位置应该在厥阴。厥阴在下，也是应该调和，应该兼顾，或者需要坚持长期服药，一般病程也都比较长。肝肾位于下焦，提示用药如权，非重不沉。闭经的治法方药，并不那么简单，若过用寒凉所致者（为了减肥或饮冷受寒），则温药有效。而临床上并无明显不适者多，此时的处方，仿《金匮要略》温经汤意，养血活血、行气活血、润燥散寒等并用，往往还应加上疏肝、补肾之品，服用时间也当长久。如果是由特殊疾病造成的，有时治疗就更加复杂，费时更久了。中医讲天癸，讲冲任气血，讲肝血肾精。西医讲内分泌，讲精神因素，讲运动不足。其实也都是一回事，表达不同而已。城市生活少动、多烦、饮冷、过食、熬夜、活生生一个好身体硬是被毁伤，试看以往农村的劳动妇女，很少有闭经之患。

十六、乌梅丸加减治疗咳嗽

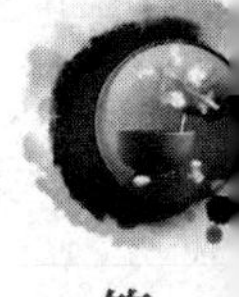

患者，女，38 岁。2012 年 1 月 7 日初诊。

两个月前，感冒后，咳嗽一直迁延未愈，遇到油烟味明显，患者体形高大，面白较胖，不耐风寒，身体一般情况尚可。舌淡暗，有齿痕，苔薄，脉沉。

处方：炙乌梅 10 克，党参 20 克，当归 30 克，黄芩 20 克，鱼腥草 30 克，熟附子 15 克，细辛 5 克，干姜 10 克，川椒 10 克，防风 10 克，益母草 30 克，蝉衣 10 克，白鲜皮 10 克，麦冬 20 克，玄参 10 克，炙甘草 10 克。7 剂。

1 月 14 日，服药第一天就见效，咳嗽基本不作。现觉口干，上方去川椒、干姜、蝉衣，加杏仁10克，五味子15克，姜半夏10克。7剂。

【按语】

从六经九分法来看，乌梅丸证在厥阴。乌梅丸也主久利，这个"久"字很重要。不一定是下利，其他症状日久而慢性化以后，都可以仿照乌梅丸的意思来考虑处方。患者体胖，身材亦高大，感冒后数月咳嗽好不彻底，痰不多，咽痒，特别是闻到油烟味时，咳嗽明显。曾经用过小柴胡汤加减，也用过麻黄细辛附子汤加减，效果都不明显，遂考虑以乌梅丸加减治疗，酌加益母草、蝉衣、白鲜皮，含有抗过敏的意思，果然服用一剂即显效，也是温清并用、补泻兼施，但总的还是要偏温一点。

十七、真武汤加减治疗咳嗽

患者，女，81岁。2012年1月8日初诊。

面白虚浮，咳嗽痰多近一个月，曾经在外院治疗，用过抗生素一周，也服过清热化痰剂，效果不明显。现泛恶，胃纳差，胸闷腹胀，气急，夜间难以平卧，脉沉弦，苔腻，舌胖淡。

处方：附子10克，白术50克，枳壳30克，白芍15克，茯苓15克，桂枝10克，肉桂5克，炙麻黄10克，陈皮30克，苏子15克，白芥子10克，葶苈子30克，苏叶、苏梗（各）15克，砂仁5克，山楂10克，神曲10克，炙甘草10克。7剂。

15日二诊，诸症均有减轻，咳嗽气急稍平，口干，苔腻偏黄燥，脉弦。上方去麻黄、白芥子，加当归10克，熟地30克，牡蛎30克，黄芩15克。14剂。

2月5日，咳痰又甚，气短，口干，夜间尤甚，苔腻，舌偏暗紫，脉沉弦。

处方：姜半夏10克，茯苓15克，附子10克，陈皮30克，桂枝10克，肉桂5克，白术50克，枳壳30克，白芍15克，苏子15克，葶苈子30克，苏叶、苏梗（各）15克，砂仁5克，山楂10克，神曲10克，炙甘草10克，当归20克，熟地30克，牡蛎30克。14剂。

【按语】

从六经九分法来看，本案例处在少阴（寒）的位置上，高年，阳气虚寒体质，咳喘难以平卧，属支饮之患，考虑用真武汤温阳利水为主，但又必须温肺，故用麻黄、桂枝，健脾有苓桂术甘汤，重用白术、枳壳是因为患者有便秘。该患者几周前咳嗽痰多胸闷，前医投清热化痰止咳药，服后觉满闷，咳痰不减，反而胃中难受。该患者高龄阳虚，内寒盛而水湿停滞于肺，故治疗不能盯着清热消炎，而应该注意阳虚湿滞水停，用麻黄、桂枝、白术、茯苓温药振奋阳气，用陈皮、苏叶梗、砂仁、枳壳蠲饮除湿化痰，用苏子、白芥子、葶苈子化痰利水泻肺。二诊见苔黄、口干，故减去白芥子、麻黄，加黄芩、牡蛎泄热，加熟地、当归扶正培本。

十八、藿香正气散加减治疗急性胃炎

患者，女，17岁。2001年4月15日初诊。

4天前突然上腹部不适，呕吐，头眩，嗳气，无腹泻，不思纳食，在外院急诊诊为急性胃炎。经输液、消炎等治

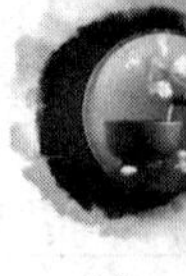

疗，症状不缓解，面色苍白，乏力，脉沉弦，舌尖红，苔根腻。

处方：姜半夏10克，陈皮10克，厚朴10克，枳壳10克，白术10克，藿香10克，苏梗10克，蒲公英20克，山楂10克，鸡内金10克，生姜5片，生甘草10克。7剂。另：正气丸一瓶。

4月29日，药后两天，诸症平息。以后因饮食不慎，又有反复，曾呕吐2次。处方：姜半夏10克，生姜5片，藿香10克，苏梗10克，陈皮10克，神曲10克，山楂10克，生谷芽10克，生麦芽10克，蒲公英20克，枳壳10克，砂仁（后）5克，炙甘草10克。7剂。

【按语】

从六经九分法来看，毫无疑问，该案例定位应当在太阴。我参照了后世的藿香正气散，总的原则应当温燥、温散为主，散寒祛湿，缓解症状（疼痛和呕吐）为先，不着急用温补，急性胃肠炎在《伤寒论》中以“霍乱”称，用药如理中汤、五苓散、四逆散等，温药为主，注重于机体这一面。现在的门诊中也会不时遇到这类患者，中药的治疗便捷，只是大多数患者已经习惯于跑西医急诊了。

急性胃炎，以突然呕吐、腹满痛等为主要表现，现在一般到西医急诊者多。该患者在急诊治疗了几天效果不明显，转而求助中医。中医的优势在于药汁直接入胃，接触胃黏膜。所用药物如姜半夏、生姜、竹茹、陈皮等和胃止呕，枳壳、木香、延胡索、藿香梗等行气止痛，而蒲公英、黄连、紫花地丁等则起清热消炎作用，理气药中相当一部分如厚朴、苍术、藿香、木香等也有不同程度的杀菌消炎作用。在症状缓解之后，再以健脾益气、消导和胃收功。凡饮食过量、饮食不洁造成的胃肠功能紊乱，均可按上法处理。

十九、补中益气汤加减治疗便秘

患者，男，44岁。2000年9月份初诊。

去年行风心瓣膜置换术后，一直服用乙胺碘肤酮，不知是西药的副作用还是其他原因，便秘，四五天甚或一周排便一次，干而硬，曾服用过通便药但效果不持久，停药则恢复旧态。观其人个子高（约1.8米）。主诉倦怠疲乏，面色白而无华，舌胖大而色淡，脉沉细软。

处方：柴胡10克，升麻10克，生晒参10克，黄芪30克，陈皮10克，当归10克，白术10克，枳实10克，厚朴10克，桔梗6克，杏仁10克，桃仁10克，肉苁蓉10克，姜半夏10克，全瓜蒌15克，牛膝10克，炙甘草10克。7剂。

12月31日来我诊所告知，7剂中药服完后大便即告通畅，持续至今。

【按语】

从六经九分法来看，我把补中益气汤证放在太阴的位置上。此类患者辨证属气虚者多，补中益气汤虽然不是《金匮要略》方，但追源溯流，还是和《金匮要略》有关，甘温扶阳建中，循其法，变其药。温者升，有升则有降，欲求其降，先求其升，不也是一种思路或方法？在用药上当注意枳实、白术的量，至少要30克。枳术汤原本在《金

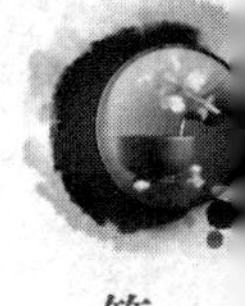

匮要略》中治疗心下坚、气机郁滞者。行气消痞，振奋胃肠机能，促进胃肠蠕动，对于机能迟钝的患者不是十分合适么？在枳术汤的基础上又有《外台秘要》茯苓饮，治疗现在的功能性消化不良，参、术、苓配橘、枳、姜，一健脾补气，一行气化湿，堪称药物配伍的经典。我一般的通用方：升麻5克，柴胡5克，当归10克，陈皮15克，白术30克，枳壳30克，生炙黄芪（各）30克，党参15克，杏仁10克，麻仁15克，桃仁10克，炙甘草10克。

便秘在临证时常见，因便秘来要求中医治疗者日见增多，以女性和老年人多见。通便用大黄、芒硝，谁都清楚，《伤寒论》中重的用承气汤，轻的投麻仁丸。尽管泻下药物可以缓解一时之急迫，但长久使用形成依赖终究不是上策，很多患者往往对通便药物已经无法脱离。对老人排便困难，以补中益气为主，常能收效，也许老年人肠道蠕动力量不够，中医辨证当属阳气亏虚多，不可一味用清、用润，张景岳的济川煎也是这样的含义。

据称用如下方药也有良好的通便效果：柴胡10克，黄芩10克，半夏10克，生姜10克，党参20克，黄芪20克，白术60克，当归20克，麻仁20克，肉苁蓉20克，炙甘草6克。这里面既有柴胡汤的影子，又有补中益气汤的药物，同时也突出了重用白术。我经常想到《伤寒论》原文230条所说，用了小柴胡汤以后，上焦得通，津液得下，胃气因和，确实有一定道理的，值得好好玩味。当然，除了药物之外，对年轻的患者一定要告诫，必须养成良好的生活习惯，注意保持合理的饮食结构，适当增加户外运动。

二十、补中益气汤加减治疗尿频尿漏

患者，女，55 岁。2010 年 4 月 20 日初诊。

近两个月尿意急迫，逢咳嗽或喷嚏时，常有失禁，夜尿三四次，既往有尿路感染史，现小便检查正常。倦乏，嗜睡，体胖，脉细，苔薄，舌不红。

处方：柴胡 5 克，升麻 5 克，当归 10 克，陈皮 15 克，党参 15 克，生炙黄芪（各）50 克，枳壳 30 克，白术 30 克，熟附子 10 克，补骨脂 10 克，仙灵脾 10 克，炙麻黄 10 克，海螵蛸 30 克，熟地 30 克，山茱萸 10 克，炙甘草 10 克。7 剂。

4 月 27 日二诊，药后证情明显减轻，夜尿减至两次，小便基本没有再漏出，原方再用一周。

【按语】

从六经九分法来看，本案例还是在太阴。照理小便与肾相关，其实不一定那么绝对，中气不足溲便也可以为之变。身体的一般情况还可以的，年纪比较轻的，我第一步多用补中益气汤。最近治疗一例患者产后逼尿肌麻痹无力，表现为尿频，年龄仅 30 岁，偏虚寒体质，补中益气汤重用黄芪（100 克），再加附子、肉桂、补骨脂等，疗效十分明显。

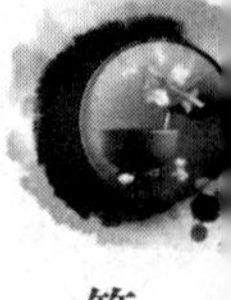

腹压一旦增高，小便容易漏出，妇女过了 50 岁以后容易出现，令人十分烦恼。一般的说法，肾司二便，中气不足，溲便为之变，其实上中下都应该检讨，肺虚则膀胱不固，所谓上虚不能制下，《金匮要略》有甘草干姜汤之用，临证时，补中益气可以考虑，上了点年纪的人补肾也是势

在必行。很多看上去体质还可以的人，我一般首先从补中益气汤入手，酌加补肾之品。用麻黄从肺，一说该药能够增强尿道括约肌的收缩，该患者称服药 3 天即有显著效果，而以往服了两个月的药物却毫无反应。在以后的治疗中，去麻黄和海螵蛸，加五味子、覆盆子、金樱子、沙苑子、菟丝子等，巩固疗效。

第三章　在流行性出血热证治中形成的《伤寒卒病论》

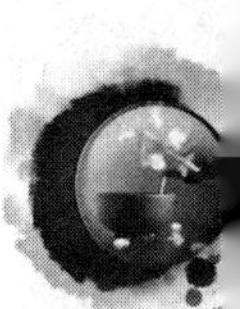

第一节　总论

如果我们把《伤寒论》的疾病背景确定好以后，再来读《伤寒论》原文，就会有全新的感受了，也许会豁然贯通而顿觉开朗，从而不会再为某些枝枝节节的问题烦恼，在认识上相对障碍就会少些，也能够更加深刻地理解临证时的轻重缓急了。眼前出现的是具体的临证描述和记载，条文的内容都可以落到实处，不抽象，也不会任意的发挥了。这是只有在今天，借助现代医学知识我们才能做到的事情。古人做不到，因为没有相应的知识背景支撑，这是今人胜过古人的地方。

本章节试将《伤寒论》的主要原文按照流行性出血热的几个主要阶段归类，并且作适当的分析，在进入原文之前首先对相关问题展开议论。

一、汉末魏晋时期“伤寒”的流行

《内经》《难经》中有“伤寒”的名称，当时呈散发，也许这种疾病初始的见症决定了“伤寒”的名称，而不用热病（或混称）。当时记载伤寒死皆在六七日间，愈在十日以上。仲景在“伤寒卒病论”序文中称“卒然遭邪风之气，婴非常之疾，及祸至而方震栗，降志屈节，钦望巫祝，告穷归天，束手受败”。一说汉末建安年间人口的骤减，当不亚于后来横扫欧洲的鼠疫（黑死病），可见当时医药的能力也是十分有限，人们更多的只能求助神灵。

王叔和在“伤寒例”中称：伤寒为毒，最成杀厉之气，中而即病。伤寒之病，逐日浅深，以施方治。君子固密，不伤于寒。辛苦之人，春夏必有温病。一般认为“伤寒例”以及后面的“可不可”由王叔和所为，因为王叔和时期仍然面临着疫病流行的局面，所以有必要对《伤寒论》进行编次，增加的前后部分都是出于临证实际的需要。

当时伤寒、天行、温疫的叫法虽然有所不同，但可能区分并不严格，如《肘后备急方》中提到：“三名同一种耳”。人们只能从发病与节气的角度作些判断，而在治疗上其实不会有太大的不同，所以可能针对的都是流行性出血热，只是对一件事情的不同表述而已。但是临证中把握住阳明、少阴、阴毒、阳毒等的不同证治很重要。

《诸病源候论》中有“伤寒候”，内容最多。同时并立在一起的有时气病、热病、温病、疫疠病。尽管如此分类，它们之间的界限并非那么清晰和绝对，所以往往可以互相参考。伤寒候中列出的主要内容有：呕哕、厥痉、结胸、发黄、衄血、阴阳毒、百合病、狐惑病、瘀血、毒攻眼等。时气候有时行伤寒、时行寒疫，温病诸候中提到人感乖戾之气而生病，则病气转相染易，乃至灭门，延及外人，提到有发斑、狂言、发黄、出血、小便不通等，热病与温病则大体相仿。

另外，我们也可以从魏晋南北朝时期的一些医学方书中做一些了解，如当时流行的《小品方》《范汪方》《深师方》《集验方》等书中，都专门列有治疗伤寒病的诸方，涉及与伤寒相关的发热、出血、呕哕、烦渴、咽痛、小便不利、狂语、匿疮、发斑、阴阳毒、百合病等，所出方药，有的与《伤寒论》中同，有的《伤寒论》中无。可以说，仲景以后“伤寒”的流行还没有完，而直到唐代，疫病的肆虐才大致平息。所以，孙思邈的感叹“江南诸师秘仲景要方不传”，可能也有这方面的意思。宋代《伤寒论》刊行以后，对《伤寒论》则出现了截然不同的两种态度，此处不作展开。

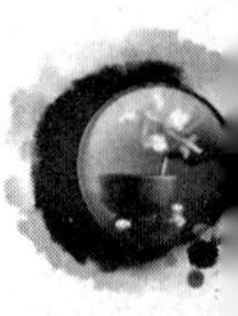

二、“伤寒”之所以会蔓延的历史背景

一种传染病的流行，必然有其各方面的背景。一说东汉王朝最后的半个多世纪遇上了太阳黑子的衰弱期，此为前后一千年间的最小值，所以灾害频发，从 107 ~ 219 年（112 年间）特大灾害（天灾）共计有 150 次之多。东汉末年开始的大动乱（人祸），也构成了历史上最残酷而且杀伤力最强的一次，公元 156 年社会上 5007 万的人口，到了 263 年，魏蜀人口加起来也只有 537 万了。这次动乱损失了人口的十分之八九，汉族人口锐减，少数民族南移，据称

西晋时期内迁的少数民族高达870万。所以，我们如果想要清楚当时临床医学的实际，就有必要了解两汉以及魏晋时期政治文化经济军事等方面的整体情况，并且应该注意到某些基本情况。对此，我认为如下几点直接与“伤寒”有关，将有助于我们作进一步的思考。

①汉代与北方匈奴的战争没有停止过，军队出征，凯旋中原腹地，带回了大量的羊群等战利品，同时也有可能带回了疫原。

②匈奴降汉，牧区南移，变耕地为草场，疫区也有可能因此而扩展到了中原地区。

③病原欺生，长期居住在中原地区的人们缺乏免疫能力，所以疫病的暴发流行也就相对容易发生。

④北魏以后，匈奴（北）西去，民族融合，耕区也逐渐恢复，疫病随之有所消退。由此，后人得以脱离“伤寒”，以至于最终（宋以后）竟然不知“伤寒”为何物，所以会出现对《伤寒论》信疑参半、褒贬不一的态度。

可以说，仲景之前就有“伤寒”，仲景之后仍有“伤寒”，古今相传，“伤寒”被视为难治之疾。一说“伤寒”是雅士之辞，天行瘟疫是民间称呼。其实，当时“伤寒”就是疫病，临证区别“伤寒”瘟疫的意义并不很大，因为在治疗上没有根本的不同。直到今天，我们才了解到流行性出血热属于自然疫源性疾病，这些疾病在自然界不依赖人类及人类活动而存在，即人类出现以前已经存在于自然界中，人类只是偶然介入了疾病的循环中，才得以感染致病。其他如鼠疫等也应该这样来认识。

三、“伤寒”与流行性出血热的临床表现基本相符

伤寒六经病证有明显的传变，即临证所见有阶段性进展移动的趋向，《素问·热论》中所谓“一日一经”的表述再明确不过了。而流行性出血热的阶段性变化也十分明显，先后呈现出发热期、低血压休克期、少尿期、多尿期和恢复期的规律性走向。

发热期往往有前驱症状，以感冒或消化道症状为主。发热的轻重与病情的轻重直接相关，发热在40℃以上者，低血压休克发生率为37%，一般发热在38℃以下者无休克。发热可以和休克、少尿重叠。热退后或休克后又见发热，以并发感染可能性大。发热期可以见到各脏器的症状，神经系统的症状或表现为迟钝、淡漠、嗜睡，或表现为烦躁、谵妄等。

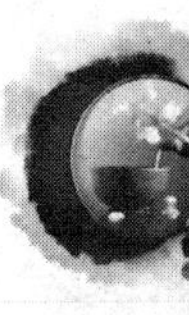

从流行性出血热的角度，可以把三阳病一起归入发热期。太阳、阳明、少阳把一个发热期区分为几种不同的表现，但实际上三阳病证也会有重叠，故有二阳、三阳合病并病的说法。发热以稽留热、弛张热和双峰热多见，开始见有头痛、身痛、腰痛，然后见到痉或项背强（脑水肿）、脉迟（相对缓脉）、黄疸（肝损害）、头痛、烦躁、失眠、谵妄（神经精神症状）、目中不了了、睛不和（结膜炎）、痞证（胃炎）、结胸（胸膜炎）、蓄血（下血、便血）、衄血、热入血室（阴道出血）、肺出血、颅内出血等众多复杂表现。临证所见，腹痛的发生率在32%～87%，主要由于腹腔内的血性积液。发热期的阶段证情表现最错综复杂，

所以在《伤寒论》中太阳和阳明病的内容最多。阳明病高热后，一般向愈者多，故有“万物归土，无所复传”的讲法。当然，在出血、休克纠正后也有病情向愈者。少阳病如果见到头痛发热，谵语与阳明高热相伴，原文称为“坏病”。若高烧阶段已过，则称无大热。阳去入阴，若能食不呕，则三阴不受邪。治疗上一般以缓解症状为先，所以除了麻黄汤、桂枝汤、白虎汤、柴胡汤等，还有必须用葛根汤、青龙汤、承气汤、陷胸汤、抵当汤、泻心汤、十枣汤、建中汤、真武汤等，以方便临证应对。

太阴病以胃肠道症状为主，腹满腹痛呕吐腹泻（胃肠炎），太阴病主要强调消化道症状，全身的一般状况还可以，脉缓，肢温，但有自利，原文讲“脏有寒，宜四逆辈”，所以大黄、芍药都应该减量。如果小便自利，原文讲不能发黄，是指进入多尿期后一般向愈，不再会有肝损害的情况出现。

低血压休克的发生率一般在5%～20%，最高可达50%，多发生在疾病的第4～7天，最早出现在第2～3天，最迟在第10天。在低血压休克的同时，仍然可以见有发热，而休克往往成为死因（病死率40%～60%）。在流行性出血热中最常见的休克，又叫作“血管损伤性血浆渗出性低血容量性休克”。少阴病则偏重在厥逆（休克或低血压，如“起则头眩，身振振摇，振振欲擗地、脉微欲绝、手足逆冷”），咽痛（结膜、咽、舌红、皮下出血）。低血压期要扩充血容量，调整血管张力，强心。少尿期的治疗可以利尿、导泻（放血、透析），泻下可以减轻腹腔组织水肿、肾水肿、降低血容量、排出钾离子，前提是休克已经纠正。临床上也可以见有少尿、尿闭的同时，出现高血容量、血压升高、心衰、肺水肿等危重证情，必须及时作出处理。

少阴病也有可能多尿，小便排出多，故引水自救，原文讲下焦虚寒，不能制水，故令色白。少阴病的治疗，脉微沉细数者，不可汗；尺脉弱涩者，不可下；手足厥冷者，不治；手足温者，可治。病情发展到这个阶段死亡率亦高，如：吐利，躁烦，四逆者，死；下利，头眩，时时自冒者，死；脉不至，四逆，恶寒，身蜷，不烦而躁者，死。原文讲“息高者死”，则是指肺部的症状。通脉四逆汤证有里寒外热，尽管见有面赤、不恶寒、下利、腹痛、呕吐、咽痛等症，但以脉微欲绝、四肢厥逆为急，故当急温。

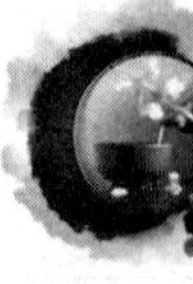

厥阴病位于六经最后阶段，特征为厥热的胜复，亦即发热与休克的交替出现，临证的处理实际是走在少阴和阳明，作为热病治疗，显然仅用乌梅丸搪塞是不行的。热深厥深，热微厥微。“四逆，厥不可下”是原则。四逆散证的四逆，则可以伴有咳、悸、小便不利、腹痛等症，但这个四逆不重，不到休克的程度，也许正因为是流行性出血热，所以才会有那么多的或有症。

厥应下之，也要有前提，应该排除低血压休克，针对的是发热或有腹部症状，或仅有轻度肢冷的情况，如白虎汤证的脉滑而厥。原文提到的脏厥当是严重的休克状态，脉微而厥，肤冷，躁无暂安时。而轻者如热少微厥，嘿嘿不欲饮食，烦躁，数日后小便利，欲得食，则疾病向愈。

原文提到厥少热多者愈，手足温者生。厥多热少者病进，厥不还者死，脉不还者死等，都是指休克的危重状态。其实在厥阴病的阶段，仍然交错着发热、厥逆、腹满、下利、出血等情况。

流行性出血热的死亡原因，依次为休克、尿毒症、出血、肺水肿、继发感染、多器官功能衰竭、心衰、脑水肿。临床上疾病一开始就容易见到低血容量的状态，所以不能马上用下法，而要注意温助。因此原文会立下先表后里的规矩，先用下法则容易导致休克，过用汗法也会导致亡阳虚脱。

少尿期为肾损害（障碍或衰竭）所致，出现少尿或尿闭，严重的见到尿毒症，同时见有出血、水电解质和酸碱平衡紊乱等。一般出现在发病的第 5 ~ 8 天（早的第 3 天，晚的第 10 天），少尿出现得越早，提示病情越重，而且持续的时间与严重程度成正比。小便不利（少尿）常和眩冒（与血压波动有关，伴见恶心、厌食、呕逆、尿量减少）同时出现。到了多尿期，见到小便自利（多尿），如果恢复顺利，可以渡过危险阶段而康复。

少尿期也可见到高血容量综合征，即开始大量渗出的血浆，由于血管功能的恢复，又急速回流进血管，造成血容量骤增，而肾功能尚未完全恢复，一时不能排出过多的水分。此时血压升高，可以并发充血性心衰、肺水肿、脑水肿、高血压脑病和严重出血。在处理上一般可以考虑用通利二便的方法，来达到缓解证情的目的。

从流行性出血热的角度，将《伤寒论》六经病证的内容稍加整理，还是可以看出临床表现的主要脉络，如消化系统（或腹部）症状：结胸、痞证、身黄、呕利、蓄血、除中等；肾功能障碍：小便不利、小便难（用五苓散、真武汤等）；脑、神经系统症状：痉、项背强、烦躁欲吐、头痛、嗜卧、直视、不识人、独语如见鬼状、喜忘、惊狂、语言难出、默默不欲食、循衣摸床等；出血的症状：衄血、蓄血、热入血室、便血、下血、便脓血、唾脓血、咽痛（烂）等。从流行性出血热考虑，甚至痉湿暍、百合、狐惑、阴阳毒都容易理解了，即《金匮要略》中的有些发热、腹痛的病证还是与此相关联。当时的医家无法认识，错把一病作多病，如此而已。当然，不可避免地也有将两种疾病视而为一的，如《诸病源候论》中的伤寒豌豆疮，豌豆疮应该是指天花。

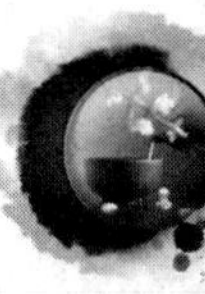

作为治疗，在整个病程中，汗下温清攻补的用法、适应证和禁忌证的掌握是个关键，所以《伤寒论》除了六经病证的叙述以外，最后还列有“可不可”的规定，强调汗吐下等治法要用得恰到好处，无太过与不及。因为临证如果把握不准，常常容易出现误治（当然有些证情的出现并不一定出于误治），有了流行性出血热的知识，能够帮助我们加深对原文的理解。

四、正是流行性出血热的临床实践才能形成伤寒六经证治的方法

流行性出血热临床表现的特殊性、复杂性和广泛性，决定了六经证治的普遍适用性，它的特殊性体现在：

①病程有明显的阶段性，一般的过程为两周左右。

②对机体影响的广泛性，几乎所有的内脏（组织器官）均被累及。

③临床见症的丰富多样，主要为发热、出血、肾衰竭，同时可以见到各脏器的炎症、充血、水肿等。

④病因为病毒感染，无特效药物，只能辨证、对症处理，以及时调整机体的状态为主。

⑤该病有自愈倾向，死亡率不是很高（相对而言，鼠疫在97%），正因为如此，才使临床证治的观察、总结成为可能。设想一下，如果换成像鼠疫那样凶险的疾病，或者是一般感冒那样的轻浅之证，可以说，再怎么总结也不会有六经病证的治法方药出现。

有一个问题必须正视，即张仲景在当时并不具备全面总结外感热病证治规律的可能性。这也许有点犯忌，因为我们已经讲惯了张仲景勤求古训，博采众方，如何如何。事实上，历史上任何医家都有局限，都是以自己的经验为基础的，所以作为个人的经验应该都是具体的。姜春华说过，我们读《伤寒论》，不是读《圣经》。古代医家尚不具备总结整个外感热病证治规律的可能性（医家的局限，直到明清，甚至今天依旧）。但是，偶然中有必然，流行性出血热的特殊，产生了六经证治的方法，使其有可能成为临证治疗的基础。由于不了解真正的病因，因为缺乏针对性的有效疗法，所以只能随证治之，治疗必须以临证时所见到的病人的状态为依据，亦即辨证然后论治。

五、必须注意"伤寒"的广义与狭义

《伤寒论》在北宋被刊行后，作为狭义伤寒曾经被质疑

（特别是作为疾病进展规律的六经传变，以及相应的具体方药），由于人们已经不了解伤寒究竟是什么疾病，所以也每每产生误解。如刘完素所说："人之伤寒也，则为热病，古今通谓之伤寒病……六经传受，自浅至深，皆是热证，非有阴寒之病。"吴又可堪称大家，但也是无法理解伤寒，认为"究竟感冒居多，伤寒稀有"、"伤寒世所绝少"、"治温疫数百人，才遇二三正伤寒……及治正伤寒数百人，才遇二三真阴证……今伤寒科盛行之医，历数年间，或者得遇一真阴证"、"业医者所记所诵，连篇累牍俱是伤寒，及其临证，悉见温疫，求其真伤寒百无一二"。由于人们不了解伤寒，伤寒和温疫最终对立起来了。

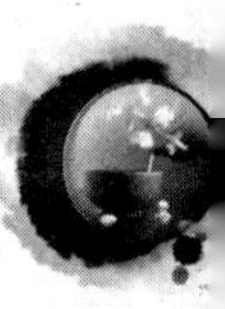

由于疾病谱的变化，寒凉方药的应用被重视，强调温热病证的治法方药逐渐形成并且丰满起来。由此看来，狭义伤寒的研究，必须注意原文的具体描述，将大多数落到实处，而不必做过多的无限的发挥。因为立足于对狭义伤寒的认识，可以免去许多无谓争论，可以冰释很多疑团。但是，作为广义伤寒被推广（疾病的证治原则、规律），强调六经证治的基本原理普遍适用，已经不同于某个狭隘的具体疾病的证治规律。所以，作为大伤寒的研究，应该注意抓大放小，整体把握住抽象出来的规律、原则、框架即可。

全面而系统的《伤寒论》研究，必须注意从历史角度作整体把握。当今的倾向有点忽略史实，偏于文字或医理，执于一端，不及其余，容易染上本本或教条的色彩，中医界特别是仲景学说研究者应当正视这个问题。清代医家注重考据和文义的发挥，有着明显的时代背景，他们只能如此，当时也确实还无法对疾病有更加深入的认识和理解。

最近读到费振钟的《中国人的身体与疾病》（上海书店出版社），书中讲到宋代的医学，对《伤寒论》表达了这样的意思：“伤寒”是这样一种疾病的完整解释体系，它在张仲景的时代由临床观察和身体阅读而构成。但《伤寒杂病论》经过校理、印刷面世后，这个体系迅速被“文本知识”化。3 世纪以来民间秘传式的临床传授，已被多数人抛弃，“伤寒”惟在知识维度上得以阅读与学习，庞安时的《伤寒总病论》即是这一维度上的继续传播，12 世纪的宋代，“伤寒”已成为主要疾病的知识总汇。临床观察不再成为医学知识的来源，“一种任由形而上学作祟的医学大行其道”。宋代医学的天平倾向文本知识，并且开始由精英文化阶层掌握，左右着医学发展。这个时期的医学不可避免地走向思辨理论、形而上学、哲学乌托邦，临床医学被边缘化，显得冷落萧条，而文字医学大显其道。费氏的如上见解，我认为不乏历史的大视野，还是值得我们认真思考的。

伤寒作广义解后，也有变味的趋向，就如章太炎批评成无已所说“依据古经，言必有则，而不能通仲景之意”。太炎先生还批评张志聪等“假借运气，附会岁露，以实效之书变为玄谈”，指的也是这种情况。当然，古代医家的注释，有基于临证的思考和理解，也有脱离实际的发挥。伤寒成为研究的领域，这是既成的事实。对此，我们今天应该可以适当梳理了。作为狭义伤寒的研究必须注意原文中的细节描述，这些大多都应该有所着落，应该具体而简洁，不必作无限发挥。而作为广义伤寒的研究，必须注意整体把握住抽象出来的规律、原则和框架。

北宋《伤寒论》刊行以后，伤寒六经证治受到了普遍的重视。但是，对《伤寒论》的态度有褒有贬。褒者着眼于其中的普遍规律，到清代有“六经为百病的六经”，“以六经钤百病”的提倡。贬者看到的仅是具体治法方药和既定的传变规律，从金元开始，有医家提出“古方今病不相能”，要“脱却伤寒，辨证温病”。到明清有温疫、温热、湿热等证治的强调，形成了卫气营血和三焦辨证的方法以及大量的方药。

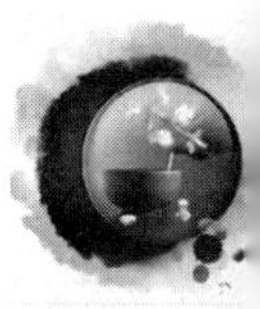

流行性出血热的证治孕育出了六经证治的方法，到了现代，对流行性出血热大家都用卫气营血辨证来处理了。六经的证治，开始偏温，中间用清，接着再权衡而用温清，而温病始终注重用清法，其实也并不排斥温法的应用。从辨证的角度有是证，用是方，治法方药本身是不存在对或错的，医者对治法方药也不应该有什么好恶。从整体上看，六经证治的框架是相对平稳和全面的，而温病的卫气营血辨证针对性更强。

今天我们想要把握历史上热病的证治，还必须注意某些具体事实，即金元时期的疫病究竟发生了什么变化？为什么刘河间要主火主热？李东垣为什么强调劳役和脾胃所伤？如果这些医家当时遭遇到的是烈性传染病鼠疫，而已经不是流行性出血热了，却还要完全套用六经的治法方药和传变顺序，那就必然要出问题了，所以张子和告诫同行和弟子：“勿滞仲景纸上语”，你如果死守原文、胶柱鼓瑟，就必然要贻害病人。明清时代的很多温病学家活动在江南一带，也许遇到的不是鼠疫，而是呼吸道和消化道的重度感染较多，或还有其他的各种传染病，所以有叶天士“温邪上受，首先犯肺”的说法，有诸多医家的专著和经验出现。中医出自临床实际，实践决定一切，我们今天思考和理解过去，必须考虑当时的实际情况究竟如何，吕思勉所谓“学问在空间，不在纸上”，也是值得我们深思。

今天一旦我们认清了历史的事实，有了比较到位的认识。这并不意味着马上就要推翻或否定过去既定的一切，应该将认识和现实暂时看成两回事。即不妨暂时将错就错，已经形成的可以沿用的东西是不必急于立刻加以改造的。了解了历史，只是有助于认识今天的一切，我们先跨好这第一步。

一旦把《伤寒论》中的证治规律抽象出来，我们就必须脱离流行性出血热的局限，用六经及相关的方证治法来表述了，这样可以简化大量原文叙述的内容，摆脱很多细节上的纠缠。其实古人早就注意到了这一点，在清代医家提出“六经是百病的六经”之前，不是已经努力想要抽象出六经病证的提纲吗？

把《伤寒论》的内容落实到一个具体的疾病以后，将对《伤寒论》的学习、教授、研究产生巨大的影响。我们可以用更加客观的实事求是的态度来阅读和理解原文，有些并不具备指导意义的原文，不必强为之说，我们只要把六经证治方药的框架讲清楚即可。

在《经方世界》一书中，我已经把六经的治法方药作了比较详细的解说，经方中的病证、辨证和方证是个框架，是个基础，相对抽象，同时十分实用。此处换个角度，站在流行性出血热这一疾病的立场上，看看《伤寒论》到底是怎么一回事，这一定会加深我们对原文叙述的理解。

现代资料比较详尽，而古代记载相对简略，我们今天所认识的流行性出血热是否能够与《伤寒论》所述的内容完全对应，仍然是个问题。另外，付滨所说的新疆出血热和流行性出血热在临床表现上多少有些不同，当年的伤寒也许是新疆出血热的可能性大。本书姑且以流行性出血热作为基础展开，借此作一些古今对照，以此为基础进一步作些联想、分析和判断，书中提供的完全是个人尚不十分成熟的看法，仅供参考。由于《伤寒论》原文大多是临证的实录，所以往往你中有我，我中有你，在归纳上会带来一定的困难。本书的编排，也只能提供一个大概的框架，只是为了方便叙述而已。

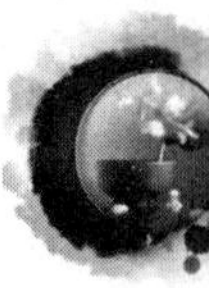

第二节 各论

一、发热期

发热一般作为初期最主要也是最常见的症状，不难理解。发热有轻重，有早晚，也有热型的不同，同时伴随出现的各种症状也不一样。受感染者各自的身体状况有异，疾病发生的季节气候有差别，形成了临床上一开始就错综复杂的局面。由此在处理上必须区别对待，以求更好的疗效。《伤寒论》六经中的三阳病证都处在发热期，或者说发热是三阳的主线，但是必须注意到病变的复杂性，即穿插其中有全身各个系统的病变，甚至出血、休克、少尿等症状也会提早出现，再加上由误治可能打乱一般的病程，而引出的各种变证，所以三阳病的内容占了《伤寒论》原文的三分之二。

在出血热的治疗中，发热期是关键之一。对伴随症状的处理也形成了丰富多彩的遣方用药的局面。其实，就是今天，对流行性出血热仍然没有特效药物，所以基本上还是《伤寒论》原文中的那句话“观其脉证，知犯何逆，随证治之”。

太阳病以恶寒、头痛、身痛、腰痛等体表症状明显，或伴有较轻的呼吸、消化道症状，或有项强、水肿等症状。太阳病的发热处于体温刚刚升高的阶段，或者尚未升得很高，有的属于疾病的前驱期。太阳病的处理，应该桂枝汤优先，麻杏甘石汤或越婢汤常用，而麻黄汤要严格控制，其余的方药备选。太阳病的证治特点是杂。寒热虚实，轻重缓急，在治疗初期的开局上就要注意把握，不可执麻桂以应万变。我们习惯上先提麻黄汤，实际上原文中倒是桂枝汤首先出场。我们只提太阳中风和伤寒，而麻杏甘石汤、越婢汤反而不被重视。太阳病的证治必须分出多条路径，过去有“三纲鼎立”的说法，并列麻黄汤、桂枝汤、大青龙汤，大概也是这样的意思。其实还可以分得再细些。根据原文所示，麻黄汤的禁忌很多，可见用辛温剂过汗、误汗的后果严重。从流行性出血热现代临床治疗的角度，也是禁用药物发汗退热。

阳明病见壮热、汗出、烦渴、恶热、脉洪大等一派邪热炽盛的证候，阳明病的发热一般属稽留热型。在治疗上，如果没有腹部症状则以白虎汤（或加参）先行，如果伴见腹部症状则应该承气汤首选。阳明病如果伴见严重的出血、腹痛、黄疸、神昏、痉厥等症状，则可以参照后世的清热解毒、凉血化斑、开窍息风等治法。阳明病的证治特点是急。大剂苦寒清降，力挽狂澜，亦当视为救逆，须当机立断，不容犹豫。

少阳病的寒热往来，应当是典型的弛张热型。邪正相持互争，同时伴有明显的消化系统症状及神经系统被抑制的状态，也可以见有头面部症状如口苦、咽干、目眩等。治疗无疑当用小柴胡汤。少阳病证治的特点是兼顾，必须考虑的面多，所以应该和解，以不变应万变，原因是少阳病表现上的模糊，不典型，如小柴胡汤的五证可以简缩为“呕而发热”，甚至原文所述的方证都“不必悉具，但见一症便是”。

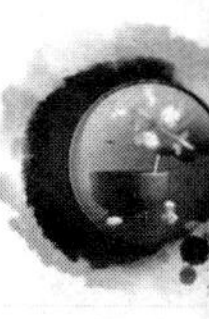

1. 太阳发热

太阳病，发热，汗出，恶风，脉缓者，名为中风。(2)

太阳病，或已发热，或未发热，必恶寒，体痛，呕逆，脉阴阳俱紧者，名为伤寒。(3)

太阳病，发热而渴，不恶寒者，为温病。若发汗已，身灼热者，名风温。风温为病，脉阴阳俱浮，自汗出，身重，多眠睡，鼻息必鼾，语言难出。若被下者，小便不利，直视失溲；若被火者，微发黄色，剧则如惊痫，时瘛疭，

若火熏之。一逆尚引日，再逆促命期。(6)

【按语】

太阳病，相当于流行性出血热的前驱期或发热初期，原文进一步提出有中风与伤寒的区别，以便和后面的方治相应。中风已经发热，且有汗出。伤寒以恶寒、无汗、脉紧、头痛、项强、身痛、腰痛等为主症。或已发热或未发热，说明了甚至有时发热与否都不太重要。病初寒象明显，这也许是“伤寒”病名由来的原因之一。

如果见到发热不恶寒，或身灼热者，为温病（或风温)。很明显，但热不寒应该归入阳明，临证应该改用以寒凉为主的治法方药了，如白虎汤加减。沿原文（6）所述，一路看下来，汗出，身重，眠睡，语言难出，小便不利，直视，失溲，发黄，惊痫，瘛疭。面对这样的证情，清热利湿、清热攻下、清热息风等都应该在考虑的范围之中了。但是，受原文表述的局限，一般习惯上还是称“太阳温病”。太阳有伤寒，也有温病，提示临证必须注意区别。如果换个角度考虑，是否又提示了寒温有时也不必过分刻意划分，只要站稳了临证的立场，问题就容易解决。

太阳中风，阳浮而阴弱，阳浮者，热自发，阴弱者，汗自出，啬啬恶寒，淅淅恶风，翕翕发热，鼻鸣干呕者，桂枝汤主之。(12)

太阳病，头痛，发热，汗出，恶风，桂枝汤主之。(13)

喘家，作桂枝汤加厚朴杏子佳。(18)

太阳病，下之后，脉促胸满者，桂枝去芍药汤主之。

(21)

若微寒者，桂枝去芍药加附子汤主之。(22)

太阳病，初服桂枝汤，反烦不解者，先刺风池、风府，却与桂枝汤则愈。(24)

太阳病，外证未解，脉浮弱者，当以汗解，宜桂枝汤。(42)

太阳病，下之微喘者，表未解故也，桂枝加厚朴杏子汤主之。(43)

病常自汗出者，此为荣气和，荣气和者，外不谐，以卫气不共荣气谐和故尔。以荣行脉中，卫行脉外。复发其汗，荣卫和则愈。宜桂枝汤。(53)

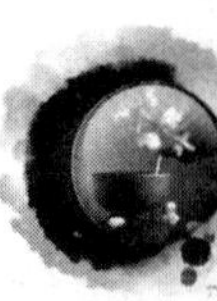

病人藏无他病，时发热、自汗出而不愈者，此卫气不和也，先其时发汗则愈，宜桂枝汤。(54)

太阳病，发热、汗出者，此为荣弱卫强，故使汗出。欲救邪风者，宜桂枝汤。(95)

【按语】

太阳中风，作为一种较为宽泛的临证表现类型，基本见症为发热、恶寒、汗出、脉浮缓。风性开泄，风易热化，所以首选桂枝汤。其实桂枝汤是一张既升亦降的方剂。因为用在太阳（初期），以体表症状为主，故治法称调和营卫。如果走里，桂枝汤也可调和脾胃，即便脉象偏弱些，仍然可以使用。

我们有时在“营弱卫强”的病机上纠缠过多，反而越搞越糊涂，须知，中医的基础在于临床实践，并非单纯理论性的研究。桂枝汤在温病初期的治疗中也未尝不可以用，吴鞠通在《温病条辨》中将桂枝汤列入备选范围，竟然招到后人的诟议，也是因为人们把寒温的界限划得太清了。

太阳病，得之八九日，如疟状，发热恶寒，热多寒少，其人不呕，清便欲自可，一日二三度发。脉微缓者，为欲愈也；脉微而恶寒者，此阴阳俱虚，不可更发汗、更下、更吐也；面色反有热色者，未欲解也，以其不能得小汗出，身必痒，宜桂枝麻黄各半汤。(23)

服桂枝汤，大汗出，脉洪大者，与桂枝汤，如前法。若形似疟，一日再发者，汗出必解，宜桂枝二麻黄一汤。(25)

太阳病，发热恶寒，热多寒少。脉微弱者，此无阳也，不可发汗。宜桂枝二越婢一汤。(27)

【按语】

以上3方的证治，习惯上称为小发其汗，一般不作为太阳病的首选。太阳病得之八九日，或已经用过汗法而未愈，发热恶寒如疟状，应该靠向少阳了，但还未到小柴胡汤证的程度（消化道症状未见），还仅仅是体表症状。但是，汗出不彻，脉微弱，提示正气已经有所不支，所以当用麻桂或越婢的合方，并减少其用量，怕过汗伤正。

太阳病，头痛，发热，身疼，腰痛，骨节疼痛，恶风，无汗而喘者，麻黄汤主之。(35)

太阳与阳明合病，喘而胸满者，不可下，宜麻黄汤。(36)

脉浮者，病在表，可发汗，宜麻黄汤。(51)

脉浮而数者，可发汗，宜麻黄汤。(52)

【按语】

麻黄八证，给人印象深刻，一派寒象，非辛温发散不可，且须有一定的力度。麻黄汤证强调痛，强调表，强调发热无汗，强调喘，一派寒凝闭郁停滞的状态。麻黄汤证也许在病程中比桂枝汤证更加早见，但出方却在后，此是否也有一定的含意？也许原文要强调麻黄汤不可轻用，必须谨慎，因为药力猛者取效快捷，但副作用也大，误用以后变证也多。

太阳中风，脉浮紧，发热，恶寒，身疼痛，不汗出而烦躁者，大青龙汤主之。若脉微弱，汗出恶风者，不可服之。服之则厥逆，筋惕肉瞤，此为逆也。(38)

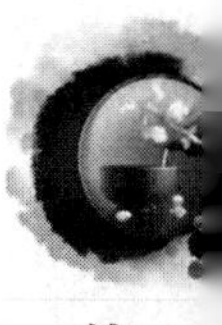

伤寒脉浮缓，身不疼，但重，乍有轻时，无少阴证者，大青龙汤发之。(39)

伤寒表不解，心下有水气，干呕，发热而咳，或渴，或利，或噎，或小便不利，少腹满，或喘者，小青龙汤主之。(40)

伤寒，心下有水气，咳而微喘，发热不渴。服汤已，渴者，此寒去欲解也。小青龙汤主之。(41)

【按语】

大小青龙汤的证治，在此成为一个组合。大青龙汤发汗，小青龙汤平喘，可以视为麻黄汤引出的两个方向。关于大青龙汤发汗的禁忌，原文作了提示，脉微有少阴证（体弱明显）者不宜。由大青龙汤也可以简化变出越婢汤，太阳病中没有越婢汤的单独应用，在《金匮要略》中用以治疗风水。等到肿势明显，一般化热者亦多，所以麻桂同用显然已经不太合适。小青龙汤则以治疗咳喘为主，主要见到肺部（呼吸道）症状。但是临证也可伴有呕利、小便不利等，这说明温肺化饮也有温通全身阳气的作用。

发汗后，不可更行桂枝汤，汗出而喘，无大热者，可与麻黄杏仁甘草石膏汤。(63)

下后，不可更行桂枝汤，若汗出而喘，无大热者，可与麻黄杏子甘草石膏汤。(162)

【按语】

汗下以后，病情有进展。汗出而喘，以肺部症状为主，无大热，是说发热还不到白虎汤证的份上，故不妨先投麻杏甘石汤。其实，这也可以看作是越婢汤的变化，《金匮要略》中用越婢加半夏汤治疗肺胀咳喘，与此相近。

少阴病，始得之，反发热，脉沉者，麻黄细辛附子汤主之。(301)

少阴病，得之二三日，麻黄附子甘草汤微发汗。以二三日无证，故微发汗也。(302)

【按语】

在发热初期，如果脉微细、但欲寐、四肢厥逆，那么温经助阳发汗可以成立，习惯上提太少两感证，更加容易理解。所谓虚人受邪，发热，但一般到不了阳明高热，其他里证尚不明显，故提出这样的治疗，亦称微发汗，即必须把握住力度，不能太过。于此也可以体会扶正亦即驱邪。

围绕着太阳病的发热，以桂枝汤、麻黄汤为基础扩展开来，整体上给人的感觉是治法方药偏重于辛温。麻黄、桂枝出现的频次高，必要时还用附子、细辛等。其实越婢汤应该得到应有的重视，在发热的初期阶段，已经可以用石膏，吴鞠通称白虎汤为辛凉重剂，也有一定道理。

太阳病为发热初期，《伤寒论》的方药布局则是由流行性出血热的病情决定的。后人不解，临证时生搬硬套，当然会有问题。这里还是要提一下“三纲鼎立”，此举作为一般的指导，在临床上可以成立，只是大青龙汤最好改为越婢汤。从越婢汤到白虎汤，再到后世的辛苦寒凉剂（凉膈散、防风通圣散等），到银翘散、桑菊饮等，针对不同疾病的种种证情，还可以补出许多方剂，但作为治疗的基本原则，其实在太阳病的证治中已经具备。

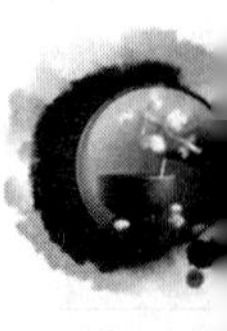

2. 阳明发热

二阳并病，太阳初得病时，发其汗，汗先出不彻，因转属阳明，续自微汗出，不恶寒。若太阳病证不罢者，不可下，下之为逆，如此可小发汗。设面色缘缘正赤者，阳气怫郁在表，当解之、熏之。若发汗不彻，不足言，阳气怫郁不得越，当汗不汗，其人躁烦，不知痛处，乍在腹中，乍在四肢，按之不可得，其人短气但坐，以汗出不彻故也，更发汗则愈。何以知汗出不彻？以脉涩故知也。(48)

问曰：阳明病外证云何？答曰：身热，汗自出，不恶寒，反恶热也。(182)

问曰：病有得之一日，不发热而恶寒者，何也？答曰：虽得之一日，恶寒将自罢，即自汗出而恶热也。(183)

本太阳，初得病时，发其汗，汗先出不彻，因转属阳明也。伤寒发热无汗，呕不能食，而反汗出濈濈然者，是转属阳明也。(185)

伤寒三日，阳明脉大。(186)

阳明病，脉浮而紧者，必潮热，发作有时。但浮者，必盗汗出。(201)

阳明病，脉迟，汗出多，微恶寒者，表未解也，可发汗，宜桂枝汤。(234)

阳明病，脉浮，无汗而喘者，发汗则愈，宜麻黄汤。(235)

【按语】

不恶寒，汗出而热不退，面赤，烦躁，由汗出恶热，转为高热。汗出明显，与桂枝汤证明显不同。但此时见到脉大，或脉浮紧，仍然有用麻黄汤、桂枝汤的机会，这些已经不是阳明病的典型表现，作为临证处理，暂时先用一下而已（阳明或许仅仅起到提示病程的作用）。

服桂枝汤，大汗出后，大烦渴不解，脉洪大者，白虎加人参汤主之。(26)

伤寒，若吐若下后，七八日不解，热结在里，表里俱热，时时恶风，大渴，舌上干燥而烦，欲饮水数升者，白虎加人参汤主之。(168)

伤寒，无大热，口燥渴，心烦，背微恶寒者，白虎加人参汤主之。(169)

伤寒，脉浮，发热无汗，其表不解，不可与白虎汤。渴欲饮水，无表证者，白虎加人参汤主之。(170)

伤寒，脉浮滑，此以表有热，里有寒，白虎汤主之。(176)

阳明病，法多汗，反无汗，其身如虫行皮中状者，此

以久虚故也。(196)

若渴欲饮水，口干舌燥者，白虎加人参汤主之。(222)

伤寒脉滑而厥者，里有热，白虎汤主之。(350)

【按语】

众所周知，大热、大汗、大烦、大渴，脉洪大，此为白虎加参汤证。哪怕得病已七八日，已用过吐下（伤津），仍然发热，表里俱热，渴而引饮，治疗以石膏、知母撤热，以人参保守胃气，以利津液的再生，此处用人参的意思与五苓散中用桂枝大体相仿。太阳病初期以表寒证为主者，白虎汤不可轻投。脉大、滑提示整体反应尚可。渴饮，则提示热盛而津液已有耗伤（有效循环血量已经有所不足）。

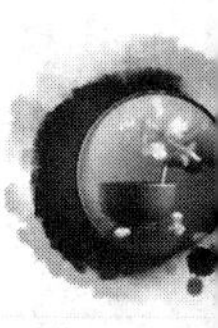

阳明病，下之，心中懊憹而烦，胃中有燥屎者，可攻。腹微满，初头硬，后必溏，不可攻之。若有燥屎者，宜大承气汤。(238)

病人不大便五六日，绕脐痛，烦躁，发作有时者，此有燥屎，故使不大便也。(239)

大下后，六七日不大便，烦不解，腹满痛者，此有燥屎也。所以然者，本有宿食故也，宜大承气汤。(241)

太阳病三日，发汗不解，蒸蒸发热者，属胃也，调胃承气汤主之。(248)

伤寒吐后，腹胀满者，与调胃承气汤。(249)

太阳病，若吐、若下、若发汗后，微烦，小便数，大便因硬者，与小承气汤和之愈。(250)

伤寒六七日，目中不了了，睛不和，无表里证，大便难，身微热者，此为实也，急下之，宜大承气汤。(252)

阳明病，发热汗多者，急下之，宜大承气汤。(253)

发汗不解，腹满痛者，急下之，宜大承气汤。(254)

腹满不减，减不足言，当下之，宜大承气汤。(255)

阳明少阳合病，必下利。其脉不负者，为顺也。负者，失也，互相克贼，名为负也。脉滑而数者，有宿食也，当下之，宜大承气汤。(256)

少阴病，得之二三日，口燥，咽干者，急下之，宜大承气汤。(320)

少阴病，自利清水，色纯青，心下必痛，口干燥者，可下之，宜大承气汤。(321)

少阴病，六七日，腹胀，不大便者，急下之，宜大承气汤。(322)

下利，谵语者，有燥屎也，宜小承气汤。(374)

【按语】

阳明发热的另一主要治法是用承气汤攻下。发病三日，汗之不解，蒸蒸发热，腹部有胀满者，用调胃承气汤。承气退热，原文强调里有燥屎，所谓热结。由于发热期后，紧跟着有低血压休克的可能，所以攻下必须谨慎，这样原文的反复强调就十分容易理解了。如果不是流行性出血热，临证中也许不必过分担心，相对可以放手。

只提白虎汤、承气汤，意犹未尽。或苦寒与攻下同用更好，所以栀子豉汤、黄芩汤、葛根芩连汤、大黄黄连泻心汤、白头翁汤等均可以作为备选方剂。作为状态的调整，着眼于症状的缓解，所以又有阳明病和少阴病的“三急下”，针对热不退、睛不和、便不解、痛不止等危急、危重的证情，应该即刻作出处理，可见阳明里热也有必须救逆者。

后世医家治疗热病，更多的是将阳明病与出血、斑疹、神昏、痉厥等联系起来看，所以增加的治法方药亦多，但总的还是以寒凉剂为基础，或加强力度，或扩展配伍，以求应手而效，如普济消毒饮、清瘟败毒饮、清营汤等。仲景用下法，后世用清热解毒，联系他们各自所面对的不同疾病，也就比较容易理解了。

3. 少阳发热

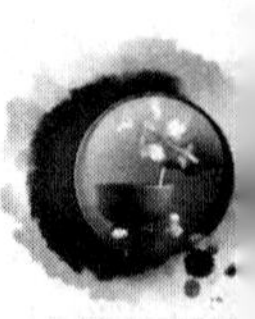

太阳病，十日以去，脉浮细而嗜卧者，外已解也。设胸满胁痛者，与小柴胡汤；脉但浮者，与麻黄汤。(37)

伤寒，五六日，中风，往来寒热，胸胁苦满，嘿嘿不欲饮食，心烦，喜呕，或胸中烦而不呕，或渴，或腹中痛，或胁下痞硬，或心下悸、小便不利，或不渴、身有微热，或咳者，小柴胡汤主之。(96)

血弱气尽，腠理开，邪气因入，与正气相搏，结于胁下。正邪分争，往来寒热，休作有时，嘿嘿不欲饮食。脏腑相连，其痛必下，邪高痛下，故使呕也，小柴胡汤主之。服柴胡汤已，渴者，属阳明，以法治之。(97)

得病六七日，脉迟浮弱，恶风寒，手足温，医二三下之，不能食，而胁下满痛，面目及身黄，颈项强，小便难者，与柴胡汤。后必下重，本欲饮水而呕者，柴胡汤不中与也。食谷者哕。(98)

伤寒四五日，身热，恶风，颈项强，胁下满，手足温而渴者，小柴胡汤主之。(99)

伤寒中风，有柴胡汤证，但见一证便是，不必悉具。凡柴胡汤病证而下之，若柴胡证不罢者，复与柴胡汤，必蒸蒸而振，却复发热汗出而解。（101）

【按语】

对于发热，立出少阳病证治以应对，临证十分必要。发病见到桂枝汤证五六日，现在又出现往来寒热等小柴胡汤证，还伴见若干或有症，不十分确定，但应该注意和了解。原文有时将小柴胡汤证精简为“呕而发热”一句话，甚至有时也可以忽略其他，只要抓住“寒热往来”即可，“但见一症便是”，也是提醒临床上要学会抓主症。少阳寒热往来，应属弛张热型（或双峰热），用麻黄汤和桂枝汤显然已经不合适，用白虎汤和承气汤也不能对应。此时证情趋于复杂，应该考虑用小柴胡汤轻升轻降，扶正达邪，多方兼顾。这样的做法，也可以看作是一步缓棋，药后观其动静，然后再考虑应对的措施。

太阳病，过经十余日，反二三下之，后四五日，柴胡证仍在者，先与小柴胡。呕不止，心下急，郁郁微烦者，为未解也，与大柴胡汤，下之则愈。（103）

伤寒十三日不解，胸胁满而呕，日晡所发潮热，已而微利，此本柴胡证，下之，以不得利，今反利者，知医以丸药下之，此非其治也。潮热者，实也，先宜服小柴胡汤以解外，后以柴胡加芒硝汤主之。（104）

阳明病，发潮热，大便溏，小便自可，胸胁满不去者，与小柴胡汤。（229）

阳明病，胁下硬满，不大便而呕，舌上白胎者，可与

小柴胡汤。上焦得通，津液得下，胃气因和，身濈然汗出而解。(230)

阳明中风，脉弦浮大而短气，腹部满，胁下及心痛，久按之气不通，鼻干不得汗，嗜卧，一身及目悉黄，小便难，有潮热，时时哕，耳前后肿。刺之小差，外不解，病过十日，脉续浮者，与小柴胡汤。(231)

本太阳病，不解，转入少阳者，胁下硬满，干呕不能食，往来寒热，尚未吐下，脉沉紧者，与小柴胡汤。(266)

呕而发热者，小柴胡汤主之。(379)

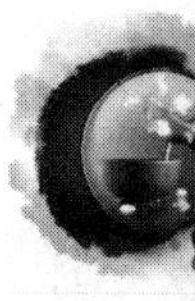

伤寒六七日，发热微恶寒，支节烦疼，微呕，心下支结，外证未去者，柴胡桂枝汤主之。(146)

伤寒五六日，已发汗而复下之，胸胁满，微结，小便不利，渴而不呕，但头汗出，往来寒热，心烦者，此为未解也，柴胡桂枝干姜汤主之。(147)

【按语】

当小柴胡汤证见到腹痛明显时，可以考虑改用大柴胡汤，习惯上称少阳阳明合病。柴胡汤的应用，强调胸胁部位的不适，或满或硬，伴有消化道症状，但不是主症，呕吐、二便通利与否均不为主，在一般的情况下应该用小柴胡汤。证情稍急、腹痛明显的用大柴胡汤，如发热伴有心下满痛，或见黄疸、呕吐等。由柴胡汤再引申出柴胡桂枝汤，外证（太阳）未去，心下已有支结，或汗下后仍往来寒热，且有胸胁满，微结，小便不利，用柴胡桂枝干姜汤。

小柴胡汤的治法在后世被化裁、扩展，如有蒿芩清胆汤。达原饮则减去人参、大枣、甘草的甘补，加重了清热药和温燥药力度，作为整体思路是对的，苦寒与温燥并举，辛开苦降，直接作用在中焦，而得到调整的是整个机体。临证中如何遣方用药有一定的技巧，必须认真体会，所以这一部分的内容有常有变，后世医家的临证用药经验也十分丰富多彩，不可忽视。

4. 发热期常见的伴随症状

（1）出血症状

凡服桂枝汤吐者，其后必吐脓血也。(19)

太阳病，脉浮紧，无汗，发热，身疼痛，八九日不解，表证仍在，此当当发汗。服药已微除，其人发烦目瞑，剧者必衄，衄乃解。所以然者，阳气重故也，麻黄汤主之。(46)

太阳病，脉浮紧，发热，身无汗，自衄者愈。(47)

伤寒脉浮紧，不发汗，因致衄者，麻黄汤主之。(55)

伤寒不大便六七日，头痛有热者，与承气汤。其小便清者，知不在里，仍在表也，当须发汗。若头痛者，必衄，宜桂枝汤。(56)

阳明病，口燥，但欲漱水，不欲咽者，此必衄。(202)

脉浮发热，口干鼻燥，能食者则衄。(227)

太阳病，以火熏之，不得汗，其人必躁，到经不解，必清血，名为火邪。(114)

脉浮热甚，而反灸之，此为实，实以虚治，因火而动，必咽燥吐血。(115)

【按语】

出血的症状，最早见到的要数衄血，所以太阳病的衄血引人注目，是个绕不过去的问题。原文说“衄乃解”，当属于病情轻浅者，只是临证所见之一，临床上衄而不解，也有可能。阳明病中见到衄血，证情当属严重，和太阳病的提法明显不同，用后世的观点看，应该是气营两燔了。见到衄血，再用麻黄汤和桂枝汤，应该注意，已经不一定合适了，所以原文（46）麻黄汤和原文（56）的桂枝汤应该接在“此当发汗”后。头痛如裂，又见衄血，往往提示病重（颅内压增高，也有可能颅内出血）。

衄血以往多称为“红汗”，颇费理解。一般释为邪郁不解，化热伤络，迫血妄行而致衄。出血多从阳热过盛解释，原文（55）认为是伤寒失汗致衄，也令人费解。见到衄血，又无明显的热象，故仍用麻桂发汗，这也是从整体出发的考虑，但临证必须谨慎。辛温求汗解，从表面看不错，但从流行性出血热的病理变化过程看，还是尽量不用辛温发散剂为妙。原文（86）有“衄家不可发汗”的告诫，这个“衄家”多释为“素易衄血之人”，其实应该是流行性出血热的见症之一，用辛温剂过汗以后，容易导致脑部病变，“额上陷脉紧急，直视不能眴，不得眠”。

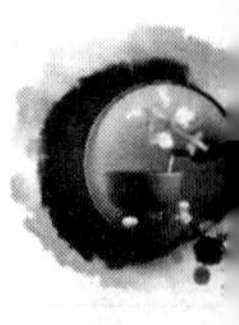

太阳病不解，热结膀胱，其人如狂，血自下，下者愈。其外不解者，尚未可攻，当先解其外，外解已，但少腹急结者，乃可攻之，宜桃核承气汤。（106）

太阳病六七日，表证仍在，脉微而沉，反不结胸，其人发狂者，以热在下焦，少腹当硬满，小便自利者，下血乃愈。所以然者，以太阳随经，瘀热在里故也。抵当汤主之。（124）

太阳病，身黄，脉沉结，少腹硬，小便不利者，为无血也。小便自利，其人如狂者，血证谛也，抵当汤主之。(125)

伤寒有热，少腹满，应小便不利，今反利者，为有血也，当下之，不可余药，宜抵当丸。(126)

阳明证，其人喜忘者，必有蓄血。所以然者，本有久瘀血，故令喜忘，屎虽硬，大便反易，其色必黑者，宜抵当汤下之。(237)

病人无表里证，发热七八日，虽脉浮数者，可下之。假令已下，脉数不解，合热则消谷喜饥，至六七日不大便者，有瘀血，宜抵当汤。(257)

【按语】

热结膀胱，太阳随经，瘀热在里，蓄血而见下血，用攻下也是一种方法，解表若用辛温显然已经不合适。小便自利者，肾脏损害未现。原文中提到“下血乃愈”，应该和“衄乃愈”互参，只是一种可能，并不绝对。小便不利，为无血，将小便利否作为观察或判断的指标之一，其实临证并不绝对，以往的讲法过于刻板、生硬。

原文所提的如狂、喜忘是发热伴有神经系统症状，提示证情危重，当属阳明。原文强调要与结胸鉴别，结胸的证情更加危重，一般要用甘遂类峻下逐水。而蓄血证的清热攻下祛瘀，通便的力量相对较缓。

蓄血的下血出自何方，历来有不同看法，原文所提大便色黑，应该是上消化道出血无疑；如果是子宫出血，应另外有热入血室证治；如果是尿血，原文应该提便血。从流行性出血热的角度看，也是消化道出血多见，而且最严重。此时，患者也许已经发生了弥散性血管内凝血，所以抵当汤丸的治疗，不仅针对局部，对全身也有作用。

妇人中风，发热恶寒，经水适来，得之七八日，热除而脉迟身凉。胸胁下满，如结胸状，谵语者，此为热入血室也，当刺期门，随其实而取之。(143)

妇人中风，七八日续得寒热，发作有时，经水适断者，此为热入血室，其血必结，故使如疟状，发作有时，小柴胡汤主之。(144)

妇人伤寒，发热，经水适来，昼日明了，暮则谵语，如见鬼状者，此为热入血室，无犯胃气及上二焦，必自愈。(145)

阳明病，下血谵语者，此为热入血室，但头汗出者，刺期门，随其实而泻之，濈然汗出而愈。(216)

【按语】

关于热入血室，原文仅有四条，在《金匮要略》的妇人杂病篇中也有收录。在六经的证治中，三条在太阳病，一条在阳明病，二条言“经水适来”，一条言“下血”，一条言“经水适断”(其血必结)。原文的叙述突出了几个要点：胸胁下满，如结胸；寒热往来，如疟状；谵语，如见鬼状。小柴胡汤之用，针对发热，其余有刺期门泄热。

热入血室一词，出自原文。热入血室与太阳病、阳明病、少阳病都相关。热入血室的处理应当有它的特殊之处。原文只提到小柴胡汤，考虑到了体虚而邪陷，这是热入血室证治的常，原文提出热入血室的治禁，无犯胃气及上中

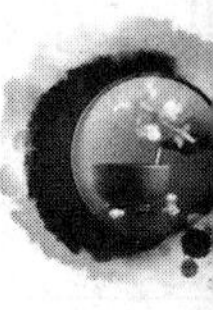

二焦，亦即汗下已不合适，后世提出小柴胡加清热或活血止血药，也可参考后世的清热凉血方药。两次提到刺期门以泻实，而婉转地提出禁用下法。据原文所述的寒热如疟状，胸胁满如结胸状，谵语如见鬼状，同时又见下血，大概不能算轻浅之证，治疗当参考后世方。

妇女的子宫出血，在流行性出血热的病程中既特殊亦常见，有着一定的特殊性，将此另立，提请注意，在临床上十分必要。我们也可以把热入血室和蓄血对照起来看，二者都是表邪内陷入里，都有发热、下血、腹部症状、精神或意识的异常，治疗也都要清热活血化瘀，用膀胱、下焦、血室等术语也无非是要表达邪入之深，病情之重，特别是一个“血”字，点到要害处。二者均已经离开了太阳，从用药反推，柴胡为少阳，承气为阳明，好像重心有偏在少阳和阳明的不同。当然，证情毫无疑问是以蓄血证更为重笃。

若脉数不解，而下不止，必协热便脓血也。(258)

少阴病，下利，便脓血者，桃花汤主之。(306)

少阴病，二三日至四五日，腹痛，小便不利，下利不止，便脓血者，桃花汤主之。(307)

少阴病，下利便脓血者，可刺。(308)

伤寒，先厥后发热，下利必自止，而反汗出，咽中痛者，其喉为痹。发热无汗，而利，必自止，若不止，必便脓血，便脓血者，其喉不痹。(334)

伤寒，发热四日，厥反三日，复热四日，厥少热多者，其病当愈。四日至七日，热不除者，必便脓血。(341)

下利，寸脉反浮数，尺中自涩者，必清脓血。(363)

下利，脉数而渴者，今自愈。设不差，必清脓血，以有热故也。(367)

【按语】

出血的情况，从太阳病到阳明病、到少阳病，此处少阴病也见出血，便脓血和发热相关，与下利相关，用桃花汤。作为少阴病要强调的是，患者的全身情况已经低下，或病程已长。

淋家不可发汗，发汗必便血。(84)

少阴病，八九日，一身手足尽热者，以热在膀胱，必便血也。(293)

少阴病，但厥，无汗，而强发之，必动其血，未知从何道出，或从口鼻，或从目出者，是名下厥上竭，为难治。(294)

恶寒，脉微而复利，利止，亡血也，四逆加人参汤主之。(385)

【按语】

此处原文所提的便血，当指尿血。肉眼血尿，病情严重，原因在于少阴厥而无汗，勉强发汗而动血，即加重出血。临床上肢体厥冷（低血压休克期）而又见到出血，病情当属重笃而难治。

师曰：夫脉浮，目睛晕黄，衄未止；晕黄去，目睛慧了，知衄今止。(2)

又曰：从春至夏衄者，太阳，从秋至冬衄者，阳明。(3)

病人面无色，无寒热。脉沉弦者，衄；浮弱，手按之

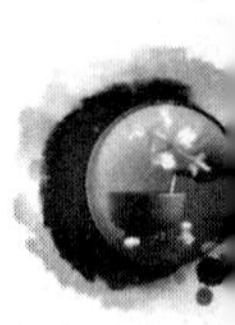

绝者，下血；烦咳者，必吐血。（5）

夫吐血，咳逆上气，其脉数而有热，不得卧者，死。（6）

亡血不可发其表，汗出即寒慄而振。（9）

病人胸满，唇痿舌青，口燥，但欲漱水，不欲咽，无寒热，脉微大来迟，腹不满，其人言我满，为有瘀血。（10）

病者如热状，烦满，口干燥而渴，其脉反无热，此为阴伏，是瘀血也，当下之。（11）

吐血不止者，柏叶汤主之。（14）

下血，先便后血，此远血也，黄土汤主之。（15）

下血，先血后便，此近血也，赤小豆当归散主之。（16）

心气不足，吐血、衄血，泻心汤主之。（17）

【按语】

如果将《伤寒论》中有关出血的原文和《金匮要略》“惊悸吐衄下血胸满瘀血病篇”的内容联系起来看，或许会有助于理解。吐衄下血，出血有急性、慢性，有大量、少量，也有可以顷刻危及生命者，必须及时作出处理。原文的内容一部分为诊断、预后，一部分为具体证治。前者和流行性出血热也有一定的联系，也有不少可参考处，而最有价值的当在后者证治上。

篇中对衄血、吐血、下血、瘀血，同时出方四首，上下、寒热、虚实，布局整齐且合理，可以作为参考。四首方剂中二首对吐衄，二首对下血，各又以虚寒、实热相对展开，随证施治，示人以规矩。四方中以泻心汤和黄土汤最为临证常用，苦寒直折，清热凉血止血和温中健脾益气摄血，亦是治疗的两端，出血属于极端情况，治求速效，非温即寒，一般不走和解的中间道路。瘀血而见口燥、胸满，当用下法，与《伤寒论》蓄血证的原文似乎亦有呼应。

原文所涉及的各种出血范围甚广，衄血、大便出血（便脓血）、尿血、唾脓血（吐血）、皮下出血（斑疹）等，讲得模糊一点，仅提“亡血”。可以说，出血这一症状，贯穿六经病证的始终，轻重不一，处理的方法也是丰富多变。

（2）胸腹膜炎

问曰：病有结胸，有藏结，其状何如？答曰：按之痛，寸脉浮，关脉沉，名曰结胸也。(128)

何谓藏结　答曰：如结胸状，饮食如故，时时下利，寸脉浮，关脉小细沉紧，名曰藏结。舌上白胎滑者，难治。(129)

藏结无阳证，不往来寒热，其人反静，舌上胎滑者，不可攻也。(130)

病胁下素有痞，连在脐旁，痛引少腹，入阴筋者，此名藏结，死。(167)

病发于阳，而反下之，热入因作结胸；病发于阴，而反下之，因作痞也。所以成结胸者，以下之太早故也。结胸者，项亦强，如柔痉状，下之则和，宜大陷胸丸。(131)

太阳病，脉浮而动数，浮则为风，数则为热，动则为痛，数则为虚，头痛发热，微盗汗出，而反恶寒者，表未解也。医反下之，动数变迟，膈内拒痛，胃中空虚，客气动膈，短气躁烦，心中懊憹，阳气内陷，心下因硬，则为结胸，大陷胸汤主之。若不结胸，但头汗出，余处无汗，剂颈而还，小便不利，身必发黄。(134)

伤寒六七日，结胸热实，脉沉而紧，心下痛，按之石

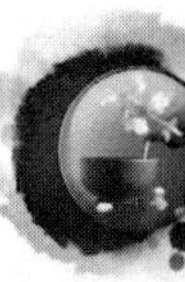

硬者，大陷胸汤主之。(135)

伤寒十余日，热结在里，复往来寒热者，与大柴胡汤，但结胸，无大热者，此为水结在胸胁也，但头微汗出者，大陷胸汤主之。(136)

太阳病，重发汗而复下之，不大便五六日，舌上燥而渴，日晡所小有潮热，从心下至少腹硬满而痛，不可近者，大陷胸汤主之。(137)

【按语】

原文强调结胸当与脏结鉴别，脏结无阳证，苔滑白，此为阴寒之证，胁下素有痞块，连到脐旁，痛引少腹，入阴筋，饮食如故，时时下利，相当于现今的什么病呢？下法误用会导致结胸和痞证，结胸发于阳，痞证发于阴，阴阳是否可以作为体质来理解呢？下之太早成结胸，有可能，但不绝对。原文提“结胸，项亦强如柔痉状”，此为腹膜炎同时存在脑膜刺激征或颅内压增高，用下法应当有效。如果没有结胸，而见到小便不利，身必发黄，很明显肝肾同时出现了损害。

原文有关结胸的主要描述，可以大致归纳如下：心下痛，按之石硬；从心下至少腹硬满而痛不可近；心下满而硬痛，头项强痛或眩冒，时如结胸者，心下痞硬；发热，汗出，发作有时；头痛，痞硬满引胁下痛，干呕，短气等。原文所举的这些，有的可以联系起来看，应该是一系列互相关联的症状，都和渗出增多相关，胸膜炎、腹膜炎、颅内压增高，消化道和呼吸道的症状也都可以伴见。

太阳病，二三日，不能卧，但欲起，心下必结，脉微

弱者，此本有寒分也。反下之，若利止，必作结胸；未止者，四日复下之；此作协热利也。(139)

病在阳，应以汗解之，反以冷水潠之，若灌之，其热被劫不得去，弥更益烦，肉上粟起，意欲饮水，反不渴者，服文蛤散；若不差者，与五苓散。寒实结胸，无热证者，与三物小陷胸汤。白散亦可服。(141)

太阳与少阳并病，头项强痛，或眩冒，时如结胸，心下痞硬者，当刺大椎第一间、肺俞、肝俞，慎不可发汗，发汗则谵语。脉弦，五日谵语不止，当刺期门。(142)

伤寒五六日，呕而发热者，柴胡汤证具。而以他药下之，柴胡证仍在者，复与柴胡汤。此虽已下之，不为逆，必蒸蒸而振，却发热汗出而解。若心下满而硬痛者，此为结胸也，大陷胸汤主之。但满而不痛者，此为痞，柴胡不中与之，宜半夏泻心汤。(149)

太阳少阳并病，而反下之，成结胸，心下硬，下利不止，水浆不下，其人心烦。(150)

太阳中风，下利呕逆，表解者，乃可攻之。其人漐漐汗出，发作有时，头痛，心下痞硬满，引胁下痛，干呕短气，汗出不恶寒者，此表解里未和也，十枣汤主之。(152)

【按语】

寒实结胸的治疗，有三物白散，用温散通利的方法来破结，也是临证的选择之一。同样是腹部症状，需要注意的还有柴胡汤证（呕而发热，胸胁苦满用小柴胡汤，按之心下满痛用大柴胡汤）和半夏泻心汤证（心下满而不痛）。

最后提出用十枣汤的攻逐，这应该和大陷胸的治法基

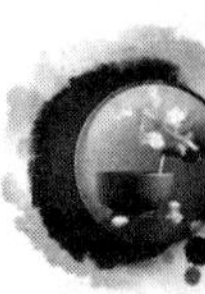

本相同。原文（152）条所提应该更加接近胸膜炎。胸腹膜的炎症或腔隙内液体大量渗出，造成一定的症状，为了尽快缓解急迫症状，用攻下逐水的方法是有一定效果的，但过早运用又不合适，临证如何把握时机，需要经验和技巧，既要谨慎，又要大胆。作为一般规律，强调表解者乃可攻之，即下法不可过早运用。

伤寒吐下后，发汗，虚烦，脉甚微，八九日心下痞硬，胁下痛，气上冲咽喉、眩冒，经脉动惕者，久而成痿。（160）

病如桂枝证，头不痛，项不强，寸脉微浮，胸中痞硬，气上冲喉咽，不得息者，此为胸有寒也，当吐之，宜瓜蒂散。（166）

太阳少阳并病，心下硬，颈项强而眩者，当刺大椎、肺俞、肝俞，慎勿下之。（171）

病人手足厥冷，脉乍紧者，邪结在胸中，心下满而烦，饥不能食者，病在胸中，当须吐之，宜瓜蒂散。（355）

【按语】

胸中痞硬，邪结在胸中，胸有寒饮，则当吐之而出，宜瓜蒂散。用瓜蒂散的吐，来缓解结胸，似不可理解，但若结合气上冲咽喉，眩冒，不得息，也许还有心动过速，用吐法有一时的缓解作用，就像桂枝去芍药加蜀漆牡蛎龙骨救逆汤中的蜀漆用法那样。脉一下子紧，用吐法调整，颈项强而眩，慎勿下之，对结胸的下仍应注意把握时机，即应注意全身情况，特别是注意观察有无低血压休克倾向。

结胸，在《伤寒论》中也是一个重点话题，必须正视。

从流行性出血热的角度，似乎可以轻松理解。结胸在整个病程中本来是比较多见的，也并非一定是由于误下而成，相反结胸本身倒是要靠下法来缓解。但下法又必须慎用，因为如果胸腹部症状和低血压休克重叠，问题就相当复杂了，处理上会进退维谷，颇费周旋。结胸的治法应归于阳明病的寒泻，承气荡热，陷胸泻水。甘遂的峻逐攻下，在过去的临床证治中缓解急迫的功用亦大，不可低估。

(3) 神经系统（脑部）症状

太阳病，头痛至七日以上自愈者，以行其经尽故也。若欲作再经者，针足阳明，使经不传则愈。(8)

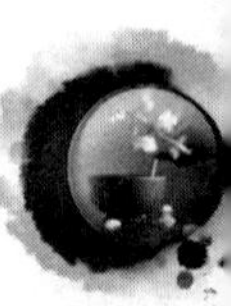

太阳病，项背强几几，反汗出恶风者，桂枝加葛根汤主之。(14)

服桂枝汤，或下之，仍头项强痛，翕翕发热，无汗，心下满微痛，小便不利者，桂枝去桂加茯苓白术汤主之。(28)

太阳病，项背强几几，无汗，恶风，葛根汤主之。(31)

【按语】

发热初期，在太阳病中就可以见到颈项强，或许是脑膜刺激征，和颅内压增高有关。一般解释为太阳经输不利，邪阻经脉或津液输布不利，不能滋养筋脉，严重的应该称为痉病了。治疗上虽然仍可用汗法，但已经注意到要避开麻黄汤的辛温发散，而用调和营卫的桂枝汤加减，重点在调整体液的输布，调和气血的往来开合，葛根汤的治疗其实亦可看作是桂枝汤加减变化而成。

伤寒八九日，下之，胸满烦惊，小便不利，谵语，一身尽重，不可转侧者，柴胡加龙骨牡蛎汤主之。(107)

伤寒，脉浮，医以火迫劫之，亡阳。必惊狂，卧起不安者，桂枝去芍药加蜀漆牡蛎龙骨救逆汤主之。(112)

火逆下之，因烧针烦躁者，桂枝甘草龙骨牡蛎汤主之。(118)

太阳伤寒者，加温针必惊也。(119)

【按语】

下后烦躁、心悸、谵语、小便不利、身重不可转侧，用柴胡加龙骨牡蛎汤，该方的治疗兼顾到了各方面的情况，此亦可视为临证中的一步缓棋。若见到惊狂不安，属亡阳重症，则必须及时救逆，以桂枝汤除去芍药，甘温复阳为主，同时配入蜀漆、龙骨、牡蛎以安神镇定。

如果证情比较轻缓的，则用桂枝甘草龙骨牡蛎汤亦可，再简单一点，则有桂枝甘草汤。

伤寒若吐若下后不解，不大便五六日，上至十余日，日晡所发潮热，不恶寒，独语如见鬼状。若剧者，发则不识人，循衣摸床，惕而不安（一云顺衣妄撮，怵惕不安），微喘直视，脉弦者生，涩者死。微者，但发热谵语者，大承气汤主之。若一服利，则止后服。(212)

阳明病，其人多汗，以津液外出，胃中燥，大便必硬，硬则谵语，小承气汤主之。若一服谵语止者，更莫后服。(213)

阳明病，谵语发潮热，脉滑而疾者，小承气汤主之。因与承气汤一升，腹中转气者，更服一升，若不转气者，

勿更与之。明日又不大便，脉反微涩者，里虚也，为难治，不可更与承气汤也。(214)

阳明病，谵语有潮热，反不能食者，胃中必有燥屎五六枚也；若能食者，但硬耳。宜大承气汤下之。(215)

三阳合病，腹满身重，难以转侧，口不仁，面垢，谵语，遗尿。发汗则谵语；下之则额上生汗，手足逆冷。若自汗出者，白虎汤主之。(219)

二阳并病，太阳经罢，但发潮热，手足漐漐汗出，大便难而谵语者，下之则愈，宜大承气汤。(220)

【按语】

阳明腑实证见到谵语，大便难，下之愈。胃热上熏心包，热扰心神，急用下法，所谓釜底抽薪，撤去积滞，邪热一退，心神即安。后世则作为心包证来加以强调，提出清热凉血开窍的治法。

心包证为脑部中枢神经系统受累后出现的症状。原文中提出的伴随症状主要有：不识人、循衣摸床、怵惕不安、直视、独语如见鬼状等。此时的治疗，一要清热，二要攻下，二者兼行，取效更捷。当然，用下法亦有风险，如果见到额汗、肢冷，则已经病及少阴，实属危象，是否能够攻下就要慎重考虑了。

太阳病，发热无汗，反恶寒者，名曰刚痉。(1)

太阳病，发热汗出，而不恶寒，名曰柔痉。(2)

太阳病，发热，脉沉而细者，名曰痉，为难治。(3)

太阳病，发汗太多，因致痉。(4)

夫风病，下之则痉，复发汗，必拘急。(5)

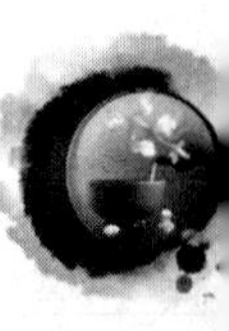

疮家，虽身疼痛，不可发汗，汗出则痉。(6)

病者，身热足寒，颈项强急，恶寒，时头热，面赤，目赤，独头动摇，卒口噤，背反张者，痉病也。若发其汗者，寒湿相得，其表益虚，即恶寒甚。发其汗已，其脉如蛇。(7)

暴腹胀大者，为欲解。脉如故，反伏弦者痉。(8)

夫痉脉，按之紧如弦，直上下行。(9)

痉病有灸疮，难治。(10)

太阳病，其证备，身体强，几几然，脉反沉迟，此为痉，瓜蒌桂枝汤主之。(11)

太阳病，无汗而小便反少，气上冲胸，口噤不得语，欲作刚痉，葛根汤主之。(12)

痉为病，胸满，口噤，卧不着席，脚挛急，必龂齿，可与大承气汤。(13)

【按语】

《伤寒论》中痉湿暍病已有另立，《金匮要略》中又见痉湿暍病篇，可见这些内容的重要。外邪所致的痉（病起有发热)，称外感痉病。也有误治成痉，虽未出方，但可以从汗下的三方中体悟，所谓汗下可以治痉，汗下又可以致痉。对《金匮要略》中痉病的证治，后世医家有提出疑问，认为证治不符，亦即原文描述的证情危急严重，而所用的方药嫌轻、嫌少。其实《金匮要略》中提到痉的地方不限于本篇，所指的情况也各有不同，如第一篇中"其目正圆者，痉，不治"。

痉病从太阳始，表示感受外邪明显。称《金匮要略》

的痉病为外感痉病，即因初起有表证，故治疗拟用汗法。但痉病极易热化，所以痉病又有津亏而筋脉失养的内因，故又必须在治疗中注意泄热而顾护津液，发汗也不可径用辛温峻剂。一旦邪入阳明，热盛津亏明显，则又当早用大承气汤通腑泄热以祛热邪而存阴液。

从流行性出血热的角度，也许容易理解为什么痉病在六经之外的《金匮要略》中又出现。原文描述数第七条最为典型，脑炎、颅内压增高的可能性极大。此为病邪从太阳化热入阳明之里，以大承气汤的攻下取效，此时只有急下或许才能缓解，不能有丝毫犹豫，必要时甚至可以投用甘遂。如果与颅内压增高无关，主要由高热所致一时性的抽搐，那么仅用退热即可，当然大承气汤仍然在选用之例。

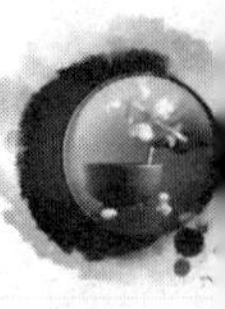

(4) 消化系统（腹部）症状

太阳与阳明合病者，必自下利，葛根汤主之。(32)

太阳与阳明合病，不下利，但呕者，葛根加半夏汤主之。(33)

太阳病，桂枝证，医反下之，利遂不止，脉促者，表未解也；喘而汗出者，葛根黄芩黄连汤主之。(34)

太阳与少阳合病，自下利者，与黄芩汤，若呕者，黄芩加半夏生姜汤主之。(172)

【按语】

太阳表证如果又见到下利等消化道症状时，可以看作太阳阳明合病或太阳少阳合病，用葛根汤或黄芩汤加半夏生姜，也可以用葛根芩连汤。用药选择葛根和芍药、黄芩和黄连、黄芩和芍药，偏向于苦寒降下，但也不排除可以配伍麻黄、桂枝，如果将这些药全部合在一起，那就是辛苦寒的治法，后世的凉膈散、防风通圣散等方药应该是从此处变化而出，辛温与苦寒并投，或多用苦寒，少加辛温，从整体看，也是辛开苦降法的变化之一。

发汗后，腹胀满者，厚朴生姜半夏甘草人参汤主之。(66)

发汗已，脉浮数，烦渴者，五苓散主之。(72)

伤寒，汗出而渴者，五苓散主之；不渴者，茯苓甘草汤主之。(73)

中风，发热，六七日不解而烦，有表里证，渴欲饮水，水入则吐者，名曰水逆，五苓散主之。(74)

【按语】

腹胀满，一般可以考虑用厚朴除满，人参补虚，半夏、生姜降逆止呕，治法当属太阴病的温补、燥湿、和胃。烦渴甚欲饮而无力运化水津者，此为中阳不健，以五苓散通阳、化气、利水。口渴不甚，里水已停，则用茯苓、桂枝、生姜、甘草，用生姜之温，以利水津四布，也是一种微调方法。

发汗后，水药不得入口为逆，若更发汗，必吐下不止。发汗吐下后，虚烦不得眠，若剧者，必反复颠倒，心中懊侬，栀子豉汤主之；若少气者，栀子甘草豉汤主之；若呕者，栀子生姜豉汤主之。(76)

发汗，若下之，而烦热、胸中窒者，栀子豉汤主之。(77)

伤寒五六日，大下之后，身热不去，心中结痛者，未

欲解也，栀子豉汤主之。(78)

伤寒，医以丸药大下之，身热不去，微烦者，栀子干姜汤主之。(80)

阳明病，不吐不下，心烦者，可与调胃承气汤。(207)

阳明病，下之，其外有热，手足温，不结胸，心中懊憹，饥不能食，但头汗出者，栀子豉汤主之。(228)

下利后，更烦，按之心下濡者，为虚烦也，宜栀子豉汤。(375)

伤寒下后，心烦，腹满，卧起不安者，栀子厚朴汤主之。(79)

伤寒，厥而心下悸，宜先治水，当服茯苓甘草汤，却治其厥。不尔，水渍入胃，必作利也。(356)

伤寒，四五日，腹中痛，若转气下趣少腹者，此欲自利也。(358)

【按语】

栀子豉汤证，见到心中懊憹，烦热，胸中窒，心中结痛等，身热尚在。栀子豉汤，属于苦寒轻剂的用法，有点类似小陷胸汤，但更加简练单纯些。气机郁滞，胃脘或闷或痛，前提是必须排除结胸。手足温，心下濡，汗吐下之后，有形之邪已减，但肠胃功能尚未恢复，知饥而不能食，有热而汗已出，说明已经不是虚寒证了。栀子豉汤加甘草，加生姜，或改用干姜等，都是用药上的微调，如果没有用过吐下之剂而见烦躁者，那么不妨也可以先用承气汤攻一下再说。

伤寒，阳脉涩，阴脉弦，法当腹中急痛，先与小建中

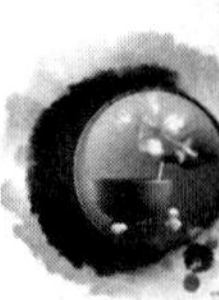

汤，不差者，小柴胡汤主之。(100)

伤寒二三日，心中悸而烦者，小建中汤主之。(102)

小结胸病，正在心下，按之则痛，脉浮滑者，小陷胸汤主之。(138)

伤寒，胸中有热，胃中有邪气，腹中痛，欲呕吐者，黄连汤主之。(173)

【按语】

对于腹痛，此处给出了几张方剂可供选择。小建中汤证腹中急痛（心中悸烦），小建中汤重用芍药，有缓急止痛之效，若表邪入里化热而悸烦，可重用芍药，而饴糖可以考虑去除。小陷胸汤证对应于小结胸，心下触痛，也可能是胃脘的症状，瓜蒌、黄连清热行气、半夏降逆，堪称经典配伍。胸热胃寒而致腹痛、呕吐，黄连清热，干姜、半夏、桂枝温升，很明显，作为辛开苦降之方，温药升散的力量有所加强，黄连汤也可以看作是半夏泻心汤的改版。

太阳病，下之，其脉促，不结胸者，此为欲解也。脉浮者，必结胸；脉紧者，必咽痛；脉弦者，必两胁拘急；脉细数者，头痛未止；脉沉紧者，必欲呕；脉沉滑者，协热利；脉浮滑者，必下血。(140)

脉浮而紧，而复下之，紧反入里，则作痞，按之自濡，但气痞耳。(151)

心下痞，按之濡，其脉关上浮者，大黄黄连泻心汤主之。(154)

心下痞，而复恶寒汗出者，附子泻心汤主之。(155)

伤寒，汗出解之后，胃中不和，心下痞硬，干噫食臭，

胁下有水气，腹中雷鸣，下利者，生姜泻心汤主之。(157)

伤寒中风，医反下之，其人下利日数十行，谷不化，腹中雷鸣，心下痞硬而满，干呕心烦不得安，医见心下痞，谓病不尽，复下之，其痞益甚，此非结热，但以胃中虚，客气上逆，故使硬也，甘草泻心汤主之。(158)

伤寒服汤药，下利不止，心下痞硬。服泻心汤已，复以他药下之，利不止，医以理中与之，利益甚。理中者，理中焦，此利在下焦，赤石脂禹余粮汤主之。复不止者，当利其小便。(159)

伤寒，发汗，若吐若下，解后心下痞硬，噫气不除者，旋覆代赭汤主之。(161)

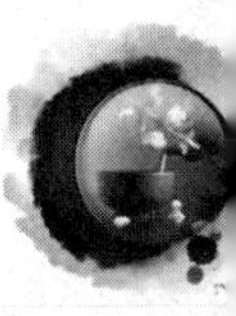

太阳病，外证未除，而数下之，遂协热而利，利下不止，心下痞硬，表里不解者，桂枝人参汤主之。(163)

伤寒发热，汗出不解，心中痞硬，呕吐而下利者，大柴胡汤主之。(165)

伤寒，本自寒下，医复吐下之，寒格，更逆吐下，若食入口即吐，干姜黄芩黄连人参汤主之。(359)

【按语】

因为在流行性出血热的病程中常见胃肠道的症状，心中痞，上呕，下利（肠鸣）和太阴病的呕利腹满痛相近。但太阴温补用理中丸或四逆辈。而半夏泻心汤辛开、苦降、温补三管齐下，相对稳妥。心下一般理解为上腹部，胃中不和，干噫食臭，腹中雷鸣，腹部触诊一般按之柔软，但也有痞硬者，病情也要相对重些，故有甘草生姜泻心汤之用。

原文（140）条从太阳病引出若干可能性，结胸、咽痛、头痛不止、呕利、下血，病情变化多端，则非流行性出血热莫属了。作为治疗，有偏向阳明病纯用寒泻如大黄黄连泻心汤，或寒温并投用附子泻心汤，或用理中温补，或用赤石脂禹余粮涩肠止泻，或用旋覆代赭汤降逆止呕，也有见到寒热往来而选用大柴胡汤的。罗列各种治法方药，可备选用，考虑亦属周全。更有干姜芩连人参汤，此则为辛开苦降甘补的缩略版。

阳明病，若能食，名中风；不能食，名中寒。(190)

阳明病，若中寒者，不能食，小便不利，手足濈然汗出，此欲作固瘕，必大便初硬后溏。所以然者，以胃中冷，水谷不别故也。(191)

若胃中虚冷，不能食者，饮水则哕。(226)

本太阳病，医反下之，因而腹满时痛者，属太阴也，桂枝加芍药汤主之；大实痛者，桂枝加大黄汤主之。(279)

问曰：病有霍乱者何？答曰：呕吐而利，此名霍乱。(382)

问曰：病发热，头痛，身疼，恶寒，吐利者，此属何病？答曰：此名霍乱。霍乱自吐下，又利止，复更发热也。(383)

霍乱，头痛，发热，身疼痛，热多欲饮水者，五苓散主之；寒多不用水者，理中丸主之。(386)

伤寒，大吐、大下之，极虚，复极汗者，其人外气怫郁，复与之水，以发其汗，因得哕，所以然者，胃中寒冷故也。(380)

【按语】

阳明病，以能食不能食分中风、中寒，寒重者不能食，小便不利，大便先硬后溏。胃中冷，当是脾虚，运化不健，则水谷不分，甚至饮水亦哕。腹满痛与太阴病有涉，太阴病用桂枝汤亦可，加芍药缓急止痛。大实痛，实指有形积滞，则需改用大黄的攻下了。

霍乱病也以呕利等胃肠道症状为主，但原文中提到有发热、头痛、身疼、恶寒，看来和流行性出血热还是相关联的，也许并非我们平时讲的仅仅是急性胃肠炎的问题。既然如此，霍乱病与太阴病的区别何在？二者并举有何实际价值？太阴病一般不提发热，但霍乱病的治法方药仍然在六经病证治的范围中，也许本来是一个病，古人分在两处了。原文提出五苓散证与理中丸证的区别，在于热多欲饮，或寒多不饮，此处的寒热可以理解为机体的强弱。原文的表述，阳明病亦有中寒，这样就容易与太阴病混淆，古人不分，今人应该清楚。其实为了临床上的方便实用，还是提实则阳明（热）、虚则太阴（寒）为好，简单明了，也容易把握。

食谷欲呕，属阳明也，吴茱萸汤主之。得汤反剧者，属上焦也。(243)

少阴病，吐利，手足逆冷，烦躁欲死者，吴茱萸汤主之。(309)

干呕，吐涎沫，头痛者，吴茱萸汤主之。(378)

脉浮而迟，表热里寒，下利清谷者，四逆汤主之。(225)

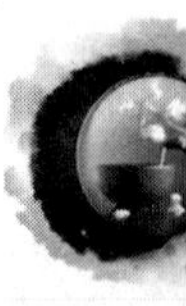

少阴病，下利，白通汤主之。(314)

【按语】

吴茱萸汤出现在阳明病和少阴病中，阳明与少阴是两个极端，一为实热，一为虚寒。主症是呕吐，少阴病见肢冷，烦躁欲死，也许快接近休克，干呕，吐涎沫，头痛也不限于一般胃肠道的问题了，吴茱萸和人参的配伍也是一种用法。下利而见全身情况低下，应该属于少阴病的范围了，治疗必须用四逆汤、白通汤加减。

少阴病，四逆，其人或咳，或悸，或小便不利，或腹中痛，或泄利下重者，四逆散主之。(318)

少阴病，下利六七日，咳而呕渴，心烦不得眠者，猪苓汤主之。(319)

热利下重者，白头翁汤主之。(371)

下利，欲饮水者，以有热故也，白头翁汤主之。(373)

【按语】

少阴病见到四肢逆冷，又是四逆散的用法。四逆散证的重点应该注意原文中提到的或有症，咳嗽、心悸、腹痛、下利、小便不利等，用药以清热行气通利为主。下利而见咳、呕、渴、心烦不得眠者，用偏于凉润通利的猪苓汤。热利则用白头翁汤，里急后重似痢疾，论病机和治法应该归入阳明病的范围，而论病情则放在厥阴病中亦可。

(5) 斑疹（咽部症状）

烧针令其汗，针处被寒，核起而赤者，必发奔豚。气从少腹上冲心者，灸其核上各一壮，与桂枝加桂汤，更加桂枝二两也。(117)

阳明病，但头眩，不恶寒，故能食而咳，其人咽必痛。若不咳者，咽不痛。(198)

少阴病，下利，咽痛，胸满，心烦，猪肤汤主之。(310)

少阴病，二三日，咽痛者，可与甘草汤，不差，与桔梗汤。(311)

少阴病，咽中伤，生疮，不能语言，声不出者，苦酒汤主之。(312)

少阴病，咽中痛，半夏散及汤主之。(313)

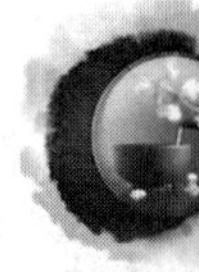

【按语】

烧针后，核起而赤，气上冲心，此和流行性出血热的临床表现亦有关联。现有报告，临床上流行性出血热的病人可以见到以注射针孔为中心的红斑（皮下出血或血肿）。咽痛大多归在少阴病，所用药物为猪肤、苦酒、甘草、半夏等。咽痛严重者也有见到唾脓血的，证情复杂的如升麻麻黄汤证，也有用清热解毒活血散瘀剂，如《金匮要略》中阴阳毒的升麻鳖甲汤。

狐惑之为病，状如伤寒，默默欲眠，目不得闭，卧起不安，蚀于喉为惑，蚀于阴为狐，不欲饮食，恶闻食臭，其面目乍赤、乍黑、乍白，蚀于上部则声喝，甘草泻心汤主之。(10)

病者脉数，无热，微烦，默默但欲卧，汗出，初得之三四日，目赤如鸠眼；七八日，目四眥黑，若能食者，脓已成也，赤豆当归散主之。(13)

阳毒之为病，面赤斑斑如锦纹，咽喉痛，唾脓血，五

日可治，七日不可治，升麻鳖甲汤主之。(14)

阴毒之为病，面目青，身痛如被杖，咽喉痛，五日可治，七日不可治，升麻鳖甲汤去雄黄蜀椒主之。(15)

【按语】

《金匮要略》中的狐惑阴阳毒病，也可以从流行性出血热的角度来解释咽部症状、眼部症状、阴部症状等。狐惑状如伤寒，默默但欲卧，不欲饮食，恶闻食臭，若能食，脓已成。目赤如鸠眼，一般我们解释为虹膜睫状体炎。

《金匮要略》的阴阳毒也可以和出血热联系，适当联系相关的文献会更加明白。后人有伤寒不发斑疹的说法，其实是个误解，疫病有斑疹，于是有疫疹之称，斑疹的证治遂成为后来温病学派的独到。余霖认为也许仲景之书原来有此内容，而后来遗失，以致后世立说纷纷，河间的清热解毒有高人之见，可惜后人未广其说而反以为偏。提出斑疹不可发表，提到鼻衄、齿衄、下血、便血、目赤（红丝绕目）、狐惑，提到头痛、目痛似伤寒。这些描述倒也和流行性出血热暗合。

《脉经》中对阴阳毒病的描述如下：“阳毒之为病，身重腰背痛，烦闷不安，或狂或走，或见鬼，或吐血下利，其脉浮大数，面赤斑斑如锦纹，咽喉痛，唾脓血，五日可治，至七日不可治也。有伤寒一二日便成阳毒，或服药吐下后变成阳毒，升麻汤主之。”

“阴毒之为病，身重背强，腹中绞痛，咽喉不利，毒气攻心，心下坚强，短气不得息，呕逆，唇青面黑，四肢厥冷，其脉沉细紧数，身如被打，五六日可治，至七日不可治也。或伤寒初病一二日便结成阴毒，或服药六七日上至十日变成阴毒，甘草汤主之。”

《脉经》的描述比《金匮要略》详细得多，阳毒为热毒亢盛，甚或见有精神失常、意识障碍、出血等症，阴毒为邪毒内陷，甚或见有腹痛、肢冷、唇青、面黑等症。而且治疗也有不同，分别选用升麻汤和甘草汤。

《肘后备急方》中的描述：“初得伤寒，便身重，腰背烦闷不已，脉浮，面赤斑斑如锦文，咽痛，或下痢，或狂言欲走。此名中阳毒，五日可治，过此死。”“若身重背强，蛰蛰如被打，腹中痛，心下强，短气，呕逆，唇青面黑，四肢冷，脉沉细而紧，此名中阴毒，五日可治，过此死。用甘草 升麻 当归 蜀椒 鳖甲”

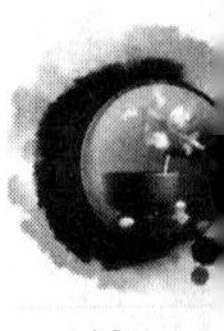

从《外台秘要》可以窥见《小品方》对阴阳毒病的记载，其文字具体如下：

“升麻汤，疗伤寒一二日，便成阳毒，或服药吐下之后，变成阳毒，身肿，腰背痛，烦闷不安，狂言、或走、或见神鬼、或吐血下利，其脉浮大数，面赤斑斑如锦文，喉咽痛，唾脓血，五日可疗，至七日不可疗也。”

“甘草汤，疗伤寒初病一二日，便结成阳毒，或服汤药六七日以上，至十日，变成阴毒，身重背强，腹中绞痛，喉咽不利，毒气攻心，心下坚强，短气不得息，呕逆，唇青面黑，四肢厥冷，其脉沉细紧数。仲景云：此阴毒之候，身如被打，五六日可疗，至七日不可疗也。”

《小品方》的成书年代接近《脉经》，故二者文字大体相仿，且出方亦同。升麻汤和甘草汤的具体药物组成与

《金匮要略》的升麻鳖甲汤大同小异，如升麻汤由升麻、当归、蜀椒、雄黄、栀子、桂心、甘草、鳖甲组成；甘草汤由甘草、升麻、当归、蜀椒、鳖甲组成。

至明清时代，赵献可要言不烦地指出：“此阴阳二毒专感天地疫疠非常之气，沿家传染，所谓时疫证也。”用疫疠之气将阴阳毒的病因收住，强调了阴阳毒是疫毒造成的传染病。

（6）黄疸

阳明病，无汗，小便不利，心中懊憹者，身必发黄。(199)

阳明病，被火，额上微汗出，而小便不利者，必发黄。(200)

阳明病，脉迟，食难用饱，饱则微烦，头眩，必小便难，此欲作谷疸。虽下之，腹满如故，所以然者，脉迟故也。(195)

伤寒，发汗已，身目为黄，所以然者，以寒湿在里，不解故也。以为不可下也，于寒湿中求之。(259)

阳明病，发热汗出者，此为热越，不能发黄也。但头汗出，身无汗，剂颈而还，小便不利，渴饮水浆者，此为瘀热在里，身必发黄，茵陈蒿汤主之。(236)

伤寒七八日，身黄如橘子色，小便不利，腹微满者，茵陈蒿汤主之。(260)

伤寒，身黄发热，栀子柏皮汤主之。(261)

伤寒，瘀热在里，身必黄，麻黄连翘赤小豆汤主之。(262)

【按语】

身黄，一般要到阳明病的阶段才出现，即和热盛相关。原文多次提小便不利，强调腹部症状，故在病机上又强调湿。从现在看似乎和肾脏的损害亦相关，原文反复提出寒、瘀热在里，身必黄。寒湿亦可发黄，瘀热可以苦寒清热通利，寒湿则用药不可过于寒凉，这是由患者的体质或机体反应所决定的。

用清利的方法缓解症状，肝肾功能应该都可以得到改善，《金匮要略》中茵陈蒿汤原文提“一宿腹减，黄从小便去”，原文中提到“小便正赤”，如果赤为肉眼血尿，是否提示肾脏的严重损害？大黄硝石汤证亦提到“尿赤”。可见黄疸既有肝脏和胃肠功能的障碍，也可以见到肾脏功能的损害，同时伴有出血症状。

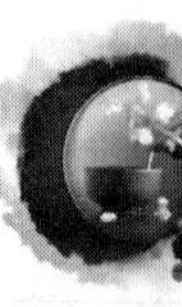

师曰：病黄疸，发热烦喘，胸满口燥者，以病发时，火劫其汗，两热所得。然黄家所得，从湿得之。一身尽发热而黄，肚热，热在里，当下之。(8)

脉沉，渴欲饮水，小便不利者，皆发黄。(9)

腹满，舌萎黄，燥不得睡，属黄家。(10)

黄疸之病，当以十八日为期，治之十日以上瘥，反剧者为难治。(11)

疸而渴者，其疸难治；疸而不渴者，其疸可治。发于阴部，其人必呕；阳部，其人振寒而发热也。(12)

谷疸之为病。寒热不食，食即头眩，心胸不安，久久发黄，为谷疸。茵陈蒿汤主之。(13)

诸病黄家，但利其小便；假令脉浮，当以汗解之，宜

桂枝加黄芪汤主之。(16)

诸黄，猪膏发煎主之。(17)

黄疸病，茵陈五苓散主之。(18)

黄疸腹满，小便不利而赤，自汗出，此为表和里实，当下之，宜大黄硝石汤。(19)

黄疸病，小便色不变，欲自利，腹满而喘，不可除热，除热必哕。哕者，小半夏汤主之。(20)

诸黄，腹痛而呕者，宜柴胡汤。(21)

男子黄，小便自利，当与虚劳小建中汤。(22)

【按语】

以上是《金匮要略》中有黄疸病证治的内容，这些可以和《伤寒论》互参，其实二者互有呼应。茵陈蒿汤加减无疑成为湿热黄疸的正治，但《金匮要略》中的内容涵盖更广，也许带有后人整理归纳的痕迹。谷疸的“谷”字，偏重在症状的强调，原文叙述中反复出现“食谷即眩”、“食即为满”、“寒热不食”等的描述，此有类于发病过程中所见到的消化道症状及全身的不适（如四肢苦烦等）。

原文强调“诸病黄家，但当利其小便”，黄疸和小便不利可以有关联，但并不一定存在着必然的联系。排除小便色赤，如见到小便自利，则一般进入多尿期，或者接近恢复期了，故治疗上可以考虑用虚劳小建中汤。

《金匮要略》中把黄疸提出来，作为一个病来对待，罗列各种不同的处理，如发汗用桂枝加黄芪汤，通便用猪膏发煎等。原文所说的“黄疸治之十日以上瘥”，与流行性出血热的病程进展也大体上相符合。原文提到的“疸而渴者，其疸难治；疸而不渴者，其疸可治”，以口渴与否来提示治疗的难易，大约渴者为瘀热重，不渴者偏于寒湿，临床上一般热盛者变化多端，而湿重者相对缠绵，不至于立刻出现危重证情，这多少也能够反映出临证的一般规律。

（7）其他

① 身痛（湿病）

病发热，头痛，脉反沉，若不差，身体疼痛，当救其里，宜四逆汤。(92)

伤寒，八九日，风湿相搏，身体疼烦，不能自转侧，不呕，不渴，脉浮虚而涩者，桂枝附子汤主之。若其人大便硬，小便自利者，去桂加白术汤主之。(174)

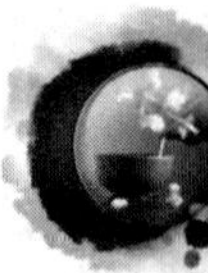

风湿相搏，骨节疼烦，掣痛不得屈伸，近之则痛剧，汗出短气，小便不利，恶风不欲去衣，或身微肿者，甘草附子汤主之。(175)

少阴病，得之一二日，口中和，其背恶寒者，当灸之，附子汤主之。(304)

少阴病，身体痛，手足寒，骨节痛，脉沉者，附子汤主之。(305)

发汗过多，其人叉手自冒心，心下悸，欲得按者，桂枝甘草汤主之。(64)

发汗后，其人脐下悸者，欲作奔豚，茯苓桂枝甘草大枣汤主之。(65)

发汗，病不解，反恶寒者，虚故也，芍药甘草附子汤主之。(68)

伤寒，脉结代，心动悸，炙甘草汤主之。(177)

脉按之来缓，时一止复来者，名曰结。又脉来动而中止，更来小数，中有还者反动，名曰结，阴也。脉来动而中止，不能自还，因而复动者，名曰代，阴也。得此脉者必难治。(178)

【按语】

《伤寒论》中有少阴寒化的附子汤证的身痛，其实从太阳病开始就有身痛，所以太阳湿病除了三附子汤之外，还有麻黄加术汤、麻杏薏甘汤和防己黄芪汤的治法。伤寒脉结代、心动悸当是疾病已经累及到心脏，其实除了炙甘草汤外，还有桂枝甘草汤、苓桂草枣汤、桂枝去芍药加蜀漆龙骨牡蛎救逆汤等，在证情上多少都有些关联。

太阳病，关节疼痛而烦，脉沉而细（一作缓者），此名湿痹。湿痹之候，小便不利，大便反快，但当利其小便。(14)

湿家之为病，一身尽痛。发热，身色如熏黄也。(15)

湿家，其人但头汗出，背强，欲得被覆向火。若下之早则哕，或胸满，小便不利，舌上如胎者，以丹田有热，胸上有寒，渴欲得饮而不能饮，则口燥烦也。(16)

湿家下之，额上汗出，微喘，小便（不）利者，死；若下利不止者，亦死。(17)

风湿相搏，一身尽疼痛，法当汗出而解。值天阴雨不止，医云此可发汗，汗之病不愈者，何也？盖发其汗，汗大出者，但风气去，湿气在，是故不愈也。若治风湿者，发其汗，但微微似欲出汗者，风湿俱去也。(18)

湿家病身疼发热，面黄而喘，头痛鼻塞而烦，其脉大，

自能饮食，腹中和无病，病在头中寒湿，故鼻塞，内药鼻中则愈。(19)

湿家身烦疼，可与麻黄加术汤发其汗为宜，慎不可以火攻之。(20)

病者一身尽疼，发热、日晡所剧者，名风湿。此病伤于汗出当风，或久伤取冷所致也，可与麻黄杏仁薏苡甘草汤。(21)

风湿，脉浮，身重，汗出，恶风者，防己黄芪汤主之。(22)

伤寒八九日，风湿相搏，身体疼烦，不能自转侧，不呕不渴，脉浮虚而涩者，桂枝附子汤主之。若大便坚，小便自利者，去桂加白术汤主之。(23)

风湿相搏，骨节疼烦，掣痛不得屈伸，近之则痛剧，汗出短气，小便不利，恶风不欲去衣，或身微肿者，甘草附子汤主之。(24)

【按语】

《金匮要略》的湿病篇中有三附子汤证的原文，此与《伤寒论》太阳病篇中的原文相同。按照《伤寒论》原文的顺序，三附子汤后有白虎汤和炙甘草汤，这样的编排可能也反映了一定的临证规律。湿病与六经病证既有联系，又有区别，故另立病名加以强调，病起于太阳，初起有发热，主症以肌肉和关节疼痛为主，但病变停留在太阳病的阶段较长，而较少传变到阳明或少阳，这也许是将它另外成篇的理由。

② 身肿（风水、皮水）

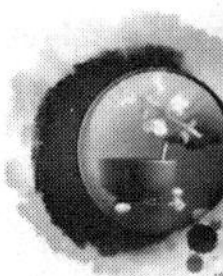

寸口脉沉滑者，中有水气，面目肿大，有热，名曰风水。视人之目窠上微拥，如蚕新卧起状，其颈脉动，时时咳，按其手足上，陷而不起者，风水。(3)

太阳病，脉浮而紧，法当骨节疼痛，反不疼，身体反重而酸，其人不渴，汗出则愈，此为风水。恶寒者，此为极虚，发汗得之。渴而不恶寒者，此为皮水。身肿而冷，状如周痹……然诸病此者，渴而下利，小便数者，皆不可发汗。(4)

里水者，一身面目黄肿，其脉沉，小便不利，故令病水。假如小便自利，此亡津液，故令渴也。越婢加术汤主之。(5)

夫水病人，目下有卧蚕，面目鲜泽，脉伏，其人消渴。病水腹大，小便不利，其脉沉绝者，有水，可下之。(11)

风水，脉浮身重，汗出恶风者，防己黄芪汤主之。腹痛加芍药。(22)

风水，恶风，一身悉肿，脉浮不渴，续自汗出，无大热，越婢汤主之。(23)

水之为病，其脉沉小，属少阴；浮者为风，无水虚胀者，为气。水，发其汗即已。脉沉者宜麻黄附子汤；浮者宜杏子汤。(26)

皮水为病，四肢肿，水气在皮肤中，四肢聂聂动者，防己茯苓汤主之。(24)

里水，越婢加术汤主之；甘草麻黄汤亦主之。(25)

【按语】

关于身肿的情况，必须参看《金匮要略》中水气病篇的内容，特别是有关风水的证治。原文强调风水见面目肿大、面目鲜泽、一身面目黄肿等，关于眼部的症状也有形象的描述，如目下有卧蚕、目窠上微拥、如蚕新卧起状等。风水以太阳病称，也是在病初见有恶寒、发热、骨节疼痛，治疗用发汗和通利小便的方法。水气病中也强调如果见有腹大、小便不利，当用攻下逐水的方法，在《伤寒论》中如果是急性的炎症（或漏出），像结胸那样来势较急，那么在《金匮要略》中则相对缓和些，而症状却要严重些，治疗上二者相通，都必须采用攻逐的方法来缓解急迫。

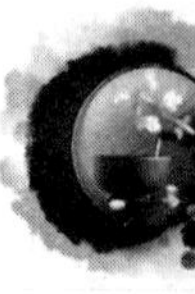

我们往往把风水与急性肾小球肾炎相关联，其实，流行性出血热和急性肾小球肾炎都可以见到面部和身体的浮肿，腰痛（伴有发热、关节疼痛、咽痛等），也都可以见到高血压、尿检异常（红白细胞及管型）。但临床上二者还是可以鉴别，急性肾小球肾炎出现水肿时大多已不发热，也无全身的毒血症和严重的出血，更不可能有类白血病反应和血小板减少等情况，现今的临床上应该不难区别。尽管如此，但在中医的临证中有时不必分得那么清楚，因为治法方药在治疗中是基本相通的。但有一点还是应该注意，即不能因为在现代此方治疗该病有效，就说古代用此方治疗的就是该病。

③ 咳喘（肺胀）

上气面浮肿，肩息，其脉浮大，不治，又加下利，尤甚。(3)

上气喘而躁者属肺胀。欲作风水，发汗则愈。(4)

咳而上气，喉中水鸡声，射干麻黄汤主之。(6)

咳逆上气，时时吐浊，但坐不得眠，皂荚丸主之。(7)

咳而脉浮者，厚朴麻黄汤主之。(8)

脉沉者，泽漆汤主之。(9)

大逆上气，咽喉不利，止逆下气者，麦门冬汤主之。(10)

咳而上气，此为肺胀，其人喘，目如脱状，脉浮大者，越婢加半夏汤主之。(13)

肺胀，咳而上气，烦躁而喘，脉浮者，心下有水，小青龙加石膏汤主之。(14)

【按语】

呼吸系统的病变，也是流行性出血热的临床常见表现之一。从《金匮要略》中对肺胀的证治看，主要用小青龙汤加减治疗。所谓内饮外寒之证，无疑温肺化饮、平喘止咳为正治。而《金匮要略》中又有支饮病证，也用小青龙汤治疗。从内容上看，《金匮要略》肺胀的证治较简，也许指支气管哮喘者多，而支饮则有肺气胀满、呼吸困难等，必要时还要用葶苈大枣泻肺汤。

肺胀的证治若扩大到咳嗽上气，则在治疗上意义更大。它向我们提示了小青龙汤或越婢汤的临证变化，即温化与清化离合的问题。原文的论治中也提出了寒热的转化问题，寒饮并非一成不变的东西，证情一旦有变化，治法方药也就应该随之而变，如寒热虚实错杂时投用泽漆汤标本兼顾，老痰、顽痰黏着于肺、证情急迫时，用皂荚丸对症处置可以缓解急迫。《金匮要略》中有关肺系病证的治法方药，都是有板有眼，章法俱在，与流行性出血热的临床证治其实都有密切的联系。

④ 胸痛（胸痹心痛）

胸痹之病，喘息咳唾，胸背痛，短气，寸口脉沉而迟，关上小紧数，栝蒌薤白白酒汤主之。(3)

胸痹，不得卧，心痛彻背者，瓜蒌薤白半夏汤主之。(4)

胸痹，心中痞，留气结在胸，胸满，胁下逆抢心，枳实薤白桂枝汤主之；人参汤亦主之。(5)

胸痹，胸中气塞，短气，茯苓杏仁甘草汤主之；橘枳姜汤亦主之。(6)

胸痹缓急者，薏苡附子散主之。(7)

心中痞，诸逆心悬痛，桂枝生姜枳实汤主之，(8)

心痛彻背，背痛彻心，乌头赤石脂丸主之。(9)

【按语】

心血管系统的病变，也是流行性出血热的常见临床表现之一，《金匮要略》中有胸痹病的专篇论治。胸痹的病机，为胸阳不振、阴邪上乘，阴邪是指痰饮、寒气等，所谓阴邪占据了阳位。治疗以宣痹通阳为主要方法，用瓜蒌薤白剂，通过化饮散寒的方法宣除痹阻，而使阳气通达。《金匮要略》对胸痹的证治，有常有变，轻重缓急，遣方用药各有所到，文字简洁而含义深刻，治法方药亦能自成体系。

心痛为心窝部的疼痛，心痛所涉范围其实亦广。《金匮要略》仅列原文二条，出方二首，病机与胸痹相仿，乌头赤石脂丸作为缓急止痛的方治，也是临证的选择之一。短

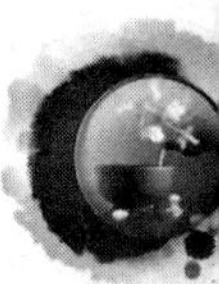

气作为篇名被强调，在原文中主要伴随胸痹而出现。短气被如此重视，可以想见其在胸痹病变中的出现频繁，不可忽略，临床上应该和循环系统、呼吸系统病变都有关。

⑤ 痰饮

心下有痰饮，胸胁支满，目眩，苓桂术甘汤主之。(16)

夫短气，有微饮，当从小便去之，苓桂术甘汤主之；肾气丸亦主之。(17)

病者脉伏，其人欲自利，利反快，虽利，心下续坚满，此为留饮欲去故也，甘遂半夏汤主之。(18)

脉沉而弦者，悬饮内痛。(21)

病悬饮者，十枣汤主之。(22)

病溢饮者，当发其汗，大青龙汤主之；小青龙汤亦主之。(23)

膈间支饮，其人喘满，心下痞坚，面色黧黑，其脉沉紧，得之数十日，医吐下之不愈，木防己汤主之。虚者即愈，实者三日复发，复与不愈者，宜木防己汤去石膏加茯苓芒硝汤主之。(24)

心下有支饮，其人苦冒眩，泽泻汤主之。(25)

支饮胸满者，厚朴大黄汤主之。(26)

支饮不得息，葶苈大枣泻肺汤主之。(27)

呕家本渴，渴者为欲解，今反不渴，心下有支饮故也，小半夏汤主之。(28)

腹满，口舌干燥，此肠间有水气，己椒苈黄丸主之。(29)

卒呕吐，心下痞，膈间有水，眩悸者，小半夏茯苓汤主之。(30)

假令瘦人，脐下有悸，吐涎沫而癫眩，此水也，五苓散主之。(31)

咳家其脉弦，为有水，十枣汤主之。(32)

咳逆倚息不得卧，小青龙汤主之。(35)

【按语】

水饮停留于体内某处，晃荡动摇，由此而产生出种种临床表现。《金匮要略》将水饮一分为四：痰饮、悬饮、溢饮、支饮。根据水饮停留的部位不同，则出现的见症也各不相同，若加以归纳，则主要见到有咳、喘、呕、利、满、眩、悸、痛、肿和小便不利等。

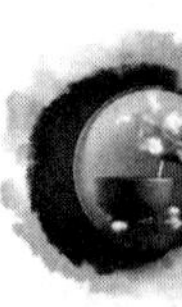

痰饮为津液代谢紊乱而导致的病变，津液代谢，阳气为主导。分而言之，肺的宣肃通调、脾的健运化生、肾的蒸腾气化，任何一环皆不可缺。统而言之，三焦气化主司津液的输布。故肺脾肾三脏阳气衰弱，或机能有障碍，三焦气化失司，皆可致水饮内停。

《金匮要略》中虽然缺乏病机方面的专论，但在治疗上提出了“温药和之”的大法，亦是和痰饮病机紧密相扣的。水饮一旦停聚，证情转为急迫，故又出治标之法，即发汗、利小便、逐水，用开泄导邪外出之法，以缓解症状。从临证处理来看，标本治则，十分明确，治本以温运，治标用开泄，治疗有轻重缓急先后之序，用药贵在随症而加减变化。

如果从流行性出血热的角度看痰饮病证治的内容，有些较为清楚，如悬饮类似胸腔积液；支饮与支气管炎、哮喘、肺水肿等相关；而溢饮和痰饮则较难概括和表达。狭义痰饮，水停在胃肠，如胃肠道的水液潴留，容易理解，但实际上所涉及的脏器亦更广，如心下坚满、腹满、下利等也可能与心衰相关。所以痰饮病所表现出来的症状，可能与黏膜和浆膜的炎症分泌物、与组织与器官之间的渗出液和漏出液有关，广泛涉及诸如消化、呼吸、循环、泌尿、神经、内分泌等系统的多种病变。溢饮为水流四肢而肿，据原文叙述用大小青龙汤治疗来看，小青龙汤证有咳喘，与支饮有涉，大青龙汤以麻黄、石膏相配，与风水越婢汤的治法相类，所以也有认为溢饮即风水的看法。

二、低血压休克期

低血压和休克有着程度和性质上的不同，但临证时二者常常靠近在一起。休克状态如果不及时纠正，将危及生命，所以必须用四逆汤急温之。虽然古代还不可能有血压的概念，但凭借临床的细心观察，已经有了大体的把握，即观察脉象的强弱、肢体的冷暖、精神意识状态的抑制或亢奋，再结合有否眩晕（站立不能）、小便通利与否等，可以作出基本的判断。

原因可以出于病变过程中本身的病理变化，也可以因为误用汗下而导致（汗下有时可以使低血压休克过早出现或加重证情），或者还有其他的因素参与。低血压和休克在流行性出血热整个病程中的出现早晚不一，轻重不一，但基本治法不变。病重者用温热重剂以挽回阳气，逆转病情。病轻者以温补之剂调理，也可取效。低血压休克如果和高烧、出血重叠在一起出现，则预后极差，临床上必须予以高度重视。

太阳病，发汗，遂漏不止，其人恶风，小便难，四肢微急，难以屈伸者，桂枝加附子汤主之。(20)

伤寒，脉浮，自汗出，小便数，心烦，微恶寒，脚挛急，反与桂枝、欲攻其表，此误也。得之便厥，咽中干，烦躁，吐逆者，作甘草干姜汤与之，以复其阳；若厥愈足温者，更作芍药甘草汤与之，其脚即伸；若胃气不和，谵语者，少与调胃承气汤；若重发汗，复加烧针者，四逆汤主之。(29)

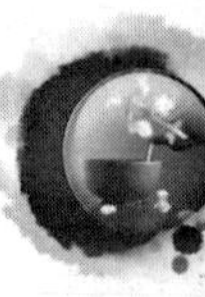

大下之后，复发汗，小便不利者，亡津液故也。勿治之，得小便利，必自愈。(59)

下之后，复发汗，必振寒，脉微细。所以然者，以内外俱虚故也。(60)

下之后，复发汗，昼日烦躁不得眠，夜而安静，不呕，不渴，无表证，脉沉微，身无大热者，干姜附子汤主之。(61)

发汗后，身疼痛，脉沉迟者，桂枝加芍药生姜各一两人参三两新加汤主之。(62)

发汗，若下之，病仍不解，烦躁者，茯苓四逆汤主之。(69)

【按语】

按照流行性出血热病程的一般进展顺序，低血压休克出现在发热期后，但临床上也有各种复杂情况的出现。各种干扰因素，尤其是误用下法和过用汗法，会导致低血压休克的过早出现。如汗下后小便不利，脉微细，脉沉迟，小便难，肢厥冷，身痛或难以屈伸，甚至烦躁等，处理的方法用桂枝加附子汤、桂枝新加汤、茯苓四逆汤等。原文(29)条记载了一个很好的“随证治之”的临证过程，有甘草干姜汤的复阳，芍药甘草汤的缓急，调胃承气汤的和胃，四逆汤的回阳，寒热补泻，应对自如。

少阴病是很明显的低血压休克阶段，因此相关的表述和证治亦多，如判断预后的手足温可治，欲去衣被可治，发热不死，手足逆冷、四逆者死，时时自冒者死，烦躁不得卧寐者死，脉不至、躁者死，这些应该都与低血压休克状态的轻重有关。休克的严重程度，以及休克是否有所逆转，古代只能凭临证的细心观察加以判断，这些经验即便在今天的临床上仍然是十分宝贵的。

少阴病，得之二三日以上，心中烦，不得卧，黄连阿胶汤主之。(303)

少阴病，下利，脉微者，与白通汤。利不止，厥逆无脉，干呕，烦者，白通加猪胆汁汤主之。服汤，脉暴出者死，微续者生。(315)

少阴病，下利清谷，里寒外热，手足厥逆，脉微欲绝，身反不恶寒，其人面色赤，或腹痛，或干呕，或咽痛，或利止脉不出者，通脉四逆汤主之。(317)

少阴病，脉沉者，急温之，宜四逆汤。(323)

伤寒，先厥，后发热而利者，必自止，见厥复利。(331)

手足厥寒，脉细欲绝者，当归四逆汤主之。(351)

若其人内有久寒者，宜当归四逆加吴茱萸生姜汤。(352)

大汗出，热不去，内拘急，四肢疼，又下利厥逆而恶寒者，四逆汤主之。(353)

大汗，若大下利，而厥冷者，四逆汤主之。(354)

下利清谷，里寒外热，汗出而厥者，通脉四逆汤主之。(370)

吐利，汗出，发热恶寒，四肢拘急，手足厥冷者，四逆汤主之。(388)

既吐且利，小便复利，而大汗出，下利清谷，内寒外热，脉微欲绝者，四逆汤主之。(389)

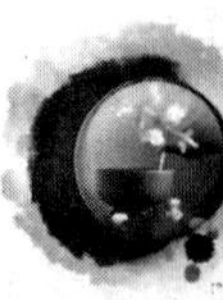

吐已下断，汗出而厥，四肢拘急不解，脉微欲绝者，通脉四逆加猪胆汤主之。(390)

【按语】

黄连阿胶汤一般作为少阴热化证对待，少阴病得之二三日以上，如果阳回肢温应该是疾病好转的现象，但仍有烦躁不安，用黄连阿胶汤养阴清热，这样的处理靠近善后调理了。脉沉者，急温之，用四逆汤。手足逆冷，脉微欲绝，脉不出者，用通脉四逆汤。厥逆无脉者，用白通加猪胆汁汤，手足厥寒、脉细欲绝者，用当归四逆汤。原文的这些描述，很明显应该是典型的休克状态，治疗以四逆汤为代表，以附子、干姜为基本药物，但临证又必须加减变化。

伤寒，一二日至四五日，厥者，必发热，前热者后必厥，厥深者，热亦深，厥微者，热亦微。厥应下之，而反

发汗者，必口伤烂赤。(335)

伤寒病，厥五日，热亦五日，设六日当复厥，不厥者自愈。厥终不过五日，以热五日，故知自愈。(336)

凡厥者，阴阳气不相顺接，便为厥。厥者，手足逆冷是也。(337)

伤寒，厥四日，热反三日，复厥五日，其病为进。寒多热少，阳气退，故为进也。(342)

下利，脉沉而迟，其人面少赤，身有微热，下利清谷者，必郁冒，汗出而解，病人必微厥。所以然者，其面戴阳，下虚故也。(366)

【按语】

发热与休克同时出现，或交替出现，作为厥阴病的临床所见，病机上称厥热胜复，一般不会有疑问。厥深热深，厥微热微，或先厥后热，或先热后厥，临床上各种可能性均有。一般以热胜厥回为顺，反之则重，这也符合一般的规律。原文对厥的解释，称阴阳气不相顺接，这只是一个笼统的原则性的判断和回答。道理上是对的，阴液外渗于组织间，阳气的循环鼓动难以为继，脉管收缩，血压下降，全身的状况以及主要脏器的功能告危。如果厥为阴寒盛，热为阳气复，则以日数计，又有厥多热多的判断，寒多热少为病进、病重。所以疾病到了厥阴病的阶段，预后的判断与少阴病基本相同。

伤寒六七日，大下后，寸脉沉而迟，手足厥逆，下部脉不至，喉咽不利，唾脓血，泄利不止者，为难治，麻黄升麻汤主之。(357)

伤寒，脉微而厥，至七八日肤冷，其人躁，无暂安时者，此为脏厥，非蛔厥也。蛔厥者，其人当吐蛔。令病者静，而复时烦者，此为脏寒，蛔上入其膈，故烦，须臾复止，得食而呕，又烦者，蛔闻食臭出，其人常自吐蛔。蛔厥者，乌梅丸主之。又主久利。(338)

病者手足厥冷，言我不结胸，小腹满，按之痛者，此冷结在膀胱关元也。(340)

【按语】

厥阴病阶段的具体治疗如何？厥阴病的提纲一直是议论较多的地方，也是不容易理解的地方。其实如果从临证或从流行性出血热的角度来看，就并不那么复杂了。少阴病和厥阴病都可以放在休克阶段来认识，厥阴病则更靠后些，证情当然也更趋复杂，原文表述有所不到抑或真有脱简。

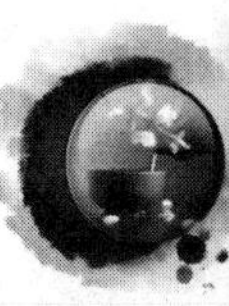

临床上厥阴病的处理先要看两端，或回阳当用温药，或清热而投寒凉，其实也就是少阴病治疗的寒热两端，只是热象明显时要走阳明的寒泻。或用白虎汤，或用承气汤，厥应下之，亦正是这个意思（少阴亦有大承气汤的三急下）。麻黄升麻汤证，脉沉迟，四肢厥逆，咽喉不利，唾脓血，又见下利不止，属于证情复杂且严重者，用药也相对错杂，顾及的面亦广。在原文中小便不利、小便难的描述随处可见，好像并没有明显的阶段性，但在少阴病或厥阴病中，作为预后的判断似乎很关键，由小便不利转为自利者一般提示预后较好。

三、少尿期和多尿期

《伤寒论》的原文中提到“小便不利”、“小便难”的频率很高，在六经病证中几乎都可以见到。有统计原文提到小便情况的频率，如小便不利（25 条）、小便难（6 条）、小便少（2 条）、小便数（6 条）、小便利或自利（17 条），这虽然不绝对，但多少也有一定的说服力。如果结合《金匮要略》的相关论述，则内容更加丰富。按照一般的讲法，太阳蓄水证是表邪不解入里，太阳膀胱腑气不行，故水蓄下焦而见小便不利。

现在我们认为，原因是肾脏功能的障碍和衰竭，尿的生成发生困难。随着肾脏功能的恢复，肾小球的滤过已经没有问题，但肾小管的吸收功能尚未完全恢复，所以紧随其后的有一个多尿期。临床上从小便不利到自利应该是一个好的趋向，而小便不利持续不缓解则相当危险。小便不利可以和脉微细相伴，即少尿与低血压休克相合，也可以因误用或过用汗下，加剧了小便不利。对于小便不利的治疗，一般用温通者多，但如果和黄疸相伴，则又多用清利。

太阳病，发汗后，大汗出，胃中干，烦躁不得眠，欲得饮水者，少少与饮之，令胃气和则愈。若脉浮，小便不利，微热消渴者，五苓散主之。(71)

本以下之，故心下痞，与泻心汤。痞不解，其人渴而口燥烦，小便不利者，五苓散主之。(156)

【按语】

五苓散证，以小便不利为主症。汗下之后，伤津口渴欲饮，与小便不利共见，同时又有烦躁，应该说全身一般情况尚可，所以只要少少与饮之，胃气和则愈。不要说误用或过用了汗下之剂，耗伤了津液，即便没有这种情况，作为流行性出血热的治疗，仍应注意及时补充液体，以便维持住有效的血容量。因为疾病初期的严重渗出，会造成有效血容量的急剧减少，反映在症状上也是尿量明显减少和口渴的出现。

伤寒，若吐、若下后，心下逆满，气上冲胸，起则头眩，脉沉紧，发汗则动经，身为振振摇者，茯苓桂枝白术甘草汤主之。(67)

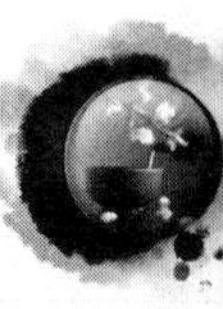

太阳病，发汗，汗出不解，其人仍发热，心下悸，头眩，身瞤动，振振欲擗地者，真武汤主之。(82)

少阴病，二三日不已，至四五日，腹痛，小便不利，四肢沉重疼痛，自下利者，此为有水气。其人或咳，或小便利，或下利，或呕者，真武汤主之。(316)

【按语】

关于少尿期，现在认识到是由于肾功能不全，临床上往往可以和其他症状交错在一起，如低血压（或高血压），所以有头眩、身振振摇等。对此用苓桂术甘汤和真武汤治疗，一健脾，一温肾，此可以出现在太阳病阶段，亦可以出现在少阴病阶段。

太阳病，二日反躁，凡熨其背，而大汗出，大热入胃，胃中水竭，躁烦必发谵语。十余日振栗自下利者，此为欲解也。故其汗从腰以下不得汗，欲小便不得，反呕，欲失溲，足下恶风，大便硬，小便当数，而反不数，及不多，大便已，头卓然而痛，其人足心必热，谷气下流故也。

(110)

太阳病中风，以火劫发汗，邪风被火热，血气流溢，失其常度。两阳相熏灼，其身发黄。阳盛则欲衄，阴虚小便难。阴阳俱虚竭，身体则枯燥，但头汗出，剂颈而还，腹满微喘，口干咽烂，或不大便，久则谵语，甚者至哕，手足躁扰，捻衣摸床。小便利者，其人可治。(111)

太阳病，小便利者，以饮水多，必心下悸；小便少者，必苦里急也。(127)

阳明病，初欲食，小便反不利，大便自调，其人骨节疼，翕翕如有热状，奄然发狂，濈然汗出而解者，此水不胜谷气，与汗共并，脉紧则愈。(192)

阳明病，反无汗，而小便利，二三日呕而咳，手足厥者，必苦头痛。若不咳不呕，手足不厥者，头不痛。(197)

阳明病，面合色赤，不可攻之。必发热，色黄者，小便不利也。(206)

若脉浮发热，渴欲饮水，小便不利者，猪苓汤主之。(223)

病人小便不利，大便乍难乍易，时有微热，喘冒不能卧者，有燥屎也，宜大承气汤。(242)

【按语】

阳明病也可见小便不利，有猪苓汤之用。小便自利，提示肾功能开始恢复。不发黄，提示肝脏应该已无大碍，肝肾的损害与恢复是否有互动关联，可以进一步探究。

阳明病，本自汗出，医更重发汗，病已差，尚微烦不了了者，此必大便硬故也。以亡津液，胃中干燥，故令大便硬。当问其小便日几行，若本小便日三四行，今日再行，故知大便不久出。今为小便数少，以津液当还入胃中，故知不久必大便也。(203)

阳明病，自汗出，若发汗，小便自利者，此为津液内竭，虽硬不可攻之，当须自欲大便，宜蜜煎导而通之。若土瓜根及大猪胆汁，皆可为导。(233)

趺阳脉浮而涩，浮则胃气强，涩则小便数，浮涩相搏，大便则硬，其脾为约，麻子仁丸主之。(247)

【按语】

在多尿期若伴有大便硬结，就应该采取相应的措施，如蜜煎导、土瓜根、猪胆汁等，包括麻子仁丸、猪膏发煎等。体液从小便走失太多，则不再用承气汤通便，而采用相对和缓的方法，目的仅限于通便。

少阴病，欲吐不吐，心烦，但欲寐。五六日自利而渴者，属少阴也。虚故饮水自救，若小便色白者，少阴病形悉具。小便白者，以下焦虚有寒，不能制水，故令色白也。(282)

伤寒，热少微厥，指头寒，嘿嘿不欲饮食，烦躁，数日小便利，色白者，此热除也。欲得食，其病为愈。若厥而呕，胸胁烦满者，其后必便血。(339)

【按语】

原文提到小便白，应该理解为清，它的反面是尿如皂角汁状，色正赤（尿血），一为少阴虚寒，一为阳明里热。治疗用药，一要温补，一要寒泻，泾渭分明，不容混淆。

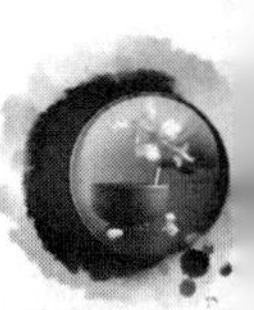

四、恢复期

《伤寒论》六经病证之后，专门设有“阴阳易差后劳复”的篇章，内容虽然不多，但是意思已经到了。流行性出血热尽管没有什么严重的后遗症，但疾病的康复，大多也还需要一段时间，从几周到几个月，最长的甚至有半年的。

《金匮要略》中的百合病，如果还原成“伤寒百合病”的话，那么应该也是属于恢复期中的调治，为什么以百合命名好像还是个谜。百合病的证治补充了养阴清热的方药，当然最终还是要回到原文所说的：“见于阴者，以阳法救之；见于阳者，以阴法救之”，寒温两端不可偏执，临床应该“随证治之”。

吐利止而身痛不休者，当消息和解其外，宜桂枝汤小和之。(387)

吐利，发汗，脉平，小烦者，以新虚，不胜谷气故也。(391)

伤寒，阴阳易之为病，其人身体重，少气，少腹里急，或引阴中拘挛，热上冲胸，头重不欲举，眼中生花，膝胫拘急者，烧裈散主之。(392)

大病差后，劳复者，枳实栀子汤主之。(393)

伤寒差以后，更发热，小柴胡汤主之。脉浮者，以汗解之；脉沉实者，以下解之。(394)

大病差后，从腰以下有水气者，牡蛎泽泻散主之。(395)

大病差后，喜唾，久不了了，胸上有寒，当以丸药温

之，宜理中丸。(396)

伤寒解后，虚羸少气，气逆欲吐，竹叶石膏汤主之。(397)

病人脉已解，而日暮微烦，以病新差，人强与谷，脾胃气尚弱，不能消谷，故令微烦，损谷则愈。(398)

【按语】

《伤寒论》的六经病证后有阴阳易差后劳复篇，此与流行性出血热的恢复期大体相当。由于病情的轻重不一，患者机体的强弱不同，恢复期的过程长短也就不可能划一，好在该病基本没有后遗症，一般也以随症处理为主，所用方药其实还是在六经证治的范围中间。如理中汤走太阴，枳实栀子汤、竹叶石膏汤走阳明，还有少阳的小柴胡汤、太阳的桂枝汤等。烧裈散的应用算是个插曲，带有心理暗示的作用，仍不失为临证取效的方法之一。

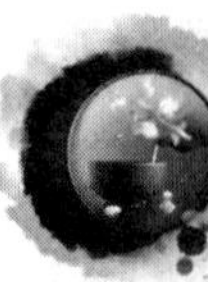

论曰：百合病者，百脉一宗，悉致其病也。意欲食复不能食，常默默，欲卧不能卧，欲行不能行。饮食或有美时，或有不用闻食臭时。如寒无寒，如热无热。口苦、小便赤，诸药不能治，得药则剧吐利。如有神灵者，身形如和，其脉微数。

每溺时头痛者，六十日乃愈；若溺时头不痛，淅然者，四十日愈；若溺快然，但头眩者，二十日愈。

其证或未病而预见，或病四五日而出，或病二十日，或一月微见者，各随证治之。(1)

百合病，发汗后者，百合知母汤主之。(2)

百合病，下之后者，滑石代赭汤主之。(3)

百合病，吐之后者，百合鸡子汤方主之。(4)

百合病，不经吐、下、发汗，病形如初者，百合地黄汤主之。(5)

百合病，一月不解，变成渴者，百合洗方主之。(6)

百合病，渴不差者，瓜蒌牡蛎散方主之。(7)

百合病，变发热者（一作发寒热），百合滑石散主之。(8)

百合病，见于阴者，以阳法救之；见于阳者，以阴法救之。见阳攻阴，复发其汗，此为逆；见阴攻阳，乃复下之，此亦为逆。(9)

【按语】

《金匮要略》中的百合病前面应该加上“伤寒”两个字，如果从流行性出血热的角度看，亦通。原文所述“百脉一宗，悉致其病”，后人释为百脉受累，症状百出，正好和该病的病理机制吻合。原文所举的症状，可以看作是疾病恢复期的种种表现。机体各器官系统的功能尚未完全复原，故用药不能过偏。“身形如和”提示该病的预后无大碍，一般不会留下后遗症。原文的叙述有根据排尿时的伴随症状来判断预后的，如提出头痛者重、头眩者轻等，也是一种经验，恢复期的长短不一，从这段原文中可以理解。

在治疗上，《金匮要略》的百合病中补出百合地黄汤、百合知母汤等养阴清热剂，这样的治疗应该和少阴热化证的黄连阿胶汤对看，恢复期少用苦寒，此又和竹叶石膏汤呼应。但恢复期邪热留扰，所以石膏、知母、黄连、黄芩等苦寒泄热之品并非绝对禁用，甚至鲜地黄的清热凉血也有选择。再放眼看看温病的养阴方剂，热病的后期多用甘寒、咸寒，主要的治疗方法其实是一脉相承的。作为整体把握，根据见证寒热的不同，采用阴法（寒凉）、阳法（温热）的原则，这是治疗的基础，是大道理，不可违反，推而广之，万病皆然。

附：

1. 关于传变

讲六经病证，绕不开传变的问题，它体现了疾病阶段性变化的规律，《伤寒论》用六经病证来表述。我们心里应该清楚，六经不是六个各自独立的疾病，而是互有关联的各不相同的证。六经分证是一个非常实用的临证处理方法，它能够方便我们决定治法方药，我们不应该把它看作一个纯理论的问题。对于六经病证的传变，可能疑问较多的是先后顺序，按照《伤寒论》的原文顺序，应该是太阳病到阳明病吧？为什么不是太阳病到少阳病呢？少阳病不是被称为半表半里证吗？如果把三阳病证作为一个整体（发热期）来看，这个问题也许就容易理解了。流行性出血热的病程也可以分为几个阶段，病程的进展一般也有明显的先后顺序，这对于治疗无疑是有指导价值的。

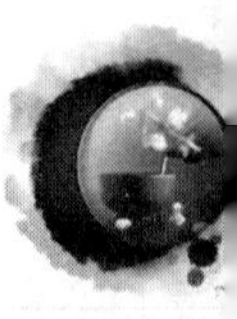

吴又可在讲到疫病的传变时，提出“九传”的概念，尽管临证时还不那么实用，但是如下的认识倒是不错：“所谓九传者，病人得其一，非谓一病而有九传也……凡此九传，其病则一，医者不知九传之法，不知邪之所在……但治其证，不治其邪，同归于误一也。”所谓六经病证，临证

时其实病人也是只能得其一，医者重在眼前所见的表现，随症治之。

由传变进一步引出了另一个合并病的问题。在疾病的阶段性变化的过程中，常常可以见到期和期的重叠，如流行性出血热的发热期与休克期、少尿期的重叠。六经病证中也有二阳或三阳合病的提法，合并病一般提示了疾病的深重。

对一个疾病的阶段性进展作出一定的划分，作为一般常规而加以认识，这都是人为的，临床上确实十分必要。但问题还有另外的一面，即临床实际中见到的病情都是千变万化的，或者说现实中的一切并不都是按照既定的模式在表现着的。对此临证时也必须有充分的觉悟。所以归纳总结出来的六经病证不可缺少，但我们又不能被其框限，临证时必须注意常是相对的，而变是绝对的，正确的方法是知常达变，执常驭变。

一日一经的模式，最初也许出自于临床观察，是否是流行性出血热不好说，但此外又没有这么有规律进展的传染病了。一日一经者轻，而两感于寒者重，这也是符合临床实际的。论治法,《素问·热论》只强调了汗泄，而《伤寒论》的六经治法方药则相当体系化了。

一日一经的影响深远,《诸病源候论》中外感热病的论述全部照搬了，当然后人也有从临床角度提出质疑。明白了六经病证的传变最初是出自流行性出血热的证治，问题就相对容易理解了。事物有常也有变，即便是流行性出血热，也不一定都会按照六经病证的顺序走，况且六经病证一旦抽象出来以后，只能管个大概，六经病证主要起定位作用，具体究竟如何传变还要随着疾病走，要随着病人的机体反应走。

太阳之为病，脉浮，头项强痛而恶寒。(1)

阳明之为病，胃家实是也。(180)

少阳之为病，口苦，咽干，目眩也。(263)

太阴之为病，腹满而吐，食不下，自利益甚，时腹自痛。若下之，必胸下结硬。(273)

少阴之为病，脉微细，但欲寐也。(281)

厥阴之为病，消渴，气上撞心，心中疼热，饥而不欲食，食则吐蛔，下之利不止。(326)

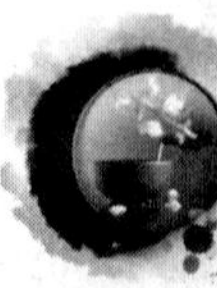

【按语】

疾病的阶段性传变有一定的规律，要让人能够有所把握，就必须给出一定的基准。原文中为六经病证所立的提纲，也许正是为了达到这个目的。但是，仔细推敲原文中六经提纲的表述，其实问题还是不少。太阳病是个前驱期，所以提纲原文不提发热。阳明病提纲过于抽象，也不提发热，只讲胃家实。少阳病提纲还是不提发热，只讲局部症状，表述似乎也不完整。太阴病提纲很明显强调的是消化道症状，少阴病提纲的表述提示了全身情况的低下，使人临证时相对容易把握。厥阴病提纲则显得杂乱含混，和热病末期的临床证治好像并不那么吻合。所以，仅仅根据提纲原文的叙述来把握临床证治，显然还不是十分明了和方便。后人对六经提纲质疑者亦多，其实作为提纲，还是立一个抽象的概念较好，而不必死扣症状。症状可以有些出入，但整体的框架和大致的范围则必须把握。

从流行性出血热来看，三阳病证相当于发热期，少阴病证属于低血压休克期，太阴病证则为消化道症状表现，厥阴病证是低血压休克期的另类表现，或者病情处于复杂多变的阶段。六经病证把发热期细分为三，整个发热期约3~5天，热型表现不一。所以大可不必纠缠于究竟是太阳传阳明还是传少阳的问题，临床上阳明里热证直接出现都有可能，温病学派改用伏气伏邪来表述。低血压休克常见，提示病重，故少阴病和厥阴病可以共见。太阴病为消化道症状，阶段性并不明显，就像出血难以固定在病程的某一阶段一样。也有把六经病证短缩为5个阶段的（祝味菊），其实分几段才合适是可以进一步商榷的，问题是要理解传变，临证主要凭脉症作出判断和进行把握。

伤寒一日，太阳受之，脉若静者，为不传；颇欲吐，若躁烦，脉数急者，为传也。(4)

伤寒二三日，阳明、少阳证不见者，为不传也。(5)

病有发热恶寒者，发于阳也；无热恶寒者，发于阴也。发于阳，七日愈；发于阴，六日愈。以阳数六、阴数七故也。(7)

风家，表解而不了了者，十二日愈。(10)

伤寒三日，三阳为尽，三阴当受邪，其人反能食而不呕，此为三阴不受邪也。(270)

【按语】

传变与否，最终要靠临床见症来断定。我们既要有六经病证的基本概念，又不要被它完全束缚住。阶段性传变的规律以及临证表现的复杂多变，可以充分说明《伤寒论》确实出自于临床的诊疗实际。不传为轻，或许不是流行性出血热，如果仅仅只停留在太阳病证，只是一般的流行性感冒呢？原文所述“阳明、少阳证不见”，“三阴不受邪”等，都含有这样的意思。六经病证传变的“一日一经”影响深远，就连《诸病源候论》也摆脱不了它的基本模式，书中大凡热病都用这样传变方式进行表述。

问曰：证象阳旦，按法治之而增剧，厥逆，咽中干，两胫拘急而谵语。师曰：言夜半手足当温，两脚当伸，后如师言，何以知此？答曰：寸口脉浮而大，浮为风，大为虚，风则生微热，虚则两胫挛，病形象桂枝，因加附子参其间，增桂令汗出，附子温经，亡阳故也。

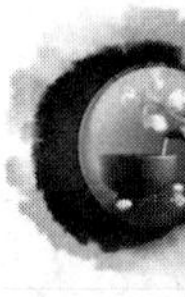

厥逆，咽中干，烦躁，阳明内结，谵语烦乱，更饮甘草干姜汤，夜半阳气还，两足当热，胫尚微拘急，重与芍药甘草汤，尔乃胫伸。以承气汤微溏，则止其谵语，故知病可愈。(30)

伤寒五六日，头汗出，微恶寒，手足冷，心下满，口不欲食，大便硬，脉细者，此为阳微结，必有表，复有里也。脉沉，亦在里也，汗出为阳微。假令纯阴结，不得复有外证，悉入在里。此为半在里半在外也。脉虽沉紧，不得为少阴病，所以然者，阴不得有汗。今头汗出，故知非少阴也，可与小柴胡汤。设不了了者，得屎而解。(148)

问曰：病有太阳阳明，有正阳阳明，有少阳阳明，何谓也？答曰：太阳阳明者，脾约是也；正阳阳明者，胃家实是也；少阳阳明者，发汗、利小便已，胃中燥、烦、实，

大便难是也。(179)

问曰：何缘得阳明病？答曰：太阳病，若发汗、若下、若利小便，此亡津液，胃中干燥，因转属阳明。不更衣，内实，大便难者，此名阳明也。(181)

问曰：恶寒何故自罢？答曰：阳明居中，主土也，万物所归，无所复传，始虽恶寒，二日自止，此为阳明病也。(184)

伤寒，脉浮而缓，手足自温者，是为系在太阴。太阴者，身当发黄，若小便自利者，不能发黄。至七八日大便硬者，为阳明病也。(187)

伤寒转系阳明者，其人濈然微汗出也。(188)

伤寒，其脉微涩者，本是霍乱，今是伤寒，却四五日，至阴经上，转入阴，必利；本呕，下利者，不可治也。欲似大便，而反失气，仍不利者，此属阳明也，便必硬，十三日愈，所以然者，经尽故也。下利后，当便硬，硬则能食者愈，今反不能食，到后经中，颇能食，复过一经能食，过之一日当愈，不愈者，不属阳明也。(384)

【按语】

临床出现桂枝汤证，按法治之却增剧，见到厥逆、咽干、胫急、谵语，病情当属危重。半在里，半在外，治疗则当用小柴胡汤，少阳病证在六经中也作为一个阶段被设立，这很重要，作为临证时的对应方法，不可或缺。阳明病强调大便难，在病机上应该和热盛津亏有关。太阴病强调脉缓，手足温。此和阳明病两相对待，和少阴病也不难区别。

太阳病，欲解时，从巳至未上。(9)

阳明病，欲解时，从申至戌上。(193)

少阳病，欲解时，从寅至辰上。(272)

太阴病，欲解时，从亥至丑上。(275)

少阴病，欲解时，从子至寅上。(291)

厥阴病，欲解时，从丑至卯上。(328)

【按语】

临床上疾病的千变万化，不一而足。原文提出六经病证都有欲愈时，从流行性出血热来看，这样的提法也许就没有必要了。流行性出血热的病程进展显示出一定的规律性，但由于病情的轻重不一，病程的长短也就不可能整齐划一。再者，六经病如果作为证来理解，那么也就更加谈不上什么欲解时了。临床的实际病情充满了变数，想要用一个理论或逻辑来加以规范，愿望是好的，但往往与实际情况并不符合。

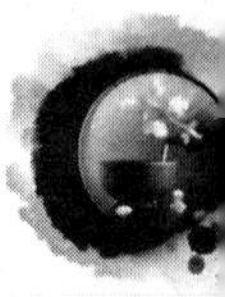

2. 关于治则

治疗的原则，关系着临证的思维，指导和决定着具体的治法，由治法才能到达具体方药。治则决定的是大方向，治法解决的是具体方剂药物的选择，方药是取效的直接手段。大道理管小道理，这是常规。为什么原文反复强调要以先表后里为顺序，而不能颠倒？为什么误用或过用汗吐下会导致严重的后果？一般多发生在什么情况下？通利二便的方法在什么情况下使用才最为合适？这样的问题，脱离临床具体的疾病和证情，有时往往难以解释清楚。

今天站在流行性出血热证治的立场上，来思考《伤寒论》中的这些问题，也许就相对容易理解了，有些地方甚至会恍然大悟，原文叙述的事实真相原来如此！当然，整个疾病过程中的温清补泻的用法，以六经证治的方式加以规范，提供给人们的是一个基准。六经证治反映出来的是临证处理的原则，关键是我们必须清楚个中的缘由。

《伤寒论》在三阳三阴篇后之所以还要设立“可不可”篇，我的理解，目的也还是要明确各种主要治法的适应范围和禁忌，因为这样的把握在临床上十分必要，但是又有着一定的难度，所以必须不厌其烦地加以强调。如果这部分内容确实由王叔和所为，那么我们也应该充分理解他的苦心所在。

太阳病，下之后，其气上冲者，可与桂枝汤，方用前法；若不上冲者，不得与之。(15)

太阳病三日，已发汗，若吐、若下、若温针，仍不解者，此为坏病，桂枝不中与之也。观其脉证，知犯何逆，随证治之。

桂枝本为解肌，若其人脉浮紧，发热汗不出者，不可与之也。常须识此，勿令误也。(16)

若酒客病，不可与桂枝汤，得之则呕，以酒客不喜甘故也。(17)

伤寒发汗已解，半日许复烦，脉浮数者，可更发汗，宜桂枝汤。(57)

形作伤寒，其脉不弦紧而弱。弱者必渴，被火必谵语。弱者发热，脉浮，解之当汗出愈。(113)

太阴病，脉浮者，可发汗，宜桂枝汤。(276)

【按语】

坏病，一般是指误治以后出现的变证，由于具体见症复杂多变，实在难以概括，所以作为应对，原文只能提“随证治之”，药轻病重不行，药重病轻也不行。桂枝汤在临证中所能够应对的范围很广。桂枝汤调和营卫，也可以畅达中气，故下后气冲可以使用。下后如果气不上冲，气机痞结于中，则桂枝汤调和的力量有所不逮，应该考虑用半夏泻心汤的辛开苦降了。同样，该用麻黄汤的，如果用了桂枝汤，用药不到位，显然会延误最佳的治疗时机，这也是临证中必须加以注意的。

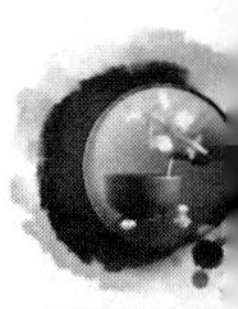

本发汗，而复下之，此为逆也；若先发汗，治不为逆。本先下之，而反汗之，为逆；若先下之，治不为逆。(90)

伤寒，医下之，续得下利清谷不止，身疼痛者，急当救里；后身疼痛，清便自调者，急当救表。救里宜四逆汤，救表宜桂枝汤。(91)

下利，腹胀满，身体疼痛者，先温其里，乃攻其表，温里宜四逆汤，攻表宜桂枝汤。(372)

伤寒大下后，复发汗，心下痞，恶寒者，表未解者也。不可攻痞，当先解表，表解乃可攻痞。解表宜桂枝汤，攻痞宜大黄黄连泻心汤。(164)

呕家，有痈脓者，不可治呕，脓尽自愈。(376)

伤寒，哕而腹满，视其前后，知何部不利，利之即愈。(381)

若已吐下、发汗、温针，谵语，柴胡汤证罢，此为坏病，知犯何逆，以法治之。(267)

【按语】

关于汗下先后的规矩，有常也有变。痞与利都是里证，利宜温，痞宜下，表证则应汗。温里用四逆汤，攻痞用大黄黄连泻心汤，救表用桂枝汤。柴胡证罢，是指病情已经不在少阳病的阶段了，对于坏病，只能提个原则，所谓随证，变化在人，基础还是六经证治。另外，哕的治疗若偏于实证，则应当注意用通利二便的方法解决。哕的原因，或属于消化道病变，或由于尿毒症，看来后者的可能性亦大。

脉浮数者，法当汗出而愈。若下之，身重心悸者，不可发汗，当自汗出乃解。所以然者，尺中脉微，此里虚，须表里实，津液自和，便自汗出愈。(49)

脉浮紧者，法当身疼痛，宜以汗解之。假令尺中迟者，不可发汗。何以知然？以荣气不足，血少故也。(50)

咽喉干燥者，不可发汗。(83)

疮家，虽身疼痛，不可发汗，汗出则痓。(85)

衄家，不可发汗，汗出必额上陷，脉急紧，直视不能眴，不得眠。(86)

亡血家，不可发汗，发汗则寒栗而振。(87)

汗家，重发汗，必恍惚心乱，小便已阴疼，与禹余粮丸。(88)

病人有寒，复发汗，胃中冷，必吐蛔。(89)

伤寒四五日，脉沉而喘满，沉为在里，而反发其汗，津液越出，大便为难，表虚里实，久则谵语。(218)

【按语】

以上的罗列，都是辛温发汗的禁忌。尺脉迟，不可汗，津液不和，血少，津液被汗所耗，一般常见到小便难。对汗法的禁忌，主要体现在麻黄汤的用法上，咽燥、衄家、疮家、汗家、亡血家等，应该特别加以注意。相对而言，桂枝汤禁忌要少得多，像原文所述典型的麻黄八证，在流行性出血热中也许少见，所以不能视为惯例，相反桂枝汤和越婢汤应是常用方剂，所以用今天的眼光看流行性出血热表证期的治疗，对麻黄汤的使用多少会产生抵触。

现代临床上在处理该病初期的发热时，也明确规定不能用发汗解热药，怕汗出太多，体液耗伤过度，会加剧低血压休克状态。我们平时习惯了太阳病用麻黄汤和桂枝汤，其实辛温发汗剂从流行性出血热证治的角度看，确实是应该特别谨慎的，否则议论误治的原文不会那么多。

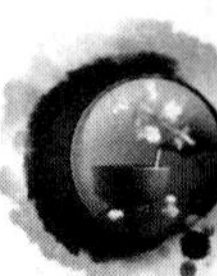

伤寒，脉弦细，头痛，发热者，属少阳。少阳不可发汗，发汗则谵语，此属胃。胃和则愈，胃不和，烦而悸。(265)

少阴病，咳而下利，谵语者，被火气劫故也，小便必难，以强责少阴汗也。(284)

少阴病，脉细沉数，病为在里，不可发汗。(285)

少阴病，脉微，不可发汗，亡阳故也；阳已虚，尺脉弱涩者，复不可下之。(286)

下利清谷，不可攻表，汗出必胀满。(364)

【按语】

脉沉细微涩者，不可汗，也不可下；小便难，不可汗；少阳不可汗；少阴更加不可汗。汗法升散，下法降泻，升散过度则耗阳，汗出过多则伤津，所以体虚者必须注意把握发汗的力度。少阳病证属于复杂情况，治疗不可单向用力，亦即必须注意和解。胃和，指腑气畅行。攻下可以缓解谵语，轻一点的可以改善烦躁和心悸，这些症状是由热引起的，而下法通便可以撤热，所谓釜底抽薪，这种经验在临床上必须注意，发热同时见到大便秘结者，仅用清热而不事攻下，往往效果不佳。

未持脉时，病人手叉自冒心，师因教试令咳，而不咳者，此必两耳聋无闻也。所以然者，以重发汗，虚故如此。发汗后，饮水多必喘，以水灌之亦喘。(75)

太阳病未解，脉阴阳俱停，必先战栗汗出而解。但阳脉微者，先汗出而解；先阴脉微者，下之而解。若欲下之，宜调胃承气汤。(94)

伤寒，腹满谵语，寸口脉浮而紧，此肝乘脾也，名曰纵，刺期门。(108)

微数之脉，慎不可灸，因火为邪，则为烦逆，追虚逐实，血散脉中，火气虽微，内攻有力，焦骨伤筋，血难复也。脉浮，宜以汗解，用火灸之，邪无从出，因火而盛，病从腰以下必重而痹，名火逆也。欲自解者，必当先烦，烦乃有汗而解。何以知之？脉浮，故知汗出解。(116)

太阳病，当恶寒、发热，今自汗出，反不恶寒、发热，关上脉细数者，以医吐之过也，一二日吐之者，腹中饥，口不能食；三四日吐之者，不喜糜粥，欲食冷食，朝食暮吐。以医吐之所致也，此为小逆。(120)

太阳病吐之，但太阳病当恶寒，今反不恶寒，不欲近

衣，此为吐之内烦也。(121)

病人脉数，数为热，当消谷引食，而反吐者，此以发汗，令阳气微，膈气虚，脉乃数也。数为客热，不能消谷，以胃中虚冷，故吐也。(122)

太阳病，过经十余日，心下温温欲吐，而胸中痛，大便反溏，腹微满，郁郁微烦，先此时自极吐下者，与调胃承气汤。若不尔者，不可与。但欲呕，胸中痛，微溏者，此非柴胡汤证，以呕，故知极吐下也。(123)

太阳病，先下而不愈，因复发汗，以此表里俱虚，其人因致冒，冒家汗出自愈。所以然者，汗出表和故也。里未和，然后复下之。(93)

阳明中风，口苦，咽干，腹满，微喘，发热，恶寒，脉浮而紧。若下之，则腹满，小便难也。(189)

伤寒呕多，虽有阳明证，不可攻之。(204)

发汗后，恶寒者，虚故也；不恶寒，但热者，实也，当和胃气，与调胃承气汤。(70)

阳明病，心下硬满者，不可攻之。攻之，利遂不止者死，利止者愈。(205)

【按语】

发汗致虚，误吐致虚，误下致虚。胃中虚冷，朝食暮吐，原文称“此为小逆”，可能不一定是《金匮要略》中所指的胃反病。表里俱虚而冒，仍然要汗出才能自愈，汗法和表，下法和里。阳明里热已见，也有用了下法反而小便难者，阳明证伴见呕吐，也有不可攻的，阳明病见心下硬满者，不可攻，可见攻下在临证中要谨慎，有时确实不

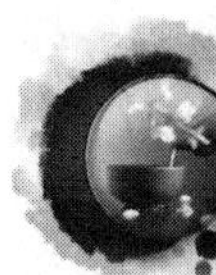

容易把握。

凡用栀子汤，病人旧微溏者，不可与服之。(81)

阳明病，不能食，攻其热必哕，所以然者，胃中虚冷故也。以其人本虚，攻其热必哕。(194)

太阴为病，脉弱，其人续自便利，设当行大黄、芍药者，宜减之，以其人胃气弱，易动故也。(280)

【按语】

原文讲到了苦寒药运用的一般规矩，便溏者慎，胃中虚冷者慎，胃气弱者慎，容易理解。但又不宜将此理解为苦寒药的绝对禁忌，苦寒与温燥并用，亦即用辛开苦降，应该是个常法。或者可以考虑用大黄附子汤的温下，后世温脾汤的做法也可以参考。

自利不渴者，属太阴，以其藏有寒故也，当温之，宜服四逆辈。(277)

少阴病，下利，脉微涩，呕而汗出，必数更衣，反少者，当温其上，灸之。(325)

伤寒，脉促，手足厥逆，可灸之。(349)

阳明病，汗出多而渴者，不可与猪苓汤，以汗多胃中燥，猪苓汤复利其小便故也。(224)

【按语】

太阴病当温，少阴病当温，灸也是温。温法和清法的具体应用，不如汗下峻剂所立的规矩多，但仍然还是有应该注意的事项，这应该从相关方药的加减中去揣摩，温法力量不到则无法取效，临床上有时稍微过一点无妨，尽管病变主要在上焦或中焦，必要时不妨适当用点附子。

少阳中风，两耳无所闻，目赤，胸中满而烦者，不可吐下，吐下则悸而惊。(264)

少阴病，饮食入口则吐，心中温温欲吐，复不能吐。始得之，手足寒，脉弦迟者，此胸中实，不可下也，当吐之。若膈上有寒饮，干呕者，不可吐也，当温之，宜四逆汤。(324)

【按语】

少阳病的治疗，强调不可吐下。因为病不在表，也不在里，证情已趋复杂。少阳病本身不会立刻出现病危，但吐下损伤了正气，一旦出现了变证或坏病，则预后难测。所以治疗用药当留有余地，注意观察，随时作出调整。膈上停饮，药当用温，四逆汤也在可以考虑的范围之内。

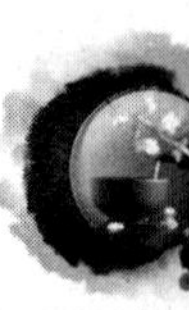

太阳病，外证未解，不可下也，下之为逆，欲解外者，宜桂枝汤。(44)

太阳病，先发汗不解，而反下之，脉浮者不愈。浮为在外，而反下之，故令不愈。今脉浮，故在外，当须解外则愈，宜桂枝汤。(45)

结胸证，其脉浮大者，不可下，下之则死。(132)

阳明病，脉迟，虽汗出不恶寒者，其身必重，短气腹满而喘，有潮热者，此外欲解，可攻里也。手足濈然汗出者，此大便已硬也，大承气汤主之；若汗多，微发热恶寒者，外未解也，其热不潮，未可与承气汤；若腹大满不通者，可与小承气汤，微和胃气，勿令至大泄下。(208)

阳明病，潮热，大便微溏者，可与大承气汤，不硬者不可与之。若不大便六七日，恐有燥屎，欲知之法，少与小承气汤，汤入腹中，转矢气者，此有燥屎也，乃可攻之。若不转矢气者，此但初头硬，后必溏，不可攻之，攻之必腹满不能食也。欲饮水者，与水则哕。其后发热者，必大便复硬而少也，以小承气汤和之。不转矢气者，慎不可攻也。(209)

汗出谵语者，以有燥屎在胃中，此为风也。须下之，过经乃可下之。下之过早，语言必乱，以表虚里实故也。下之愈，宜大承气汤。(217)

阳明病，脉浮而紧，咽燥口苦，腹满而喘，发热汗出，不恶寒，反恶热，身重。若发汗则躁，心愦愦，反谵语。若加温针，必怵惕烦躁不得眠。若下之，则胃中空虚，客气动膈，心中懊憹，舌上胎者，栀子豉汤主之。(221)

得病二三日，脉弱，无太阳、柴胡证，烦躁，心下硬。至四五日，虽能食，以小承气汤少少与，微和之，令小安，至六日，与承气汤一升。若不大便六七日，小便少者，虽不受食，但初头硬，后必溏，未定成硬，攻之必溏；须小便利，屎定硬，乃可攻之，宜大承气汤。(251)

【按语】

下法在流行性出血热的证治中，应该注意不可用得过早，道理并不复杂。结胸脉浮大（中空无力），不可下；大便未硬，不可用大承气汤。下法又是一个非常重要的方法，能够及时缓解局部或全身的危重状况。过经，指到达了阳明病证阶段，阳明可下，但下之过早，语言必乱。原文提出小便与大便相互间有一定的关系，但也并不绝对。

伤寒十三日，过经谵语者，以有热也，当以汤下之。

若小便利者，大便当硬，而反下利，脉调和者，知医以丸药下之，非其治也。若自下利者，脉当微厥，今反和者，此为内实也，调胃承气汤主之。(105)

病人烦热，汗出则解，又如疟状，日晡所发热者，属阳明也。脉实者，宜下之；脉浮虚者，宜发汗。下之与大承气汤，发汗宜桂枝汤。(240)

太阳病，寸缓，关浮，尺弱，其人发热汗出，复恶寒，不呕，但心下痞者，此以医下之也。如其不下者，病人不恶寒而渴者，此转属阳明也。小便数者，大便必硬，不更衣十日，无所苦也。渴欲饮水，少少与之，但以法救之。渴者，宜五苓散。(244)

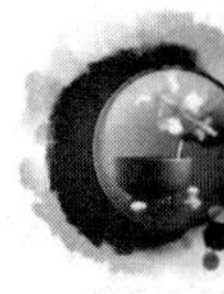

脉阳微而汗出少者，为自和也；汗出多者，为太过。阳脉实，因发其汗，出多者，亦为太过。太过者，为阳绝于里，亡津液，大便因硬也。(245)

诸四逆厥者，不可下之，虚家亦然。(330)

伤寒，五六日，不结胸，腹濡，脉虚，复厥者，不可下，此亡血，下之死。(347)

【按语】

下法的运用，要把握住时机，同时也要看病人的耐受程度，一般在低血压休克期以后，当血浆的回流吸收增多，小便排出又少时；或者局部症状明显，如结胸等，可以考虑攻下。高热病人有便秘者，亦是下法的对象。《伤寒论》有明训，治疗的汗下先后顺序不可颠倒，若先下容易出现亡阳（休克），所以又有“伤寒下不嫌迟”之说，但原文也有阳明病和少阴病的“三急下”，谨慎和大胆，这是一个事物的两个方面，临证应该不难理解。

3. 关于预后

预后的判断，需要临证经验的积累。从实践中摸到的规律，可以成为以后认识问题的根据。原文有关这方面的记载，多见于少阴病和厥阴病篇，但临床上并不绝对，在阳明病高热阶段，病情的变化也会险象环生。临证中对预后一般通过脉象的强弱和肢体的厥冷程度来判断，或者看发热、小便的情况等。

在流行性出血热的现代临床证治中，预后的好坏主要和下列因素相关：

①越是及早诊断、治疗和休息，预后就越好。

②高热持续数天不退者预后差，体温低于36℃者预后差，高热与休克同见者预后也差。

③休克出现得愈早，预后愈差；血压降得愈低，预后也愈差。

④少尿持续时间愈长，预后愈差。

⑤一般年龄愈大，预后愈差。

⑥发病正值疾病流行高峰时，预后差。

⑦白细胞大于$3\times10^9/L$者，预后差；血小板低于$5\times10^9/L$者，预后亦差。

⑧尿蛋白愈重，预后愈差；尿中有异物者，病情多属危重。

⑨出血越广泛越严重，预后越差（多脏器出血）。

⑩出现精神神经症状者，一般提示预后差。

⑪三期（发热、休克、少尿）重叠者，预后差。

《伤寒论》原文中讲到死证的，约有21条（太阳病2条、阳明病4条、少阴病7条、厥阴病8条，少阳病和太阴病无死证），这多少能够说明一点问题。在流行性出血热的证治中，如果见到休克难以纠正、高烧持续不退、出血情况严重、呼吸困难（肺水肿）明显、心衰水肿、下利不止等情况，往往提示预后较差。现代临床观察提示，流行性出血热中的死证十之八九为休克，这也许可以解释为什么在原文的叙述中少阴病的寒化证多于热化证的原因，少阴寒化证如果见到肢体转为温暖为顺，见到心烦不得卧（虚甚）则为病情严重，反而属于难治了。

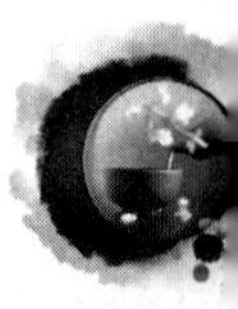

要正确地判断预后，还必须学会透过现象看本质。对于我们经常提到的寒热真假，如格阳、戴阳，甚至包括除中等，这时必须对全身情况进行仔细的观察分析以后，才能保证判断无误。

病人身大热，反欲得衣者，热在皮肤，寒在骨髓也；身大寒，反不欲近衣者，寒在皮肤，热在骨髓也。(11)

凡病若发汗、若吐、若下、若亡血、亡津液，阴阳自和者，必自愈。(58)

伤寒，发热，啬啬恶寒，大渴欲饮水，其腹必满，自汗出，小便利，其病欲解，此肝乘肺也，名曰横，刺期门。(109)

结胸证悉具，烦躁者亦死。(133)

太阳病，医发汗，遂发热恶寒，因复下之，心下痞，表里俱虚，阴阳气并竭，无阳则阴独，复加烧针，因胸烦，面色青黄，肤瞤者，难治；今色微黄，手足温者，易愈。

(153)

夫实则谵语，虚则郑声。郑声者，重语也。直视谵语，喘满者死，下利者亦死。(210)

发汗多，若重发汗者，亡其阳，谵语。脉短者死，脉自和者不死。(211)

脉但浮，无余证者，与麻黄汤。若不尿，腹满加哕者，不治。(232)

脉浮而芤，浮为阳，芤为阴，浮芤相搏，胃气生热，其阳则绝。(246)

【按语】

阴阳自和，比较抽象，具体应该理解为原文中所述的肢体温暖、脉象和缓、小便通利等，换用现在的话讲，即内脏的功能无大碍。反过来原文提到的表里俱虚、阴阳并竭，具体表现如直视、谵语（神经系统症状）、喘满（肺水肿）者死，下利者亦死，脉短（循环系统症状）者死。不尿、腹满而哕，有点类似尿毒症了，不治。原文的叙述比较散乱，我们如果适当地加以归纳，一个是脉象，一个是体征，并且要随时注意二者的关联。

三阳合病，脉浮、大，上关上，但欲眠睡，目合则汗。(268)

伤寒六七日，无大热，其人躁烦者，此为阳去入阴故也。(269)

伤寒三日，少阳脉小者，欲已也。(271)

太阴中风，四肢烦疼，阳微阴涩而长者，为欲愈。(274)

伤寒，脉浮而缓，手足自温者，系在太阴。太阴当发身黄，若小便自利者，不能发黄。至七八日，虽暴烦，下利，日十余行，必自止，以脾家实，腐秽当去故也。(278)

病人脉阴阳俱紧，反汗出者，亡阳也，此属少阴，法当咽痛，而复吐利。(283)

【按语】

发病已有六七天，无大热，且烦躁，所谓阳去入阴，即发热期已过，进入三阴，可能出现低血压休克的情况。如果仅仅在太阴的话，主要是胃肠道症状，见到手足温、脉和缓，说明暂时与低血压休克无涉。亡阳者属少阴，提示全身情况已差。少阳脉小，为欲已。

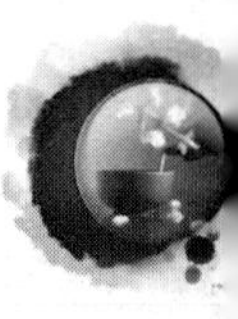

少阴病，脉紧，至七八日，自下利，脉暴微，手足反温，脉紧反去者，为欲解也，虽烦，下利，必自愈。(287)

少阴病，下利，若利自止，恶寒而踡卧，手足温者，可治。(288)

少阴病，恶寒而踡，时自烦，欲去衣被者，可治。(289)

少阴中风，脉阳微阴浮者，为欲愈。(290)

少阴病，吐利，手足不逆冷，反发热者，不死。脉不至者，灸少阴七壮。(292)

少阴病，恶寒，身踡而利，手足逆冷者，不治。(295)

少阴病，吐，利，躁烦，四逆者，死。(296)

少阴病，下利止而头眩，时时自冒者，死。(297)

少阴病，四逆，恶寒而身蜷，脉不至，不烦而躁者，死。(298)

少阴病，六七日，息高者，死。(299)

【按语】

少阴病作为低血压休克阶段，所谓可治不可治，预后判断十分重要，归纳一下的话，手足温、发热、欲去衣被，可治。反之，见到手足逆冷、吐利躁烦、头眩、时时自冒，脉不至者，死。原文提息高者死，可能是肺水肿造成的呼吸困难，治疗时，葶苈大枣泻肺汤应该可以考虑。

少阴病，脉微细沉，但欲卧，汗出不烦，自欲吐，至五六日，自利，复烦躁，不得卧寐者，死。(300)

厥阴中风，脉微浮为欲愈，不浮为未愈。(327)

厥阴病，渴欲饮水者，少少与之愈。(329)

伤寒，始发热六日，厥反九日而利。凡厥利者，当不能食，今反能食者，恐为除中。食以索饼，不发热者，知胃气尚在，必愈，恐暴热来出而复去也。后日脉之，其热续在者，期之旦日夜半愈。所以然者，本发热六日，厥反九日，复发热三日，并前六日，亦为九日，与厥相应，故期之旦日夜半愈，后三日脉之而脉数，其热不罢者，此为热气有余，必发痈脓也。(332)

伤寒，脉迟，六七日，而反与黄芩汤彻其热。脉迟为寒，今与黄芩汤，复除其热，腹中应冷，当不能食，今反能食，此名除中，必死。(333)

【按语】

由不烦到烦躁，欲卧到不得卧寐，提示病情的加重。厥阴病出现脉浮，为佳象。应该不能食者，反能食，必死。除中为反常现象（危象），确认的方法是食以索饼，若不发热，则非除中，胃气尚在，必愈。

伤寒，六七日，脉微，手足厥冷，烦躁，灸厥阴，厥不还者，死。(343)

伤寒，发热，下利，厥逆，躁不得卧者，死。(344)

伤寒，发热，下利至甚，厥不止者，死。(345)

伤寒，六七日，不利，便发热而利，其人汗出不止者，死。有阴无阳故也。(346)

发热而厥，七日下利者，为难治。(348)

下利，有微热而渴，脉弱者，今自愈。(360)

下利，脉数，有微热汗出，今自愈，设复紧，为未解。(361)

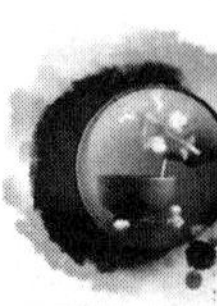

下利，手足厥冷，无脉者，灸之。不温，若脉不还，反微喘者，死。少阴负趺阳者，为顺也。(362)

下利，脉沉弦者，下重也；脉大者，为未止；脉微弱数者，为欲自止，虽发热，不死。(365)

下利后，脉绝，手足厥冷，晬时脉还，手足温者，生，脉不还者，死。(368)

伤寒，下利，日十余行，脉反实者，死。(369)

呕而脉弱，小便复利，身有微热，见厥者难治，四逆汤主之。(377)

【按语】

脉反实者，下利日十余行，脉症不符，脉微弱数者欲自止。从流行性出血热的角度看，预后差的如高热持续不退、休克持续不纠正、出血不止等。高热出现在阳明阶段，休克出现在少阴、厥阴的阶段，出血是散在的，各个阶段都可以见到。

4. 关于卒病

对于仲景的书，有《伤寒杂病论》《伤寒卒病论》《张仲景疗伤寒方》《伤寒论》《金匮玉函经》《金匮玉函要略方》《金匮要略方》等种种不同的表述，经北宋校正医书局校订刊行以后，《伤寒论》和《金匮要略方》遂成定局。随后，《伤寒论》治外感热病、《金匮要略》论内伤杂病、外感用六经辨证、内伤讲脏腑经络，也成为定说而被大多数人所接受。

其实，从流行性出血热角度考虑，也许提“卒病”更加合理，即伴随“伤寒”出现的一些必须及时处理的急性病证，就目前《金匮要略》的内容看，也有着大体的眉目。参看《脉经》中的相关内容，可能更加逼近仲景的原貌，同时也不妨看看《诸病源候论》中的内容，其中的温病、热病等其实和“伤寒”都有关，完全可以一起看。

如果翻看《伊尹汤液经》，书中的基本内容编排如下：卷一为六经病证，卷二、卷三为可不可，卷七为辨脉法、平脉法。卷四、卷五、卷六为结胸痞、腹痛、呕吐、哕、吐利、下利便脓血、火邪清血、气上撞、心下悸、消渴、衄、如疟、热入血室、发狂喜忘瘀血、发黄、中湿、风水皮水黄汗肺胀、中暍、刚痉柔痉项背强、咽痛等。撇开其他不说，单就这样的一个表达框架，如果从流行性出血热的角度看，会让人感到有点吃惊！感觉这样的一个编排框架比现在分为《伤寒论》和《金匮要略》二书要更加合理，更加符合当时“伤寒”的临床实际。也许这就是最初的《伤寒杂病论》？不敢妄下结论，作为问题提出来，希望引起同道们的注意。

《金匮要略》中的相关内容：

痉湿暍（脑、神经系统）

百合狐惑阴阳毒（恢复期、咽喉与眼部病变、斑疹）

肺痿肺痈咳嗽上气（呼吸系统）

胸痹心痛短气（循环系统）

腹满寒疝宿食（急腹症）

痰饮咳嗽（胸腹水等）

消渴小便利淋（少尿、多尿）

水气（水肿、胸腹水等）

黄疸（肝脏损害）

惊悸吐衄下血胸满瘀血（出血）

呕吐哕下利（消化系统）

【按语】

毫无疑问，《金匮要略》相对《伤寒论》要更加杂乱一些，此处姑且把这方面的话题压住，不作展开。《金匮要略》中的内容，如果从流行性出血热的角度考虑，上列病证应该关系较为密切，至少有些原文的叙述，从流行性出血热的角度理解，就容易搞懂了。作为与“伤寒”并立的“卒病”，用现今的话讲是并发症，有些内容，尽管在《伤寒论》原文中已有涉及，但还是有另立出来、加以强调的必要。

作为具体的病证，在处理上尽管有着各自的一些特殊之处，但不管如何特殊，基础总还是在六经证治的框架之

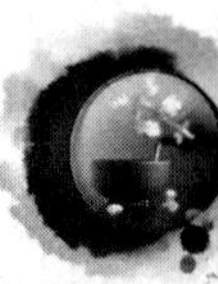

中。如咳嗽上气病中有小青龙汤、越婢汤的加减变化应用，也有麦门冬汤、泽漆汤的应用，还有葶苈大枣泻肺汤、皂荚丸的不同应用；胸痹病中有瓜蒌薤白剂的化裁运用，也有薏苡附子散、乌头赤石脂丸等缓急止痛的用法；腹满病中有阳明承气和太阴理中治法的变化扩展，另外还补充了大黄附子汤温下寒实法的使用；黄疸病中除了湿热证治的四方以外，还补充有桂枝加黄芪汤和小建中汤的温补等；吐衄下血病中出方4张，上下寒热虚实的证治井然有序，也提供了用药的基本规矩；痰饮病和水气病治本以温，治标以发汗通利二便，既有伤寒方，也有补充的方剂。

从流行性出血热证治的角度，《伤寒论》和《金匮要略》相互参阅才比较全面。

(2)《脉经·卷八》的主要病证：

卒尸厥

痉湿暍

阳毒阴毒百合狐惑

霍乱转筋

中风历节

血痹虚劳

消渴小便利淋

水气黄汗气分

黄疸寒热疟

胸痹心痛短气奔豚

腹满寒疝宿食

五脏积聚

惊悸吐衄下血胸满瘀血

呕吐哕下利

肺痿肺痈咳逆上气痰饮

痈肿肠痈金疮侵淫

【按语】

《脉经·卷八》的内容，基本上和《金匮要略》相对应。卷中首先提出对“尸厥”的判断，类似于《金匮要略》首篇中对“卒厥”入脏和入腑的区别，可以把握预后和及时治疗。其余的篇章和《金匮要略》基本相同，值得注意的是，转筋和霍乱、奔豚和胸痹、痰饮和咳逆上气在一起。和现今的《金匮要略》比较，《脉经》尽管出方较少，但基本的线条和框架已经具备了。

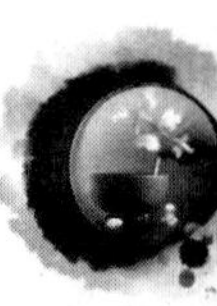

(3)《诸病源候论》中的伤寒、时气、热病、温病和疫疠

《诸病源候论》是我们今天了解汉代特别是魏晋南北朝时期医学的主要典籍之一。书中对“伤寒病”一共列举出了77候，涉及的范围可以说相当广泛，我们可以与流行性出血热的临床表现进行对照。除了一日一候，列到第九天后，基本上都是症状的罗列了（其他病证大体相仿）。限于篇幅，这里对主要内容作如下摘录：

如咽喉痛、斑疮、谬语、烦、虚烦、烦闷、渴、呕、上气、咳嗽、衄血、吐血、干呕、吐逆、哕、喘、厥、阴阳毒、百合病、悸、痓、心痞、结胸、狐惑、湿䘌、下部痛、余热、五脏热、变成黄、心腹满痛、宿食不消、大便不通、小便不通、热毒利、脓血利、利、肺痿、失声、内有瘀血、毒攻眼、毒流肿、毒攻手足、梦泄精、劳复、阴阳易、交接劳复等。

另外，还有病后的胃气不和、热不除、渴、不得眠、虚羸、不能食、虚汗、脚气、霍乱、疟、渴利、食复等，应该是恢复期的问题了。

【按语】

在《诸病源候论》中，共罗列了伤寒病77候、时气病43候、热病28候、温病34候、疫疠3候。“伤寒”居于首位，也是当时疫病流行的真实写照，所以在内容的描述上占据绝对的多数，于此也可以理解“伤寒”见症的广泛和复杂，也可以体会古人临证观察的无微不至。当时作为“伤寒”，注意到了应该与其他病证的鉴别，这是主观上的追求，客观上是否真正能够作出区别，或者区别以后，临证究竟有什么不同的治疗措施，也许相对困难。从主要内容和原文叙述看，“伤寒”为主，其他从属，列举的内容大体相近，所以应该互参，主要都反映了流行性出血热的临床实际。从今天来看，流行性出血热应该是疫病，但是在《诸病源候论》中的“疫疠”反而相对简略，被一笔带过。

《诸病源候论》中有关“伤寒”的证候共列举了77种，归纳一下还是有着一定的规律，比较集中的有咽痛发斑（阴阳毒）、狐惑、百合病、咳喘、呕利、吐衄下血、痉、悸、痞、结胸、二便不通、发黄、腹满痛、瘀血、身肿、眼部病变等。值得注意的是，肺痿也在此列，汗下之后亡津液，小便反利，此为上虚不能制下，欲咳不能，浊唾涎沫。和《金匮要略》（用甘草干姜汤）的叙述稍有不同。渴利，饮水数升，小便亦数升，为肾虚不能治水，《金匮要略》中有肾气丸可用。瘀血，发热如狂，小腹满，小便反利，宜下之，此与太阳蓄血相同。

翻看《诸病源候论》的伤寒候，确实容易使人联想到流行性出血热的临床表现，该病见症的广泛和复杂多变，其实古人早有观察和总结，并非今人才注意到的。

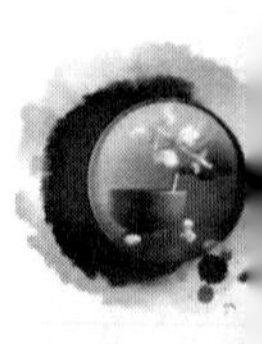

第四章 寒温在流行性出血热证治中的一致性

如果从辨证的角度，争论一个病应该用六经辨证还是应该用卫气营血辨证，我感觉意义不大。因为辨证本身是应该兼顾表里寒热虚实的，用《伤寒论》原文的话讲，叫作"随证治之"，六经辨证和卫气营血辨证尽管有先后，产生的背景也有所不同，但是二者并不对立。当然在考虑遣方用药的时候，用经方或用时方还是有所讲究的。一经确立的治法方药，我们也可以进一步推敲它在整个辨证框架中的具体位置。

作为"伤寒"，或者直接称流行性出血热，这曾经用六经辨证的治法方药来应对的疾病，到了现代，反而大家都习惯用温病的卫气营血辨证来治疗了。历史上的这种演变说明了什么问题呢？这是否本身就强调了寒温证治的一体性？一种疾病，从寒温两面切入都行。注意，这里提的仅是切入，或伤于寒，或感于温，都是临证观察中的客观所见和主观推断，一旦进入到整个疾病的治疗，就不可能仅仅考虑偏于寒或偏于温的方面了，这应该不难理解。所以，我们大可不必人为地过多渲染伤寒和温病的不同，以至于在临证中缚住自己的手脚。今天，我们清楚地了解到引起疾病的病原，可以从疫病（传染病）的角度深入思考了，但由于我们对付病毒尚缺乏有效的武器，所以在很大程度上仍然是“随证治之”，辨证论治，以及对症治疗仍然是临床上基本的做法。

毫无疑问，伤寒六经的证治框架不可舍弃。但是，作为临证治疗的具体方药，应该是多多益善。今天当我们明白了具体疾病的病理变化过程，我们可以进一步清楚和理解具体治法方药的利弊，从而能够更加有效地趋利避害。医者必须熟悉和掌握每一种治法方药的适应范围，什么情况下可用，什么情况下不可用。这又让人想到了《伤寒论》中的“可不可”篇章，对于治法方药的具体运用，必须立出规矩，给人以依据，目的是为了规范和方便临床的治疗实际，这样的做法古今一致。当然今人应该胜过古人，因为我们对具体事物的认识又进了一步，我们了解得更加详尽了。

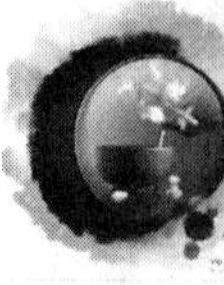

此处引用一些现代分类的方法，但不做太多的细化展开，目光主要集中在证治的框架上，相信只要站稳临证的立场，那么对理论上的寒温争论就可以相对淡化些了。

一、流行性出血热的现代分期辨证论治

1. 发热期

(1) 表寒郁热

主症：恶寒重，发热轻，头身疼痛，骨节酸痛，无汗，

面红，口渴欲饮，舌淡红，苔薄白，脉浮紧。

治法：散寒解表，疏郁清热。

方药：大青龙汤、越婢汤。

（2）热在表卫

主症：发热恶寒，无汗，头痛，眼眶痛，腰痛，颜面及颈胸潮红，舌边尖红，苔白薄腻，脉浮数。

治法：透表清热，解毒祛湿。

方药：银翘散。

（3）阳明气分大热

主症：壮热，不恶寒，汗出，气粗，烦躁，口渴，面红如醉，舌红苔黄，脉洪大滑数。

方药：清气泄热，解毒生津。

方药：白虎汤。

（4）气营两燔

主症：壮热，烦渴，两目昏瞀，斑疹，吐衄，舌红绛，苔黄燥，脉弦细数。

治法：清气凉血，解毒护阴。

方药：清瘟败毒饮。

【按语】

发热期的治疗，表寒、表热、里热、半表半里热，在六经证治中已有基本描画，井然有序。但是自从有了银翘散后，很明显桂枝汤、小柴胡汤被淡化，更不用说麻黄汤了。其实，温病的医家对三阳病的具体证治有很多补充，小柴胡汤在后世也有扩展变化，甚至进一步延伸成达原饮的方式。

进一步演化，桂枝汤也可以变化成清泄的方剂，在以上的归纳中还没有充分反映出来。表寒的麻黄汤证大多见于发热的前驱期，温病一般不作强调，但还算是保留了新感温病的提法和做法，即不完全否定散表的做法，多少还是给辛温留出一席之地，甚至可以一直保留到营分的治法，所谓透邪出表。为什么？因为临证的事实存在，不能无视。仅仅一个发热期，治法方药就十分丰富，如果针对发热期的各种伴见症状，治法方药就更多了。

2. 低血压休克期

（1）热厥夹瘀

主症：壮热，面赤，发斑，衄血，渴欲饮冷，心烦，肢冷，血压下降，舌红苔黄燥，脉沉数。

治法：清热解毒，益气养阴，化瘀。

方药：白虎汤合生脉散。

（2）水热互结

主症：壮热，面赤，烦渴多饮，尿少，水肿，肢厥，舌红而肿，苔黄厚而干，脉细数沉滑。

治法：滋阴清热，利水化湿。

方药：猪苓汤。

（3）阳气衰败

主症：畏寒，肢厥，气微，神疲，倦卧，不渴，面白，唇青，舌淡苔白，脉微细沉伏。

治法：回阳救逆，温通血脉。

方药：四逆汤、参附汤。

（4）内闭外脱

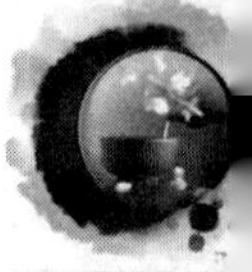

主症：肢冷，面色苍白，指端青紫，气短，汗出，烦躁，谵语，循衣摸床，脉沉微细。

治法：益气固脱，开窍醒神。

方药：生脉散合安宫牛黄丸。

【按语】

低血压休克在六经病证中是用少阴病来强调的，四逆汤证肢体冷、脉微细、但欲寐，给人的印象深刻。但在实际中有时表现得并不那么典型，所以在温病学中强调了肢冷脉微和热、湿、瘀的纠缠。如果主要和热在一起，既有发热，又见厥冷，所谓厥热胜复，六经病证中当用厥阴病来表述。

其实，热也好，湿也好，瘀也好，主要治法还是在六经证治的框架中，回阳救逆，可以单行，也可以与清热、利水、开窍等兼用，需要在临证时费心斟酌。临床上如果只知道卫气营血而不熟悉六经证治，一旦遇到患者突然出现低血压休克状态，也许真会惊慌失措、没了方向呢！

3. 少尿期

（1）肺热壅盛

主症：咳喘，咯血，胸中窒闷，小便涩少或尿闭，大便秘结，舌红苔黄，脉数或洪大。

治法：清泄肺热，通腑行水。

方药：葶桃承气汤

（2）水热结胸

主症：胸闷气促，心中懊侬，痰声辘辘，口泛涎沫，面浮肢肿，少尿或无尿，舌胖苔腻，脉滑而数。

治法：泄热逐水，宽胸散结。

方药：大陷胸丸。

（3）水饮壅肺

主症：胸满，咳喘，痰多，烦躁不安，小便涩少或尿闭，舌淡胖，苔黄腻，脉沉无力。

治法：泻肺平喘，通利二便。

方药：葶苈大枣泻肺汤、已椒苈黄丸。

（4）湿热结聚

主症：少腹胀满，小便赤涩，量少欲解不得，甚则尿闭不通，或有血尿、尿膜，舌红胖大，苔黄腻，脉滑数。

治法：清热利湿，滋肾通腑。

方药：导赤承气汤。

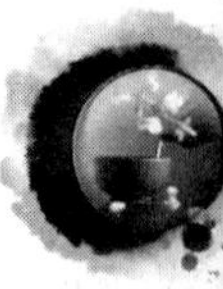

（5）热结阴伤

主症：小便短少，身热，无汗，口渴，舌干红，苔黄燥，脉细数。

治法：滋阴清热，泻火解毒。

方药：冬地三黄汤。

（6）邪陷厥阴

主症：神昏谵语，惊厥抽搐，头痛，呕吐，尿少尿闭，舌质红绛，苔黄而干裂，脉弦细数。

治法：凉肝息风，清心解毒。

方药：羚角钩藤汤。

（7）肾阴亏耗

主症：唇焦齿槁，皮肤干燥，烦渴欲饮，两目昏瞀，精神恍惚，或烦躁谵语，尿少尿闭，舌红而肿，苔薄黄燥，脉沉细数。

治法：育阴利尿，泄热逐瘀。

方药：猪苓汤合桃核承气汤。

（8）肾阳衰败

主症：畏寒，蜷卧，腰酸腿软，尿少或滴沥不畅，舌淡胖有齿痕，苔白腻，脉沉无力。

治法：温肾逐湿，益气利尿。

方药：济生肾气丸。

（9）水血蓄积

主症：尿少或尿闭，尿有膜状物，面浮肢肿，口渴多饮，面唇晦暗，少腹刺痛，皮下瘀斑，舌暗紫或有瘀斑瘀点，脉细涩。

治法：化气利水，化瘀通下。

方药：五苓散合桃核承气汤。

（10）肾络瘀阻

主症：腰腹刺痛，腰背部大片瘀斑，尿少或尿闭，尿赤或见尿膜，口气腥臭，舌暗红有瘀斑瘀丝，苔腐腻，脉涩滞。

治法：解毒化瘀，疏通肾络。

方药：桃承导赤汤。

【按语】

少尿期一般是跟在低血压休克期后面的，治法方药在此被进一步扩充，从肺热、饮热、湿热、水血并结、阴虚、阳虚、内风、瘀阻等多方面着眼进行论治。基本的做法还是随着所见的证候走，主症应该是少尿或无尿。少尿、小便不利，则气化不行，水湿内停，或在心肺，或在胃肠，或在胸腹，或上攻于脑。治疗的大法是通利，用利尿通便的方法以导邪外出，以缓解急迫。同时必须正视机体的问题，注意不失时机、恰到好处地使用通阳、助阳的方治。对此，经方已有奠基，后来的医家只是注意变化而已。

在《伤寒论》的六经病证中没有专门对少尿期证治的强调，也许这体现了新疆出血热和一般流行性出血热的不同，而现今的治疗主要是以流行性出血热为对象了。这个阶段治法方药的多样性，提示了病情的重笃与复杂，需要兼顾的面广，所以立出的治法方药多，可以作为临证的选择。

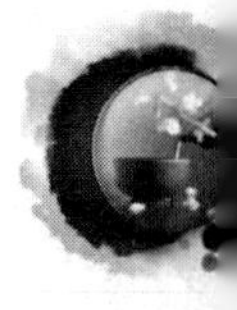

4. 多尿期

（1）肺胃热炽

主症：小便频多，干咳少痰，口舌干燥，舌红苔黄而干，脉细数。

治法：养阴清热，生津止尿。

方药：清燥救肺汤。

（2）阳虚湿困

主症：身体困重，纳呆，面肢浮肿，尿多而清长，舌淡胖有齿痕，苔白腻，脉滑。

治法：通阳益气，育阴渗湿。

方药：补中益气汤、六君子汤合五苓散。

（3）肾气不固

主症：尿频量多，甚而遗尿，口渴引饮，腰酸肢软，头晕耳鸣，舌淡苔白，脉沉弱。

治法：温补肾气，固摄膀胱。

方药：金匮肾气丸。

（4）肾络瘀阻

主症：腰部刺痛不移，或见皮下大片瘀斑，尿量多而有涩滞感，舌质紫或有瘀点，脉细涩。

治法：活血祛瘀，温肾缩尿。

方药：桂枝茯苓丸合缩泉丸、肾气丸。

【按语】

少尿与多尿，在六经病证的原文描述中多散见，而不作为专门的题目，也许是限于新疆出血热的缘故，肾脏的损害并不占据主要位置，不像一般所提的流行性出血热（也称肾病综合征出血热）。但是，治疗的基本方药还是在经方中，因为上中下、肺脾肾的布局已定。

多尿，若上虚不能制下，有甘草干姜汤温肺复气；若中气不足溲便为之变，有补中益气汤温补固涩；若肾虚膀胱气化不行，饮一溲一，则有肾气丸的温振肾气。多尿期的处理，或从肺，或从脾，或从肾，上中下的框架简便易行。多尿期以后就是恢复期，病情渐入坦途，治疗也以调补的方药为主了。

5. 恢复期

（1）余邪未尽

主症：低热不退，少气多汗，心胸烦闷，干咳，频呕，口干欲饮，舌红少苔，脉虚数。

治法：清热生津，益气和胃。

方药：竹叶石膏汤。

（2）肺胃阴虚

主症：咳嗽，咽干，舌燥，口渴，二便艰涩，舌红少苔，脉细弱。

治法：清养肺胃，生津润燥。

方药：沙参麦冬汤（益胃汤）。

（3）肺脾气虚

主症：胸脘满闷，纳呆，便溏，身重乏力，面浮肢肿，舌淡苔白腻，脉虚而缓。

治法：补肺健脾。

方药：参苓白术散。

（4）肾阴亏虚

主症：腰膝酸软无力，头昏，耳鸣，舌质红，脉细数。

治法：滋肾养阴，佐以清火。

方药：知柏地黄丸（六味地黄丸）。

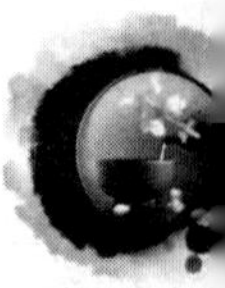

【按语】

恢复期的治疗，除了注意低热之外，主要是兼顾和调理肺脾肾，使内脏的机能得以尽快恢复。这和《伤寒论》瘥后劳复的精神大体一致，基本的方药也应该在仲景书中，如枳实栀子豉汤、小柴胡汤、理中丸、牡蛎泽泻散、竹叶石膏汤等。其实，展开一点，桂枝汤、百合地黄汤等都可以考虑，另外麦门冬汤、甘草干姜汤也常用。

恢复期一般不急于用滋腻养阴之品，应该注意甘寒清补，注意扶植胃气。

二、关于用卫气营血辨治流行性出血热

借助现代科技手段，我们得以比较深入地了解某些症

状的本质以及相关疾病的来龙去脉。在古代社会，有时仅凭临证的观察，我们的认识往往无法深入。如果只是停留在表象上，有时会把一个疾病错误地区分为几个不同的病证，或者对一个疾病产生种种不同的表述，比如古代所称的大头瘟、疙瘩瘟、瓜瓤瘟、赤耳瘟、捻颈瘟、赤膈瘟、血痢瘟、杨梅瘟、蛤蟆瘟、锦霞瘟、葡萄瘟、绞肠瘟、软脚瘟等，都是从某一角度对疾病表现的描述，仅凭一个主要症状往往难以判断是什么疾病。这不仅在汉唐，即便到了明清仍然如此。

所以，对流行性出血热的认知是完全建立在现代医学的基础上的。也只有在今天，我们才有可能将流行性出血热作为一个病来对待。在汉魏时代，是把它区分成若干不同的病证来处理的，伤寒作为总称，其实也有称为时行、热病、温病、疫疠的。不可否认，当疾病出现不典型表现时，是极有可能把它作为另类来处理的，如作为痉湿暍病、百合狐惑阴阳毒病，甚或作为肺胀、风水、霍乱等另立而加以区别。

现代中医把流行性出血热定位在温病范畴，放在温疫、疫斑、温毒发斑、斑疹等范围中，几乎很少再用“伤寒”的称呼了，这是基于现代认识的做法。1987 年卫生部药政局颁布的《中药治疗流行性出血热的临床治疗原则》，将流行性出血热的中医病名定在“温疫”（又名疫疹、疫疠）比较笼统的概念上。由于流行性出血热临床表现的复杂多变，即便站在温病的立场，还会有新感和伏气之争，还会有冬温和湿热之异。用这样的眼光来看，其实伤寒和温病之争也完全在情理之中。对同一件事情，从各个不同角度进行认识和强调，会有不同的表达，这也就没有什么不好理解的了。

温病学说的本质，是要突出外感热病偏热的一面，治疗上注重寒凉剂的运用，以唤起人们的重视，这在临床上有它积极的一面。但强调过头，容易导致寒温的对立，容易产生消极的作用。因为在临床的诊疗实际中，是不可能仅靠寒凉剂来解决所有问题的。流行性出血热根据卫气营血辨治的框架，临床表现一般可以作如下归纳。

①温热疫毒初感，邪在表卫，见恶寒发热、头痛、身痛、腰痛。

②温邪传入气分，阳明热盛，见壮热、渴饮、面红、目赤、咽痛，或湿蕴脾胃，见恶心、吐泻、腹满痛、呃逆、身重。

③邪入营血，热伤血络，见发斑、吐衄便血。

④邪热内闭，瘀毒内壅，邪入少阴，气阴两伤，则为热厥，见呕恶烦渴、神昏肢厥。

⑤正气衰败，阳气将竭，少阴寒化，则为寒厥，见面白唇青、肢冷汗出。

⑥湿热蕴结下焦，膀胱气化不利，见尿频、尿赤，继而尿少、尿闭。

以上是最为简单的归纳，但是，即便在这样的内容中，还是避免不了六经病证的表述，如阳明、少阴等。

从温病的角度，强调流行性出血热的病变重点在营血，强调热毒、瘀毒、水毒的病机贯穿始终，强调清热解毒、

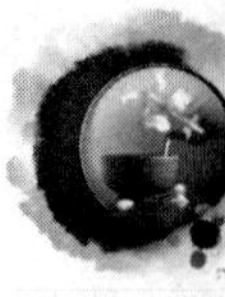

清营凉血、泻下通瘀、滋阴生津的治法重要。从遣方用药的角度，有清瘟败毒饮、犀角地黄汤、生脉散、白虎承气汤、桃核承气汤、知柏地黄丸等。从卫气营血辨证的角度，注重早用清热解毒、凉血化瘀、通利二便，但是针对临床出现的低血压休克、肾衰、出血等病变，总还是绕不过伤寒六经病证相关的治法方药，如四逆汤、五苓散、真武汤、理中汤等。

即便在今天，仍然有学者坚持提出应当以伤寒六经来辨治流行性出血热。疾病由太阳病入里到阳明病、少阳病，在此过程中出现蓄水、蓄血、结胸等复杂证情。然后，到太阴病的寒湿呕利，到少阴病的亡阳四逆，到厥阴病的厥热胜复，《伤寒论》中的桂枝汤、五苓散、桃核承气汤、大小陷胸汤、大小承气汤、大小柴胡汤、理中丸、四逆汤等这样的一个治法方药系列，基本上还是可以临证应对的。

从“伤寒”到流行性出血热，从古代到现代，疾病只是一种，但认识更加深入了。古代的观察客观实在，认识上有一定的模糊性，但处理上具有整体观，也有相当效果。现代的认识具体到位，更加局部而细致，对一个疾病来说自成体系，但在处理上仍有很多无奈，只能随证治之。有了现代知识，再看原文的叙述，我们可以删繁就简，抓住主要的东西。

温病学说成熟于明清，卫气营血和三焦辨证为众所周知。从六经辨证到卫气营血辨证并没有发生本质上的变化，因为临床应对的基本方法还是一样的。如果把温病的治法方药看作是六经框架中某些局部的细化，那么，寒温是互补的。或者换一句话说，采用六经辨治，必须注意采纳温病的治法方药。反过来，采用卫气营血辨治，必须注意遵循六经病证中的治法方药。这样，你中有我，我中有你，寒温是一致的，寒温之争可以休矣！然后，举一反三，由一个疾病推及其他，一病万方，万病一方，理解和掌握了临证的基本方法以后，古今东西，历史上和现实中的千变万化，都容易理解了。所谓“大道归简”，这正是由伤寒到温病的临床实践留给我们的重要启示。

附：关于流行性出血热疾病知识的概要

其实，现在大部分人对流行性出血热并不那么了解了。所以，常常会把它轻易放过。但是，为了深刻理解《伤寒论》，倒是十分有必要首先熟悉这一疾病的现代资料。可以说，这是讨论和认识问题的前提和基础。对这一疾病的知识，是任何古代医家所不可能具备的，只有今天才能做到。我们常常惊叹，不要说古代的事情，就是现代、近代的事情，我们也不得不依赖于书本来了解和熟悉了！世界太大，知识无限，而人生苦短。好在今天的社会提供了种种可能性，只要努力，我们总能够比前人多跨出一步。

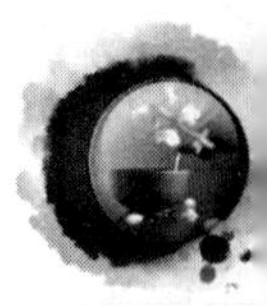

为了讲清楚问题，必须花点笔墨把已经认识到的相关知识作一个交代。由于现代认识详细，可以写成厚厚的一本书，而古代的记载比较散乱、简单，甚至有相当的脱漏。二者能否对应，也许是个问题，但做个对照总还是可以的，而且一定会有助于思考。如果我们不联系相关知识，就只能永远局限在纸面的文字上，也就无法深入认识到事物的本质。下面将有关流行性出血热的情况作一简单介绍。

流行性出血热，可以说是迄今为止临床上病情最重、表现最复杂（据称并发症有240多种，与死亡相关因素达140多种）的疾病，它的表现和治疗广泛涉及临床各科。WHO曾经在1980年将该病命名为“肾病综合征出血热”，以强调肾脏损害在整个疾病过程中的严重程度。

流行性出血热，是由某些不同种类的病毒所引起的一组病毒性疾病（全球范围内都有发生，进一步可以细分为十五六种）。病毒常由蚊、蜱及其他昆虫和啮齿类动物传播给人。20世纪30年代以来陆续发现（1932年发现于苏联远东滨海地区，称远东出血热或远东出血性肾病肾炎），1935年在东北侵华日军中发生本病的流行，当时称为“黑河热”“虎林热”“孙吴热”。直到1962年才提出“流行性出血热”的病名，据说也有文献记载塔吉克斯坦在12、13世纪出现过该病的流行。

流行性出血热，是一组由病毒引起的严重的多系统损害综合征（身体多个器官受影响），其特征是整个脉管系统受到破坏，身体调节能力受到损害，并且多伴有出血症状的一类疾病。出血本身有时对生命并无大碍，有些病毒引起的临床表现相对较轻，但许多病毒造成对生命的严重威胁进而导致致命性的病变。流行性出血热以突然发热、肌肉关节疼痛、出血和休克，特别是伴有严重的出血症状为特征。出血常因内脏器官、皮肤、黏膜的毛细血管受损而引起。

流行性出血热为多宿主性自然疫源性动物源性急性传染病，引起流行性出血热的病毒，有多嗜细胞特性，可以侵害全身所有的器官和组织，1978 年被分离出来。宿主为羊、鼠等动物。媒介为蜱、螨等（传染源全球有 173 种，我国有 67 种），病变可以涉及全身的脏器（肾为主）。在病理上主要造成全身广泛性的小血管损害和血液循环障碍，进而导致全身器官或组织损害和功能障碍，出现全身广泛性水肿、充血、出血，体腔内多数器官可见出血性坏死。由于临床见症的不同，分别归纳为流感型、胃肠型、急腹症型、肺型、脑型、肾型、肝损型、败血症型、类白血病型等不同表现。在疾病的过程中可以并发休克、弥散性血管内凝血、肾衰、心衰、肝损害、肺水肿、脑水肿、脑炎或脑膜炎、腹膜炎、胃肠炎、胸腹水、各种出血、高血容量综合征、酸碱和水电解质平衡紊乱等。

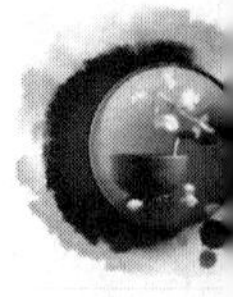

流行性出血热病程一般为 10 ~ 14 天，容易误诊为流感、食物中毒、钩端螺旋体病、急腹症等。在初次接触病原的人群中容易暴发感染，大多数病人 3 ~ 4 周恢复。恢复期见全身疲软、食欲不振、头晕、尿频、多汗、肢麻、腰酸。流行的地域主要在亚洲，我国是重疫区（占 90%）。一般多发生在冬春季，8 年有一个高峰，罹患者以 20 ~ 40 岁从事野外作业（农林水利、军事）的壮年者多。本病的流行与地形地貌、鼠类密度及带毒情况、人员流动、人群的易感性有关。

这里必须要提出克里米亚 - 新疆出血热（国际上称为克里米亚 - 刚果出血热，宿主和传染源为羊、马、骆驼，媒介为蜱，无肾病综合征，简称新疆出血热），这也是付滨等文章中所强调的，我认为值得重视。新疆出血热最早发现于前苏联的克里米亚，1965 年从新疆出血热患者中分离出来的病毒与其一致，证实了这种疾病在我国西部地区的存在。流行于春末夏初（4～6 月），暴发型 7～9 天死，轻型两周恢复，重症中毒、出血厉害，死于休克和出血，愈后无后遗症。

新疆出血热的临床表现主要如下：

①全身中毒症状。突然畏寒、寒战，极度乏力，剧烈头痛，腰痛，周身肌肉和关节疼痛（占半数以上，且消失较慢，有的持续两周以上），3～5 天后中毒症状仍在，同时出现出血，有些呈昏睡状，神情淡漠，颜面及颈部潮红。一般在第 7 天体温下降，中毒症状缓解。

②发热中毒症状。突起畏寒发热，多见稽留热，也有弛张热或双峰热，一般持续 7～12 天，大量出血者体温常降低或正常（低血压休克或循环衰竭），低血压一般出现在发病后的第 5 天。

③胃肠道症状。恶心，呕吐，食欲不振（除了食欲下降与发热同时出现以外，其他如腹痛、呕泻迟于发热，持续时间的长短不一，有的可达 10 天以上）。

④充血出血症状。颜面颈胸潮红，眼结膜水肿（部分病人见颜面及下肢水肿）及咽部充血，上半身皮下出血点明显，早期可见到鼻出血、口腔出血，鼻血甚至可以一日数次，继而出现尿血、便血、呕血、子宫出血等（出血一般出现在发病后的第 3～4 天），注射部位可见血肿或出血斑，部分病人出现黄疸。

⑤低血压休克。多发生在第 4～6 天，体温降低和脉率

转快可以看作是低血压休克的先兆。

⑥中枢神经系统症状。烦躁、失眠、谵妄、昏睡、昏迷（9%），病情重者，预后较差。

新疆出血热的病程一般为10～14天，部分可以合并发生心衰、肾衰、肝衰、肺水肿、脑水肿，死亡率大约在70%左右。本病特点是一般全身中毒症状出现早，无典型条索状出血点，肾脏损害较轻，消化道症状出现较晚。本病的病毒现在已经可以分离出来。

今天，对于流行性出血热这一疾病，依靠现代临床的观察和研究，我们已经认识得比较详细了，这些都有临床报告和相关书籍可以阅读。但是想要了解汉魏时期更为详细的具体情况，实在缺乏更多的可靠资料，我们只能根据现有的记载作些大概的推测，估计新疆出血热的可能性为大，但这充其量只是推测而已。为了留有一定的余地，展现更大的空间，本书姑且还是以流行性出血热作为参照的对象，对相关资料简要地作一介绍，把更多的思考留给读者。

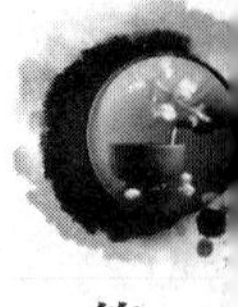

一、病原学与流行病学特征

（一）病因

本病的病因，为泛嗜性病毒。人体受到感染后，病毒可以直接侵入血管内皮细胞、单核巨噬细胞、淋巴细胞、血小板、骨髓、肾、脑、神经、心肌、肺、胃肠、肝、内分泌腺等组织器官，病毒可以起到直接的损害作用，同时引起一系列的连锁反应。

（二）传播途径

病原体的传播，以革螨、羌螨为主（可以除外蚊、蝇、蚤、虱）。也有通过呼吸道、消化道或通过伤口传播的，或者还有另外的途径。病毒的自然宿主多达170种（以啮齿类动物为最多）。

（三）流行特征

疫源地遍及五大洲78个地区国家（分野鼠型、家鼠型、混合型3种疫区），本病多发生在平原或半丘陵的农业区，或灌木丛林地带（适合鼠类繁衍的地区）。发病的特点为高度散发和暴发流行，本病的发生有边缘性、局限性、周期性、季节性等特点。

（四）人群的易感性

本病的自然隐性感染率低（即便感染，抗体持续时间也不到一年）。但是一旦患病后，很少有二次发病。

二、发病机制与病理改变

（一）发病机理

1. 病毒（HV）侵入

可以直接对机体（所有的器官、组织、细胞）造成损害。

2. 抗原抗体结合产生免疫复合物（IC）

免疫复合物沉积引起免疫变态反应，补体激活，生成粒细胞趋化因子，吸引中性粒细胞积聚于免疫复合物周围，粒细胞在吞噬过程中释放出溶酶体酶，在破坏免疫复合物同时，损伤血管和附近组织，引起血管炎症。免疫复合物还可以使血小板集聚和破坏，激活凝血机制，形成血栓，引起局部出血或缺血。

3. HV 的直接损害和 IC 引起的损伤

导致血管（特别是微血管）脆性和通透性增高、微循环障碍、弥散性血管内凝血形成和继发性纤溶、内分泌功能变化等，同时还有其他影响因素的参与，进一步引起血浆渗出，血液浓缩，有效循环量不足（低血压休克），出现水肿、出血、梗死、坏死，造成全身器官或组织的广泛损害和功能障碍。

4. 在上述病理变化基础上出现的一系列临床症状

主要见到休克、出血，由于肾、肺、肝、心、脑、胃肠、垂体、肾上腺、骨髓、内分泌、生殖等器官都受到损害，发生功能障碍，所以临床见症复杂而且广泛。

以上各种因素互为因果，形成了恶性循环，使病情急剧恶化，最后如果出现多器官的损害和功能衰竭，则预后极差。

（二）病理解剖变化

1. 病理改变的基本特点

（1）全身微血管广泛损害

病毒侵犯血管上皮细胞和血细胞（上皮细胞肿胀、破坏、脱落，全身血管的损害是渗出、水肿、出血的根本原因和病理基础。）

（2）严重渗出和水肿

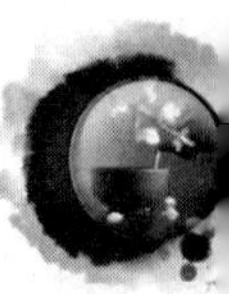

在病后一两天即可出现，可见眼睑、结膜水肿，腹后壁及肠系膜水肿（腰痛、腹痛），此时血液浓缩，黏度高，流速慢，进一步血压下降，出现休克。此时可伴见胸腹水、心包积液、肺水肿、脑水肿、面颈胸部水肿、内脏水肿（肾水肿没有回旋余地，肾脏被挤压，产生坏死，衰竭）。继而当水分大量吸收后，肾功能逐步恢复，则可能出现高血容量综合征。

（3）微循环障碍

继发于血浆渗出、血容量急剧减少、血压下降以后，也是一种代偿性反应。

（4）弥散性血管内凝血（DIC）

进一步造成梗死性或出血性坏死。

（5）广泛性出血

第一天就可以见到皮下出血点或瘀斑，在低血压休克期出血明显，在少尿期和移行期达到高峰。原因是血管通透性增高、血小板及凝血因子减少、DIC 及继发性纤溶形成、尿毒症等。出血导致休克，同时进一步加剧尿毒症。

（6）组织坏死

见于肾、胃肠道黏膜、垂体、肾上腺者最严重。消化道黏膜坏死、脱落，形成糜烂、溃疡，引起出血和消化吸收障碍。脑组织坏死可见惊厥、昏迷或运动障碍、瘫痪，心肌坏死引起心衰，并且进而加重休克。

（7）血细胞异常

骨髓造血活跃，释放出大量未成熟的白细胞，出现类白血病反应。

2. **具体器官的病理改变**

(1) 皮肤黏膜：潮红、出血（口腔）、早期出现眼睑和结膜充血水肿（与病情的严重程度成正比）、皮疹(斑)、水肿。

②体腔：腹后壁、胸腹腔、心包腔、呼吸道及消化道黏膜渗出、水肿。

③泌尿、呼吸、消化、心血管、内分泌、神经等系统功能障碍，骨髓、眼球病变（眼底视网膜渗出、水肿、出血，或视神经乳头水肿造成视力障碍、视物模糊或视力丧失）。

（三）病理变化的要点

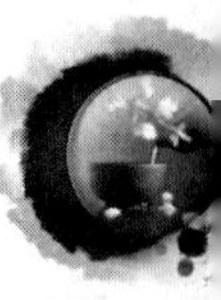

流行性出血热的整个病理变化的要点，可以作如下的归纳：

①广泛的血管损害。

②严重的渗出水肿。

③广泛出血。

④弥散性血管内凝血和继发性纤溶。

⑤组织坏死。

⑥炎细胞浸润。

⑦多器官损害。

附：以下几点反映了本病的特殊性，应该予以注意。

流行性出血热的病变有以下几个特点，也必须加以注意：

①休克时血管漏出仍严重，无法阻止，同样少尿期的

回流亦难以阻止，不管血压和血容量多高。

②器官和组织严重损害，出现功能障碍甚至衰竭，但经过恰当治疗后可以完全恢复，不留任何后遗症。

③许多病人只要早期诊疗，可以阻断病理变化的进展，阻止或减轻病情的发展，甚至跳过休克和少尿期，直接进入多尿或恢复期。

三、临床表现

（一）发热期

发热平均5天，如果超过6天，持续高热容易发生休克。休克与少尿重叠则病重。热退后病情继续加重是本病最重要的特征，休克、少尿、尿闭（尿毒症）、出血加剧。全身中毒症状如头痛在第三四天明显，眼眶痛，腰痛，全身痛。腰痛称板状腰，不能翻身活动，少数人有尿血、尿频、尿急痛。出血多发生在第4～6天，皮下出血在第1～2天多见。

五大体征：皮肤潮红，咽部充血，皮下出血，结膜水肿，肾区叩痛。皮肤三红症：面、颈、上胸部潮红，压之退色。黏膜三红症：眼结膜、眼睑、口咽红。皮疹出现在第2～3天，持续3～5天后消退。

早期表现复杂，差异很大，变化也快。在整个病程中，由于某个器官损害严重而症状体征突出，成为就诊的主要原因，如：呕吐、腹泻、脓血便、腹部剧痛（压痛、反跳痛）、咳痰、黄疸（肝功能异常）等，临床上的误诊、漏诊率在20%～60%。

（二）低血压休克期

首先，有必要简单提一下对休克的大体认识。作为概念，休克是指重要生命器官的微循环血液灌注量不足，导致细胞缺血缺氧，代谢与功能障碍而表现出来的综合征。临床表现为患者神志障碍，兴奋、烦躁或淡漠、嗜睡，面色苍白，肢冷，紫绀，脉细数微弱，呼吸异常，血压下降，尿量减少。血压是心脏收缩力、有效循环血量和外周血管阻力（紧张度）的综合性表现。

对休克认识的 3 个阶段：

①全身症状。面色苍白，肢冷，紫绀，脉细弱或无，神志不清，死亡。

②循环系统急性功能衰竭，血压下降，心血管功能障碍引起一系列器官和组织损害、功能障碍。认为是交感神经被抑制，血管运动中枢麻痹，导致外周血管扩张，血压下降，所以用缩血管药。

③休克早期交感兴奋，血管收缩，微循环障碍，组织灌注量不足，细胞严重缺氧（早期用缩血管药并不合适），治疗重点在于增加组织的血液灌注量。

流行性出血热整个病程中都有可能发生休克。出血性休克以消化道出血多见，心源性休克发生在少尿期、移行期或多尿前期，脱水性休克发生在多尿期，多伴有消化吸收障碍。

休克前兆：明显吐泻，且不能进食补充（误汗），有时体温下降掩盖了病情，水肿、出血严重，高热不退，兴奋躁动不安，或体温突然下降，病情反而加剧，出现兴奋、

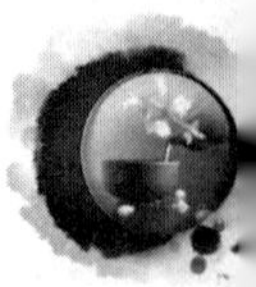

躁动、肢冷、面白、尿少、脉细数，体腔大量积液，多尿而体液不能及时补充（脱水）。

休克的早期：面白，肢冷，脉细，精神兴奋或抑制；中期：面红，肢温，血压回升，神志恢复，精神好转（微血管收缩变为扩张，微循环缺血变为瘀血），但很快会病情恶化；晚期：神昏，紫绀，尿闭，严重出血，全身器官功能衰竭明显（微血管麻痹性扩张，微血栓形成，继发纤溶）。

休克期是流行性出血热最危急、最关键的阶段，对病情的进展和预后有重要影响。无休克的病人可以轻松跳过少尿期，预后良好。休克发生后，病情急剧恶化，器官组织损害，特别是肾，如果不能及时扭转，多直接死于休克（可以有出血性、心源性、脱水性、感染性、混合性等不同起因）。

一般常见的是血浆渗出性低血容量性休克（渗出量超过600～800毫升即可发生低血压，超过800毫升则休克，渗出量最多达1650毫升），这种休克发生最早，最多见，对病情影响最大，多发生在第4～7天（占90%），在退热前一两天发生（体温下降时）。出血性休克发生在第5～7天，或休克纠正后再出现。解热发汗药和大量激素的应用会加重休克。过去强调用缩血管药，现在重视快速补充液体，明显提高了疗效（病变的血管呈漏筛状，输入多少，漏出多少）。

（三）少尿期

当24小时尿量少于500毫升时，即进入少尿期，可伴见血尿，尿中有膜状物。少尿期一般出现在第5～8天，出现越早病情越严重，一般持续3～6天，也有长达10～30天的。

少尿期第一阶段：表现为尿毒症，同时可见出血，合并感染，多器官损害。少尿期第二阶段：当渗出的血浆大量回收时，可出现高血容量、肺水肿、心衰等。一般表现见有明显的衰竭，卧床不起，口舌干燥，嗜睡，神昏，二便失禁，多数病人体温正常。出血在少尿期比较严重，消化道症状也明显加剧，如厌食、顽固性呃逆、恶心、吐泻、腹部胀痛、口渴等，甚至见到消化道出血。

尿毒症症状：主要表现为食欲减退、恶心、呕吐、不能进食，出血严重，特别是消化道（黑便），主要是渗出性出血，口腔黏膜溃烂，伴神志障碍。

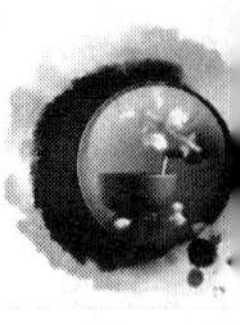

弥散性血管内凝血：发生继发纤溶亢进后，由于凝血因子和血小板大量破坏，血液处于明显低凝状态。出血明显加剧是继发性纤溶最主要的临床特征（常常出现全身各部位的出血）多数发生在少尿期，也可发生在低血压休克期。

（四）多尿期

多尿期，当24小时尿量大于2500毫升时，即进入多尿期，一般尿量在5000～8000毫升，也有高达20000毫升的。表现为尿频、尿量多、夜尿多。同时可以见到机体营养状态差、虚弱无力、消瘦、萎靡不振、嗜睡、反应迟钝。此时消化、呼吸系统症状仍在，出血也未吸收。

（五）恢复期

恢复期一般在 2～4 周后，当尿量减少到 3000 毫升以下（尿浓缩功能增强）时，即进入恢复期。此时体征消失，体力增强，精神状态和食欲转好。但是部分患者仍然可见夜尿多，消化差，贫血，虚弱。表现为头昏，失眠，多梦，记忆力减退，心慌，气短，多汗，血压高，腰痛，脱发，肢麻，感觉障碍，性欲减退，月经失调等。需要休息 1～2 个月，也有的需要 3～6 个月才能恢复。

附 1　根据临床的具体表现可以作出如下轻重不同的判断

轻型：

①起病慢，体温逐步上升（39℃以下）。

②全身中毒症状轻。

③皮肤黏膜可见散在出血点，但无其他明显出血。

④无明显或仅有轻微结膜水肿。

⑤血压正常。

⑥肾损害轻，无明显少尿期，有多尿期（可由发热期直入多尿期）。

⑦无并发症。

中型：

①起病急，体温上升快（3 天内到 39℃～40℃）。

②有明显全身中毒症状。

③皮肤黏膜有明显出血点或瘀斑，其他部位有轻度出血（鼻衄、牙龈出血）。

④渗出明显（结膜水肿、腹后壁及肠系膜水肿，引起

明显的腰腹痛）。

⑤出现低血压（低于90mmHg，脉压低于26mmHg）。

⑥肾损害明显，少尿明显（24小时少于500毫升）。

⑦轻度并发症（肺间质水肿或肺部感染，心损害见室性早搏，肝损伤，脑水肿见烦躁不安或嗜睡）。

重型：

①超高热（过40度），持续2天以上不退。

②全身中毒症状明显。

③出血明显，皮肤大片瘀斑，严重鼻衄，牙龈渗血，胃肠道出血，明显血尿。

④渗出严重（结膜水肿，颜面、肢体肿，腹后壁肿甚，难以转侧），出现胸腹水。

⑤休克（恢复较快，在4小时内）。

⑥肾损害严重，肉眼血尿，少尿在5天内，尿闭在2天内。

⑦并发症明显。

⑧出现各分期表现的重叠（以上所举具备3项即可）。

危重型（在重型的基础上只要出现以下任何一项）：

①休克持续4小时以上者难治，或晚期见到休克。

②严重出血（胃肠、泌尿、肺、肝、脑、产后等）。

③肾衰（少尿5天以上，尿闭2天以上）。

④并发心衰、肺水肿、急性呼吸窘迫综合征、中枢或外周性呼吸衰竭、高血容量综合征。

⑤中枢神经系统并发症（脑水肿、脑出血、脑疝形成、惊厥、神昏、中枢性呼吸衰竭）。

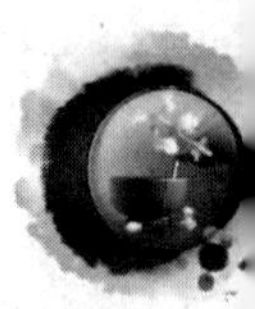

⑥严重继发感染（肺、泌尿系感染，脓肿，败血症）。

⑦其他严重感染。

附 2　以下情况的出现表示病情的严重，临证时也有助于判断

①高热稽留 2 天以上。

②腰腹剧痛。

③谵语、烦躁伴剧烈头痛或抽搐。

④严重吐泻。

⑤难治性休克。

⑥休克伴有精神症状及大片瘀斑。

⑦成人呼吸窘迫综合征。

⑧心衰、肺水肿。

⑨消化道大出血。

⑩长时间无尿。

⑪严重继发感染。

⑫发热、休克、少尿三期重叠。

⑬视物模糊。

⑭结膜重度水肿伴血肿。

⑮颜面瘀斑。

⑯以针刺部位为中心迅速扩大融合的瘀斑。

⑰大量腹水。

⑱明显黄疸。

附 3　以下的情况亦属于危重，必须高度重视

①肾破裂致严重出血。

②二次休克。

③二次肾衰。

④营养失调综合征。

⑤严重低钾。

⑥严重抽搐。

⑦腹后壁或腹腔内血管破裂大出血。

⑧脑疝形成。

⑨中枢或外周性呼吸衰竭。

⑩深度昏迷。

⑪严重多器官功能衰竭。

附4 特殊表现与类型在临床诊疗中也必须注意鉴别

早期特殊表现：

①流感伤寒型。

②胃肠型。

③急腹症型。

④肺型。

⑤脑膜脑炎型。

⑥败血症型。

⑦肾型。

⑧类白血病型。

⑨出血型。

⑩肝型。

流行性出血热应当与20多种疾病相鉴别，鉴别时整体上应该把握以下要点：疫区、季节、皮肤出血点（尤其在冬天）、大便隐血、临床过程、血象异常、尿蛋白出现、病毒分离等。

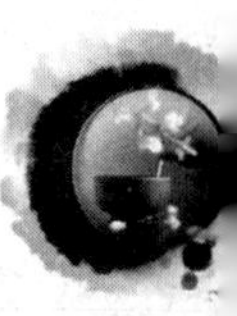

流行性出血热临床上需要和肺炎、肝炎、胃肠炎、肾盂肾炎、白血病、流行性脑脊髓膜炎、钩端螺旋体病、败血症、血小板减少性紫癜、急腹症、精神病、消化道出血等病证进行鉴别。

四、治疗方法

临床上流行性出血热的治疗，提倡“三早一就”（早诊断，早治疗，早休息，就地治疗）。总的治疗原则：卧床休息，液体疗法，维持内环境的平衡和稳定（注意水电解质平衡，补充体液，防止低血压休克，防脱水），禁用发汗解热药，慎用激素、抗生素，必要时可以适当运用物理降温的方法。肾功能障碍应尽早导泻，防止高血容量综合征（导泻、透析、放血），防止并发症。

本病病情极其复杂，变化极快，并发症常常突然发生，且难以预测。但一般多少总有点预兆，所以临证应该随时注意观察、分析，及时调整治疗方案。

1. 发热期的治疗

有液体疗法、退热、抗病毒、免疫调节剂（促进或抑制）、血液换洗疗法（边利尿，边补液，促进病毒抗原、毒素、免疫复合物及毒性代谢产物的排出，降低毒血症，减轻机体的病理损害。前提是肾功能必须正常，在发热早期用较好，休克早期也可以用）。

注意点：

①可以温水擦浴，或冰水置于头、腋下、腹股沟处，促进散热。严禁使用发汗解热药（或冰水、酒精擦浴，禁

冰袋）。

②早期频饮热浓茶或糖盐水。

③不宜用抗生素做预防性治疗。

④及早治疗对预后的好坏起决定作用。

⑤保护肾功能，稳定内环境。

2. 低血压休克期的治疗

采用快速扩容法（及时补充和维持有效血容量），要权衡整体的情况，充分考虑到已经渗出、正在渗出以及维持血压所需要的量。

注意点：扩容抢救必须早、快、足。一般安静型预后好，严重渗出型死亡率20%，严重出血型死亡率最高，多发生在休克的中晚期，以消化道出血为主。

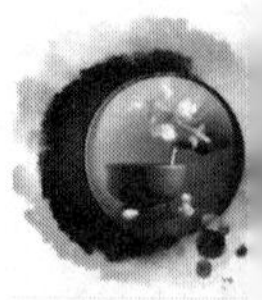

3. 少尿期和移行期的治疗

导泻（西医用20%甘露醇，中医用承气、三物白散），可以防止高血容量综合征和高血钾，注意要用得恰到好处，以及早使用为好，针对急性肾衰有效。另外可用利尿（西医静滴20%甘露醇）、透析、换血等方法。

注意点：

①泻下可以解除消化道水肿。

②解除肾及周围水肿，有利于尿的生成、排出。

③降低腹压，有利于肾血流的改善。

④及时排出代谢产物。

⑤防治高血容量综合征以及由此产生的消化道出血、心衰、肺水肿等。

⑥止血作用。

4. 恢复期的治疗注意点

充分休息，注意采用高糖、高蛋白、高维生素饮食，少量多餐，以促进胃肠功能尽快恢复。

五、并发症及其治疗

1. 休克微循环障碍

与一般的低血压休克不同，渗出的血浆大量滞留在体内，由于血管损害严重，血浆继续渗出，输入的液体仍然滞留在体内。注意血管活性药物（收缩和舒张可以同用）的运用。

2. DIC 及继发性纤溶亢进

继发于血管损害、血浆渗出、血液浓缩后，一般见于重型或危重型。休克期是 DIC 的高峰，纤溶亢进多发生于少尿期（与严重出血相关，发生纤溶后，凝血因子、血小板大量破坏，血液处于低凝状态，故出血加剧）。

3. 血流动力学与血液流变学的变化

发热期和低血压期，血黏度增高，血流缓慢，血压下降。而少尿期和移行期相反，血黏度减低，血流加快，血压上升。

4. 酸碱平衡紊乱

由于病后即出现高热、呕吐、腹泻、低血压、休克、肾功能衰竭、多尿以及各种严重的并发症，以及某些治法都可以干扰体内的酸碱平衡，最后导致酸碱平衡的紊乱。

5. 水与电解质平衡紊乱

少尿期和高血容量综合征可适当运用导泻、透析、放血等方法。多尿期要注意补充水分，预防脱水性休克。高血钾可造成：心动过缓、感觉过敏、肌肉痛、面苍肢冷湿、嗜睡、意识模糊、呕恶、腹胀、食欲下降等。低血钾可造成：肌张力低下、麻木、腱反射消失、瘫痪、心动过速、血管扩张可造成：低血压晕厥、腹胀、食欲低下、呕恶、便秘、烦躁、谵妄、嗜睡、昏迷。

6. 高血容量综合征

仍然少尿，血压高，静脉充盈努张，脉大有力。容易并发心衰、肺水肿、高血压脑病、脑水肿、脑疝等。

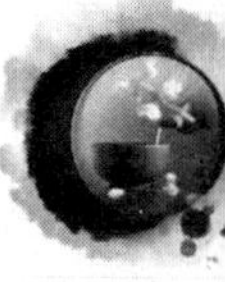

7. 出血

结膜下出血，或上下眼睑明显瘀斑，形成黑色眼圈，如戴了黑框眼镜，严重的有视网膜或前房积血，视力障碍。出血可以发生在皮肤、口腔黏膜、鼻腔、胃肠道、颅内、肺、腹腔、腹膜后、针刺部位血肿、泌尿道、阴道、心肌、肝、肾上腺或垂体。出血将加剧尿毒症、休克，导致器官功能障碍或衰竭。

8. 营养失调综合征

这是一种在多尿期和恢复期早期出现的一种以脱水、营养和器官功能严重障碍为主要表现的综合病证，一般多见于重型或危重型病人。由于消化吸收严重障碍，同时由于出血、多尿、高热等对机体的损耗亦严重。

9. **呼吸系统并发症**

肺水肿（渗出性、高血容量性、心源性、医源性、混合性）、肺出血、急性呼吸窘迫综合征。

10. **消化系统并发症**

出血、腹水、消化吸收功能障碍、腹后壁及腹腔内出血、急性胰腺炎、腹腔感染、肠道感染。

11. **心血管系统并发症**

在整个病程中心血管的损害最为严重，特别是血管，这是导致病情恶化，如休克、出血、器官损害、功能衰竭的重要原因。心电图异常率达50%～80%，常见心率失常、心动过缓，甚至可见心肌炎、心肌梗死、心源性休克、心源性肺水肿、心衰等。

12. **神经系统并发症**

临床见到神志障碍、惊厥、昏迷，甚至死亡的病例，都与脑组织损害有关。常见脑水肿、脑出血、脑炎、脑膜炎等。出现头痛、呕吐、意识障碍、呼吸障碍、血压和心率变化、视力障碍、呃逆、失语、失明、眼球运动障碍（眼外肌麻痹，眼球固定）。

13. **泌尿系统并发症**

在整个病程中肾损害最严重，也是导致死亡的重要原因之一。由肾损害引起尿毒症、出血、高血容量综合征、肺水肿，甚至造成肾脏破裂和排尿障碍（尿道内口被膜状物等梗堵）。

14. **内分泌系统并发症**

可以见到高糖性高渗性非酮症性昏迷、低糖性低渗性昏迷、垂体功能障碍。

15. **多器官功能不全综合征**

从整个病程来看，组织和器官功能不全发生的大体顺序为：血管、血液、肾、水与电解质、肺、酸碱平衡、胃肠、肝、脑、心、内分泌。发生衰竭的器官一般以 3 ~ 5 个多见，最多可达 11 个，可以先后发生，也可以同时发生。一般以发生在少尿期和移行期多见，累及的器官越多预后越差，如果发生 4 个以上的器官功能不全，大多死亡。

具体的临床表现可以从以下几个方面加以认识：

①心血管系统损害。

②休克。

③肾脏损害。

④呼吸系统损害。

⑤神经系统损害。

⑥胃肠道损害。

⑦出血。

⑧营养失调综合征。

⑨血液及骨髓造血功能损害。

⑩水、电解质及酸碱平衡紊乱。

⑪继发感染。

⑫其他。

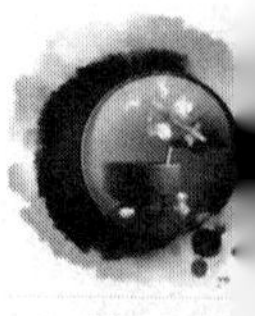

第五章　六经乃百病之六经

一、历史上的传染病与医学的进步

在古代社会中，传染病一直是对人类健康的最大威胁。传染病，古代以疫病或温疫称。《说文解字》：“役，戍边也。”疫病起于军中服役的士兵中而被重视，故有“役病”之称。“疫，民皆病也。”《山海经》中的“疠”，郭注为“时气疾”。“疠”本为蜂虿后憎寒壮热的反应，与一般疫病初起症状相同，后专用在疫病中。最早以为疾病起因于疠鬼，故以巫术驱除，或立祀安抚。战国后，道家兴，创元气说。《周礼》郑注：“疠疾，气不和之疾。”《释名》：“历（疠之借字），疾气也，中人如磨厉伤物也。”强调“疠”和“疾气”，则脱离了鬼神观念。当时也观察到了疫病与气候变化的关系，如《周礼》：“春有肖首疾（指流感），夏有痒疥疾（指恙虫病）”等。

在东方，积数千年的临床经验，形成了一套对外感热病辨证施治的系统方法，在一定的程度上和一定的范围内有效地指导着临床的治疗实践。在西方，文艺复兴以后，借助于显微镜的开发与应用，加快和加深了对病原微生物的研究，短短几百年中所取得的进步也令人惊异！

温疫与人类文明之间有着极其深刻的联系，据考古学家考证，当人类尚在原始的狩猎和采集阶段时，温疫几乎是不存在的。大约一万年前进入农耕文明时代后，人们开始过定居生活，砍伐森林，开垦土地，驯养动物，使微生物的生态环境发生变化，导致病毒改变寄主并发生变异，于是温疫应运而生，并逐渐蔓延。

纵观历史，我们还可以发现，温疫的爆发性流行在很大程度上与商旅活动、战争、城市化三者有着直接的关联。商旅活动使原先局限于一地的病原微生物扩散至世界各地。战争是温疫潜在的开路者和扩大器，病原微生物往往通过军队而远播。城市尤其是中心大都市是细菌的聚集地、传染病病毒的天堂。随着工业化进程的不断推进，目前全球人口的45%集中居住在城市，狭小的空间、密集的人群、恶劣的卫生条件，为传染病的滋生及大规模流行提供了温床。疫病的流行最能反映出战争、和平、灾荒、经济发展、人口变迁等自然和社会生态诸因素综合作用所产生的效应。疫病与战争相随，与灾荒相随，与人口的过度集中相随（城市化）。战争使人口迅速移动（集中），灾荒造成人体抵抗力的下降，（水灾造成了水源污染，疫病媒介物的繁殖等），人口的集中造成了疫病迅速传播的条件，翻看中国或世界历史无不说明这一问题。

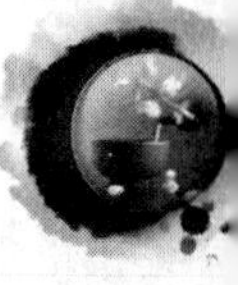

1. 历史上传染病的流行

（1）传染病在世界范围的流行

有关传染病在世界上流行的情况，以下的举例可见它的厉害：

①公元前430年，雅典爆发温疫，城中1/4的人被夺走生命。

②公元165～180年，罗马帝国天花流行，约2500万人染疫身亡。

③公元1347～1353年，黑死病横扫欧洲，约2400万人罹难，几乎是欧洲总人口的四分之一或三分之一。（一说：1347年夏开始持续了近两年的欧洲黑死病，4个月内死了4200万人）。

④公元1520年西班牙殖民者入侵墨西哥，军队带去了天花病毒，使土著印第安人在40年中由3000万人锐减为300万人。

⑤公元1802年拿破仑向海地派遣的一支3300人的大军，因黄热病几乎全军覆灭。

⑥公元1812年6月拿破仑亲率数十万大军入侵俄国，当大军到达波兰和俄国西部时，军中爆发了斑疹伤寒，结果使半数士兵死亡或丧失行动能力，到次年法军撤回波兰时只剩了3000人。

⑦公元1865～1875年，霍乱肆虐亚、非、欧、美洲，使近千万人丧生。

⑧公元1918～1920年，被称为“西班牙女士”的流感，重创美国和世界各地，吞噬了约2100万人的生命，是第一次世界大战死亡人数的1.5倍。

⑨至2003年11月全球死于艾滋病的人数近2000万人，结核病已悄无声息地夺走了全球2亿人的生命。

（2）中国历史上的传染病

在中国历史上传染病的流行情况，据正史记录的发病次数如下：《汉书》17 次，《后汉书》18 次，《三国志》16 次，《晋书》40 次，《宋书》50 多次，《南齐书》《梁书》《陈书》等 20 余次，《唐书》16 次，《宋史》50 余次，《元史》12 次，《明史》23 次（其他书籍统计则有 64 次），《清史稿》不下 300 多次。四五千年前，黄河流域曾经比较温暖，而在汉魏时期，中原地区较寒冷。在历史上汉末魏晋疫病流行有个高潮，5 世纪到 10 世纪（隋唐到北宋）疫病流行出现低谷，与社会安定、重视医药有关。金元时期疫病的发生又趋上升，明清时期，西方船舰渡海而来，战事不断，贸易频繁，则疫病的发生呈直线上升。总之，疫病流行南方比北方多，沿海比内地多，交通发达处多，在明清时期骤然上升。

“大兵之后，必有凶年”“大荒之后，必有大疫”。战争与灾荒对疾病的发生影响巨大。史称饥疫、旱疫、兵疫、荒疫等。《后汉书》：“绿林中，至有 5 万余口，州郡不能制。三年大疾疫，死者且半。”马援征交趾，“军吏经瘴疫死者十之四五。”《三国志》记曹操赤壁之战，“大疫，吏士多死者，乃引军还。”曹植对“疫气”有如下说：“建安二十二年（公元 217 年），疠气流行，家家有僵尸之痛，室室有号泣之哀；或阖门而殪，或覆族而丧。或以为疫者鬼神所作。夫罹此者，悉被褐茹藿之子，荆室蓬户之人耳！若夫殿处鼎食之家，重貂累蓐之门，若是者鲜焉。此乃阴阳失位，寒暑错时，是故生疫，而愚民悬符厌之，亦可笑

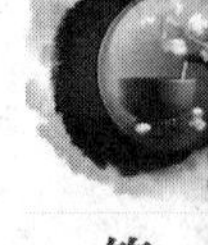

也。"（《说疫气》）东汉中后期，中原地区疫情频发。建安年间（196～220 年）的疫情为历史上所罕见。张仲景在《伤寒杂病论序》中说："余宗族素多，向馀二百，建安纪年以来，尤未十稔，其死亡者，三分有二，伤寒十居其七。"总的死亡率 45%，可谓惊人！张仲景描述的伤寒，有认为属重型流感，也包括感冒（上感），以 7 日为自然病程，可不治而愈，部分其他传染病的前驱期也被混入一统论之，但后期便出现本症的严重表现，故谓变症、坏症类。

金元时期疫病流行与战乱有关，李东垣的《内外伤辨惑论》中有记载："解围之后，都人之不受病者万无一二，既病而死者继踵不绝。都门十有二所，每日各门所送，多者二千，少者不下一千，似此者几三月，此数百万人，岂俱感风寒外伤者耶！"《金史》载 1213 年死百余万，1232 年 死者九十余万人。范行准推定为鼠疫（其实真性伤寒的可能性亦大）。国外传入的天花、鼠疫、霍乱、梅毒等疾病，其流行自明清呈上升趋势。

2. 中医对传染病的认识和临床治疗

（1）古人对传染病所作的观察和抗争

古人在临床上对传染病所作的观察和抗争，在历代的中医典籍中记载也多，以下试举其要：

《素问·刺法论》："黄帝曰：余闻五疫之至，皆相染易，无问大小，病状相似，不施救疗，如何可得不相移易者？岐伯曰：不相染者，正气存内，邪不可干，避其毒气。"强调疫病是可以预防的。"小金丹……服十粒，无疫干也。"

《伤寒论·伤寒例》引《阴阳大论》：“凡时行者，春时应暖而反大寒，夏时应热而反大凉，秋时应凉而反大热，冬时应寒而反大温，此非其时而有其气，是以一岁之中，长幼之病多相似者，此则时行之气也。”时行的提法注意到了传染病的发生与季节的关系。

《肘后备急方》：“其年岁中有疠气兼夹鬼毒相注，名为温病（疫），死后复传之旁人乃至灭门。”该书在治瘴气疫疠温毒诸方一节中收录了疫病防治的20多首方。（如黄连解毒汤）在尸注鬼注方中提到有些病“死后复注易傍人，乃至灭门。”在治时行发斑疮方有“虏疮”的描述，是世界上对天花的最早记录。

《诸病源候论》：“伤寒不染他人，人感乖戾之气而发病者，则多相染易，乃至灭门，延及外人。”在“注病诸候”中描述了疫病注易（传染）的各种途径：如生注、尸注、死注、鬼注、食注、邪注、气注、寒注、蛊注、殃注等。

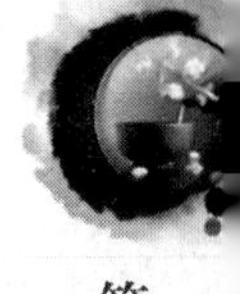

《千金要方》提出时行疫疠，天行疫气，认为：“天行温疫病者，即天地变化之一气也。斯盖造化必然之理，不得无之。故圣人虽有补天立极之德而不能废之。”但“能以道御之。”“天地有斯瘴疠，还以天地所生之物以防备之。”列举了辟温方36首，如治风温的姜蕤汤，热入营血的犀角地黄汤，热入心包的紫雪丹等。

宋代医家通过实践补充了较多方治。《伤寒总病论》在时行寒疫治法中有圣散子方。《活人书》有对阴阳毒的分辨、对阴毒证治的发挥。《三因方》提出：病家自生恶气，闻之即上入泥丸，遂散百脉而成死病。金元医家刘完素提倡用凉膈散、天水散、益元散、防风通圣散、双解散等。李东垣用普济消毒饮治大头天行。《阴证略例》对疫病中的阴证有专论，用药多取辛热峻剂，如返阴丹、回阳丹、火焰散、霹雳散、正阳散、附子散、肉桂散，自创神术汤、黄芪汤、洞中丸等方。

明末吴又可在《温疫论》中指出：“温疫之为病，非风、非寒、非暑、非湿，乃天地间别有一种异气所感，其传有九，此温疫紧要关节，余何自古迄今，从未有发明者。仲景虽有伤寒论，然其治法自太阳，或传阳明，或传少阳，或三阳经自传胃。盖为外感风寒而设，故其传法，与温疫自是迥别。”“疫者感天地之厉气（杂气）种种不一，无形可求，无象可见，无声复无臭。某气专入某脏腑某经络，专发为某病，故众人之病相同。杂气多于六气。”，“杂气为病，一气自成一病”，“至于受无形杂气为病，莫知何物能治矣。惟其不知何物之能治，故勉用汗吐下三法以决之……能知以物制气，一病只有一药，药到病已，不烦君臣佐使品位加减之劳矣。”吴又可用达原饮（疏利）、三甲散（破瘀）、承气汤（攻下）治疗。

（2）临床经验的总结和医学理论的产生

在中国的历史上，疫病流行曾经有 3 次高峰，即汉末两晋、金元和明清时期，在这些时代都产生了划时代的医学典籍，最为明显的是汉末的《伤寒论》和明清的《温病学》。在古代医家的临证中，热病（发热性疾病）是一个主题，在不明病原、尚无特效药物的前提下如何应对？只能是区别不同的阶段，给予相应的治疗，这就是六经辨证的方法，也就是我们现在习以为常的表里、寒热、虚实的基本辨证纲领。辨证论治是中医临床的基本方法，疫病的证治当然也不能出其外。伤寒六经辨证作为具体方法还是不够，故以后又有卫气营血、三焦辨证来加以补充。随着认识的深入，就是温病学派在具体处理上也各有所长，如以叶、吴为代表的温热派、以薛为代表的湿热派、以吴、余、戴为代表的温疫派等，这些都体现了临床医学的不断进步。

中医对外感热病的治疗，特别是对温病和温疫的治疗，以下这些方剂大致能够反映主要的脉络：

①《伤寒杂病论》：白虎汤、大承气汤、泻心汤、白头翁汤、茵陈蒿汤、升麻鳖甲汤、蜀漆散。

②《千金要方》：犀角地黄汤。

③《外台秘要》：黄连解毒汤。

④《宣明论方》：防风通圣散。

⑤《太平惠民和剂局方》：凉膈散、苏合香丸、藿香正气散、至宝丹、紫雪丹。

⑥《东垣十书》：普济消毒饮、清暑益气汤。

⑦《万病回春》五瘟丹、普济消毒散。

⑧《证治准绳》通圣消毒散。

⑨《伤暑全书》：升降散。

⑩《温疫论》：达原饮、三甲散。

⑪《伤寒温疫条辨》：升降散、增损双解散、小清凉散。

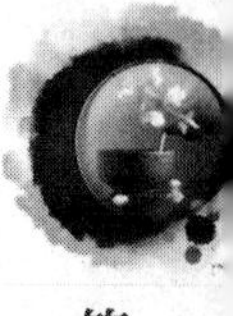

⑫《疫疹一得》：清瘟败毒散。

⑬《温热经纬》：甘露消毒丹、神犀丹。

⑭《随息居重订霍乱论》：蚕矢汤、燃照汤。

⑮《时病论》：雷氏宣透膜原法。

3. 人类对病原微生物的研究以及对烈性传染病的控制

吴又可对导致温疫发生的一病一气有先见之明，而把这一推测付诸试验、并产生实效的却是西方人士，因为他们得益于显微镜，他们的背后有工业革命的成果作支撑，有现代科技发展的成果作铺垫，所以近代的西方医学如虎添翼，在短短数百年中突飞猛进。

对病原微生物的征服，一个是寻找特效药物（专病专药）将其直接杀死，如后来发明的抗生素、抗疟药、杀虫药等。一个是激发或提高人体的抵抗力，靠机体自身的免疫力来战胜病原微生物，如种痘法（以后的疫苗预防接种），有记载中国的人痘接种始于宋真宗时（998～1022年）。另外如注入抗毒血清等方法（如破伤风），《肘后备急方》中有以疯狗之脑涂于被咬伤口处以防狂犬病的记载。其实诸多方法大体不离中医的祛邪扶正，中医的认识、思路对头，但具体方法未免笼统，针对性不强。

关于人类对病原微生物的研究和征服，我们可以作以下简单举例：

①列文虎克（1632～1723年），荷兰生物学家，用显微镜观察微生物，1676年发现滴虫，开创了微生物学（当时能放大200倍）。

②琴纳（1749～1823年），英国医生，1796年创牛痘

接种法。

③巴斯德（1822～1895 年），法国生物学家、化学家，揭开了细菌的奥秘。

④科赫（1843～1910 年），德国细菌学家，用培养基培养分离细菌、染色，1882 年发现了结核杆菌，1883 年发现霍乱弧菌。

⑤吕弗来（1852～1915 年），德国细菌学家，1883 年发现白喉杆菌，1886 年发现肺炎球菌，1887 年发现脑膜炎球菌。

⑥贝林（1854～1917 年），德国细菌学家，发明抗白喉毒素血清。

⑦阿方斯 拉韦兰（1845～1922 年），法国寄生物学家，1880 年发现疟原虫。

⑧罗斯，1897 年解剖蚊子，肯定了蚊子对疟疾的传播作用。

⑨卡默德（1863～1933 年），法国细菌学家。介兰（1872～1961），法国细菌学家。他们花了 13 年，历经 230 多代接种，驯化了结核杆菌，创接种卡介苗法。

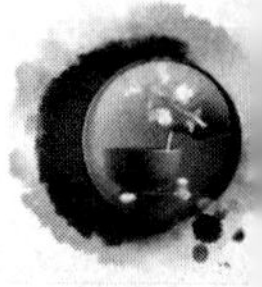

⑩欧立希（1854～1915 年）德国医学家和生物学家，1905 年梅毒病原体被发现，试验 606 种成功发明抗梅毒药砷凡纳明，专门杀锥虫而不伤人。

⑪杜马克（1895～1964 年），法国细菌学家，发明磺胺药，治链球菌感染。

⑫弗来明（1881～1955 年），英国细菌学家，1929 年发明青霉素。

⑬秦因（1906～1968年），英国化学家，1941年生产出青霉素。

⑭华斯曼（列克斯曼）（1888～1974年），美国微生物学家，1943年发明链霉素，将能够抵抗微生物的一类化合物称为“抗生素”。

⑮1937年鲁斯卡使用电镜获得了第一张病毒照片。

⑯1977年天花在全球被基本消灭。

对严重危害人类健康的传染病，东方在临床实践中积累了大量的经验，摸索到了一定的诊治规律，提炼出了不少经典传世的效方，至今在临床上仍然不失为有效的方法之一。而西方借助于现代科技的手段，捷足先登，搞清了东方有识之士早就梦寐以求的细节，从而使预防和治疗措施更加具有针对性，一举扭转了乾坤。当今之世，疾病谱虽然有了根本性的改变，但传染病魔尚未完全退出舞台，如结核、肝炎、艾滋病等仍然猖獗，仍然在纠缠着我们，需要我们认真对付。

4. 从文化背景来加深对临床医学的认识

讲完了以上的事实，我们会沉下心来想一个问题，即在暗中左右和支撑着人们与疾病斗争的是什么？对此，我们不妨从文化的角度略加思考。

东方和西方在医学上走过的路程不一样。灿烂辉煌的中华文化奠定于春秋战国时代，也正是在这样的文化背景下，才催生出了中国的传统医学。以后，这样的一个文化背景一直支撑着中医临床的发展。我认为其中最重要的是对人的生命的珍惜，对实践的重视，对自然规律的敬畏。中医认为疾病是可以认识的，因此注重临床观察、不断摸索、总结经验，反对求神弄鬼，这样的思想在相关的典籍中随处可见。如《史记·扁鹊仓公列传》中已经有如下的看法："使圣人预知微，能使良医得早从事，则疾可已，身可活也。人之所病，病疾多；而医之所病，病道少。"在接着提出的六不治中，就将"骄恣不论于理"和"信巫不信医"列入其中。《内经》中提出"疾虽久，犹可毕也。言不可治者，未得其术也。"即疾病是可以认识的，面对疾病，人是可以有所作为的。先秦时期已经占据主流的这样的思想，不能不说对以后的临床医学的发展起了保证和促进的作用。

汉末张仲景在《伤寒杂病论·序》中针砭时弊，留有如下的文字："怪当今居世之士，曾不留神医药，精究方术，上以疗君亲之疾，下以救贫贱之厄，中以保身长全，以养其生。但竞逐荣势，企踵权豪，孜孜汲汲，惟名利是务；崇饰其末，忽弃其本，华其外而悴其内。皮之不存，毛将安附焉？卒然遭邪风之气，婴非常之疾，及祸至而方震栗；降志屈节，钦望巫祝，告穷归天，束手受败。""观今之医，不念思求经旨，以演其所知；各承家技，始终顺旧。省疾问病，务在口给，相对斯须，便处汤药。按寸不及尺，握手不及足；人迎、趺阳，三部不参；动数发息，不满五十。短期未知决诊，九侯曾无仿佛；明堂阙庭，尽不见察，所谓窥管而已。夫欲视死别生，实为难矣。"一是针对世人世风，一是针对医家医风，可见医学并非仅仅是用药治疗的问题。

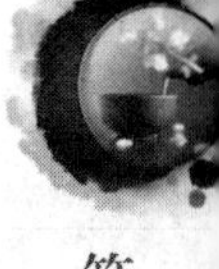

珍惜生命，重视医药，注重实践，有所作为，这是传

统文化为中医所作的支撑，据此，张仲景“勤求古训，博采众方”，创立了对付热病的六经辨证的方法和大量有效的方药，绵延近两千年而不衰。中医在这样的文化背景和社会氛围中，虽然爬升比较缓慢，但是却从来不曾中断过。所以，中医对传染病的证治能够由简单到复杂，由少到多，最终能够形成较为完整的论治体系。

西方医学的起始也很灿烂，但西方经历过黑暗的中世纪，医学的进步严重受阻，当一场场温疫袭来之时，人们只有求助于鬼神和宗教，医生无所作为，病人束手待毙。譬如那时对鼠疫的爆发归结于上帝对世俗的气愤，归结于星象的不吉利，甚至以为是女巫或犹太人向井里投毒，或者是空气中有毒所致。作为预防措施，荒唐地提出了一些如白天不要睡觉、不要吃肥肉、不要晒太阳、不要洗澡等不着边际事项，所以死亡率之高令人恐惧。两相对照，可以感觉到我们东方民族的幸运。光明毕竟要战胜黑暗，西方尽管有过明显的低落，但其后的反弹也甚，文艺复兴后，西方文化和社会的变化迅速，由此也带来了医学的进步。

临床的治疗和医学的进步总是在一定的文化背景中进行的，文化是个大范围，大舞台，医学活动必然要受到它的渗透和限制。东方和西方，不同的文化，不同的社会，产生出不同的医学，结出不一样的果实，从传染病的角度看再清楚不过了吧？东方注重宏观，注重临床观察，西方追求局部，追求细节把握。其实二者并不矛盾，二者可以互补。当今的时代，中西碰撞，中西融合，我们正处在一个多元的环境中。多元的文化，多元的医学，也许正是在这样的条件下才能够期待更新更好的东西诞生。但是有一个前提，作为中医人，应该守住自己的本分，守住传统，守住文化，做好自己应该做的事，只有这样，才能保持住世界的多元化。

二、从疫病流行的高峰看热病证治

对中医热病的证治，要有一个历史的把握，才能够比较充分地理解伤寒六经病证的证治和明清温病学说的发展和补充，以及后来寒温的对立和论争。历史上至少有 3 次疫病发生的高峰引人注目，分别是在汉末魏晋、金元与明清。疫病的流行大体与政局动荡、饥荒或自然灾害的发生相一致。从历史上看，其实每个时代的医家所经历的疾病都是具体的（根据记载我们可以做大致的推测），因此作为个人的经验和见解都不可避免地存在着一定的局限。本文从 3 个不同时期热病的流行情况作一些分析和思考，以促进我们对临床治疗变化的进一步理解。

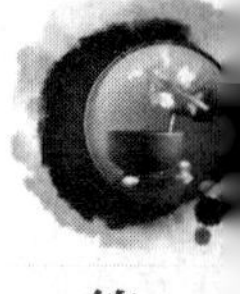

1. 汉末魏晋时期

读完了《伤寒论》，我们一定会有所考虑，张仲景汉末所经历的伤寒到底是一种什么样的疾病？有的认为是流感（流感的危害严重，如 1918 年的流行，至少夺走了 3000 万人的生命），有的认为是流行性出血热。对照《伤寒论》原文的描述，感觉好像还是流行性出血热的可能性大。汉代和匈奴的战争，造成人口（军队及牲畜）的频繁移动。出血热的病原是病毒，老鼠是传染源（蜱和螨等为媒介）。据称作为出血热的传染源全球有 173 种，我国有 67 种，该病主要发生在亚洲，我国为重疫区，占据90%。该病主要发生在啮齿动物的生存繁殖地，所以也称为地理疫源性疾病，以冬春季高发，多见于20~40岁的男性，一般为从事农业、水利和军事的野外工作者。该病的主要病理变化是全身的小血管和毛细血管广泛性损害，临床以发热、低血压休克、出血和急性肾衰竭为主要表现（有明显的发热期、休克期、少尿期、多尿期、恢复期)。整个病程中可以见到弥散性血管内凝血、心动过缓、心肌损害、肺水肿、呼吸窘迫综合征、胸腹腔积液、脑水肿、继发感染、大出血、肾衰竭等多种多样的表现（有归纳为流感型、胃肠型、急腹症型、肺型、脑型、败血症型、肾型、类白血病型、出血型、肝损型等，可见临证表现的丰富)。这些见症在《伤寒论》中几乎都可以找到相应的治法方药，《伤寒论》的六经病证的产生，以此为背景也是耐人寻味，换成其他的疾病也许不行。

有一个说法，东汉王朝最后的半个多世纪正好遇上太阳黑子衰弱期（为前后一千年间最小值)，灾害频发，在107~219年间（112年)，有特大灾害150次。其实，疫病的流行在张仲景以后仍然没有减退，一直要到隋唐才趋向缓解。所以仲景以后的医书如《肘后备急方》《诸病源候论》《千金要方》《外台秘方》中都有大量的记载。曹植留下的“说疫气”讲到建安二十二年（217）疫病的流行，“家家有僵尸之痛，室室有号泣之哀，或阖门而殪，或覆族而丧。”罹此者贫贱之家多，而豪门贵族少（这样的讲法多少又可以印证流行性出血热)。很遗憾，由于曹植的描述缺乏稍微详细一点的临床症状，所以今天实在难以判断究竟是什么疾病。东汉末年的大动乱，成为历史上最残酷、危害最大的一次，156 年 5007 万的人口，到 263 年，魏蜀人口相加只有 537 万，100 年左右的时间人口减少了十之八九，汉族减少而少数民族南移，据称西晋南迁的少数民族高达 870 万。现行的《伤寒论》是已经经过了王叔和的编次，最后在北宋定下来的。北宋是个和平稳定的年代，尽管林亿等未必真正懂医，但在医学文献的保存上功不可没。伤寒六经最后形成现今这样的格局，是经过了王叔和、林亿等很多人的努力，把它看作整个民族的智慧结晶更加合适。

六经病证定下来以后有利也有弊，因为它的用法并非人人皆知，它的价值也不是人人都能够认识清楚。恽铁樵曾经说过这样的话“《伤寒论》第一重要之处为六经，而第一难解之处亦为六经。凡读《伤寒论》者，无不于此致力；凡注《伤寒论》者，亦无不于此致力。”六经是《伤寒论》的灵魂，是临床证治的基础和方向。我们应重在理解精神，而不应该把它看得过于具体。正因为如此，后人无论从哪个角度都可以理解六经，但又不可能简单地将六经在某处固定住。但是六经又有十分具体的证治方药，所以在现实中容易造成误解。也就是说，六经既可以从大处理解，也可以从小处推敲。今天我们必须清楚这一点，才能真正理解六经。

为什么讲六经必须先提经络，因为历史上经络发达在前，“经络者所以处百病，决死生，调虚实，不可不通。”“能别阴阳十二经者，知病之所生，候虚实所在者，能得病

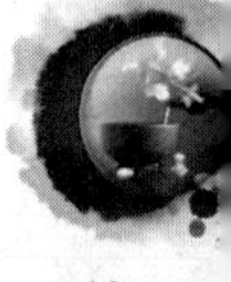

之高下。"但仅用经络归纳和解释热病的临床所见又不够，所以后人在这方面又不断拓展和补充，对六经的不同理解竟然多达几十种，莫衷一是，让人无所适从。从先后的顺序来看，仲景以后的各种辨证方法都是在六经证治基础上的发展，六经证治可以视为最早最成功的辨治模式。所以仲景有话在先："虽未能尽愈诸病，庶可以见病知源。若能寻余所集，思过半矣。"六经不仅为热病证治立法，也为百病的证治立法，清代不少医家如柯琴等，对此都已经讲得十分明白。

2. 金元时期

伤于寒邪，发为热病。袭人之邪为寒，机体反应为热。寒者热之，热者寒之。照理说六经是寒热表里虚实兼顾的一个十分平稳的证治框架。那么，为什么后人又要别树一帜，要主火主热了呢？金元时期，北方民族南下中原，成吉思汗一度向西直达欧洲，频繁的人口大移动，引起了一次又一次疫病的发作，危害最大的莫过于鼠疫了（1348 年开始在欧洲流行的鼠疫使四分之一的人口死亡）。李东垣亲历的那场发生在 1232 年的汴京大疫，50 天内死亡 90 万人，这还是少算了的。这场疫病有人推断是鼠疫，可信，因为鼠疫的死亡率高达 95%（染病后的幸存者万无一二）。鼠疫来势凶猛，看欧洲 1348 年的流行，面对成千上万人的死亡，人们束手无策（求神宽恕，放血、自尿疗法，逃离疫区）。对付这场疫病，具体方法已经不能循六经的一般套路先用温散，因为发病就是高热，当时用普济消毒饮子。据临床所见，又称为"大头天行"、"疙瘩瘟"、"瓜瓤瘟"

等，西方则称为黑死病（鼠疫的英文是 pestis，意思是大量死，毁灭）。李东垣晚年写《内外伤辨惑论》《脾胃论》，立补中益气汤，本意是指人们错把内伤当成了外伤，今天一看，搞错了的其实还是李东垣本人。当然，李东垣无心插柳柳成荫，补中益气汤为后人提供了有效的方药配伍，被广泛应用于内伤杂病的治疗中。

当时火证大疫流行，医家主要靠用寒药抢救人命，对此理论上也必须站住脚跟。金元大家在北方者多，各有建树。刘河间提出“六经传授，皆是热证，非有阴寒之病也。”河间治疗热病，开首即用辛凉如双解散、通圣散，或用辛寒或用苦寒，改变了伤寒初起用温散的常法。张元素提出：“运气不齐，古今异轨，古方新病不相能也。”河间弟子马宗素《伤寒医鉴》：《内经》言伤寒为热病者，言一身为病之热气也。仲景言伤寒者，言外伤之寒邪也，以分风寒暑湿之所伤，主疗不同，故只言伤寒不通言热病也。

金元医家面临的热病，实际是他们产生不同看法的基础。当我们无法深入了解事物的实质时，我们只能根据观察来作出推断。譬如对结核病的认识也是如此，从表象看是个虚证，治疗养阴清热，西方过去也看作是“虚弱病”，直到科赫找到结核杆菌，才真相大白。

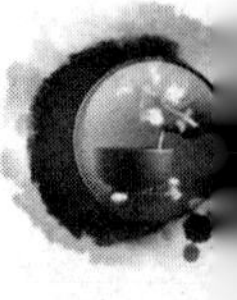

3. 明清时期

到了明清，人口的增加明显（清末到 3 亿，这和耕种面积扩大，高产作物引进推广有关），特别是在江南沿海一带。明末有战乱，清末也是动荡不安，大江南北疫病流行，病种较前也复杂，所以有《温疫论》《温热论》《湿热病篇》《温病条辨》《疫疹一得》《霍乱论》等问世。针对当时流行的疾病，具体的治法方药和六经病证有了明显不同，即一开始就非常注意寒凉药的运用，用卫气营血的方法规范用药，这也完全是和医家们各自的实践相关，既有独到之处，也有一定的局限。当时的疫病，如鼠疫、天花、霍乱、疟疾、流脑等，包括感染病（肺炎、肠炎），其实在用药上并不千篇一律。

吴又可对目前温病学说的形成是个开局之人，意识到疫病有它一定的规律，尽管尚未摸清规律，但也总算是捉住了一个关键，即起病就用达原饮，温升寒降，撬动外邪出膜原，再径用汗下祛邪外出。吴又可赶上明末（1641）河北、山东、江苏、浙江的大疫，《温疫论》中所说的“至于瓜瓤瘟、疙瘩瘟，缓者朝发夕死，急者顷刻而亡。此又诸疫之最重者，幸而几百年来罕有之，不可以常疫并论也。”“一巷百余家，无一家仅免。一门数十口，无一口仅存。”这种情况当指鼠疫无疑。吴又可质疑传统的六气致病说，指出杂气致病多于六气致病者百倍。六气有限，现在可测，而杂气无穷，茫然不可测。专务六气，不言杂气，岂能包括天下之病欤！“惟其不知何物之能制，故勉用汗吐下三法以决之”，不清楚针对杂气的有效方药，这是吴又可的困惑。“能知以物制气，一病只有一药，之（药）到病已，不烦君臣佐使品味加减之劳矣”。这种理想化的状态，只是吴又可的畅想。吴又可深感按照传统用药无效，疫病必须和伤寒区别、和六气区别，在治疗用药上褒大黄而贬黄连，也都是出自个人经验。吴又可一改金元医家的寒凉清火、甘温除热的套路，别出心裁，立达原饮。

叶天士的卫气营血反映了风温（肺部感染）的一般规律，若要将它无限扩大来针对整个温热治疗，也有捉襟见肘之感。吴鞠通则意识到脏腑的重要，但也只能以三焦统而言之，病初强调手太阴肺，也是补缺。从吴又可到吴鞠通相距150年左右，从叶天士到吴鞠通这50年前后，温病证治的专著出现较多，吴鞠通的《温病条辨》已经不限于个人经验，具备了普遍的指导意义，在某种程度上可以羽翼伤寒了。

中医的临证重点是看机体反应，尽管看不清病原，但人患病后的情况大体还是可以把握，也是可以做适当调整的。寒热的结论出自临床观察，每个时代流行的具体疾病会有不同，这样医家的经验不同，见解不同，强调的重点当然也就不同，这是很正常的，后人应该可以有整体全面的把握，减少片面性，充分理解从古至今历史上走过来的这段路程。

证治有原则，寒温无对立。疾病都是具体的，规律都是抽象的。六经是治疗的通则，方证是治疗的细化。在用温药的时候注意保津，不要过汗。在用寒药的时候注意不要伤阳。寒温并用的时候要注意偏重，保持平衡。

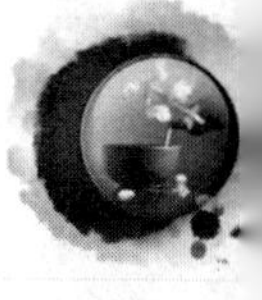

六经一经确立，为什么不可能被推翻和替代，而只能被不断完善呢？因为六经是一个抽象的东西，而不仅仅是一个具体的方药框架。哲理是大道理，大道理管小道理，后人所做的一切，只是充实和丰富它，这就是六经和后来各种辨证方法的关系。我们不清楚事物根本和枝叶的关系，容易一叶障目，不见整体。六经辨证是驾驭后来各种辨证的方法。古今医家对此有着清醒认识的不乏其人。柯琴："方之治病有定，而病之变迁无定。知其一定之治，随其病之千变万化而应用不爽。"换成今天的话说，我们对病的认识有限甚或无法把握，但辨证用药的基础始终不变。病的变化再多，但机体的基本反应在六经中，基本的治法方药也在六经之中。雷丰在《时病论·附论》中说："汉长沙著伤寒论，以治风寒暑湿燥火六气之邪，非仅为寒邪而设。……凡学治时病者，必须读仲景伤寒论，参读时贤之书，考古酌今。……若不读仲景之本，而专读时贤之书，其所谓舍本逐末矣。今人李可说："六经辨证，统病机而执万病之牛耳，而万病无所遁形。病可有千万种，但病机不出六经八纲之范围。临证之际不必在病名上钻牛角尖，不但不考虑西医病名，连中医病名也无须深究。"此话有点过头，辨证与辨病应该不会对立。

对热病治疗的着力点：

①温散、温补、回阳。如麻黄汤、麻辛附子汤、圣散子、补中益气汤等。

②凉泄、寒泻、救阴。如越婢汤、白虎汤、承气汤、犀角地黄汤、普济消毒饮、清瘟败毒饮等。

③扶正达邪。小柴胡汤、达原饮、升降散等。

回顾历史上走过的路程，影响人们对寒温认识的主要因素来自：

①气候变化。

②临床表现（疾病的种类）。

③治疗效果。

④地域的南北。

随着政治经济文化中心的移动，由西北（长安）到北方（洛阳、开封），然后由北方（北京）向东南（南京、杭州、苏州）移动，具体的疾病由出血热到鼠疫，由鼠疫走向更加复杂的局面，特别是在清末民初，人口增加明显，对烈性传染病用药一改初起的温散，而必须注意寒凉剂的运用，是完全可以理解的。因此对寒温之争如果从历史背景认识，就容易搞懂了。毕竟现实中光靠哲理往往解决不了具体问题，必须在局部和微观上下工夫，光靠经验解决问题十分有限。在过去对疾病无法深入了解的时代，治疗也带有相当的盲目性，仅仅根据用药以后的效果判断，容易误解为“误治”，也许任何治疗都无法取效呢，个别病人用苦寒有效，或用温补取效，也许并不足以反映出事物的普遍规律，所谓善学者学其全，不善学者用其偏。

三、《辅行诀》热病方药与六经证治

《辅行诀五脏用药法要》（以下简称《辅行诀》）中的治外感天行大小二旦四神汤方证（六合辨证），与《伤寒论》六经证治有同源异出的感觉。陶弘景有一段相关的话是这样说的：“阳旦者升阳之方，以黄芪为主；阴旦者扶阴之方，以柴胡为主；青龙者宣发之方，以麻黄为主；白虎者收重之方，以石膏为主；朱鸟者清滋之方，以鸡子黄为主，玄武者，温渗之方，以附子为主。（勾陈者补寒之方，以人参为主，螣蛇者通泻之方，以大黄为主。此疑为张大昌补）此六（八）方者，为六（八）合之正精，升降阴阳，交互金木，既济水火，乃神明之剂也。张机撰《伤寒论》，避道家之称，故其方皆非正名，但以某药名之，亦推主为识耳。”

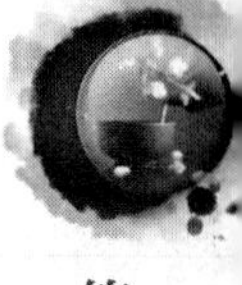

以上的归纳，可谓要言不烦。治法两两相对，紧扣方药的升降浮沉，十分简练地将临证的主要治法方药做了基本的勾勒。从年代看，无疑张仲景的《伤寒论》在前，陶弘景的《辅行诀》在后。但是从书籍的流传沿革和当时的历史背景考虑，我们目前还无从了解汉末成书的《伤寒杂病论》究竟是什么样子的。很清楚，我们现在看到的《伤寒论》，只是宋代校正新编定形的。而《辅行诀》作为敦煌卷子本如果确实可靠的话，那么它比现行的宋本《伤寒论》应该更加靠近汉代。将二者对照，在某种程度上将有利于我们理解中医临床治法方药走向，同时将有助于清楚六经证治体系的来源。

1. 阴阳五行四神六合的治法方药布局

《辅行诀》中治法方药的基本布局是：阳旦扶阳，阴旦扶阴，青龙宣发，朱鸟清滋，白虎收重，玄武温渗，这些是二旦四神，如果再加勾陈补寒，螣蛇通泻，那么四面八方、阴阳升降、寒温补泻的格局基本具备了，以下我们不妨先议论一下二旦四神的六合布局。

阳旦、阴旦均为补中剂，用草枣姜，阳不升者用芪桂，为阳旦；阴不济者用柴芩，为阴旦。芩芍酸苦除烦，芍甘缓急，芩夏辛苦除痞。阳旦汤（小阳旦汤为桂枝汤，大阳旦汤为黄芪建中汤加人参）用于立春之时，阳气初升，位在东北，五行属土。外感邪气，阳气被遏发热，热迫津出自汗。阳势尚弱，用小阳旦汤，病甚土衰者，用大阳旦汤。阴旦汤（小阴旦汤为黄芩汤，大阴旦汤为小柴胡汤加芍药）用于立秋之时，阴气初降，位在西南，五行属土。热邪不除，蒸津汗出，里热外不和。阴气不足以济阳，以黄芩苦平扶阳，病甚者加柴胡清热，参夏调中除痞。

青龙、白虎为邪实而设，借春秋之势以除邪，皆寓有补中土以资化源的意思。青龙汤（小青龙汤为麻黄汤，大青龙为小青龙汤）用于春季万物萌动，气机宣发，位东属木。外感邪气在表，气机不宣则发热无汗恶寒，肺不宣则喘，饮犯肺则咳。春木不得条达为病，用小青龙汤发汗，病甚者加细辛、半夏、五味子、芍药名大青龙。白虎汤（小白虎汤即现今白虎汤，大白虎汤为竹叶石膏汤）秋季肃杀，气凉物收，位西属金。邪热炽盛，热气不收，蒸津汗大出，口舌干燥，渴饮。白虎应收重之势，用石膏、知母，病甚者加麦冬、竹叶润燥除烦，姜夏蠲饮和胃止呕。

朱鸟、玄武为正虚而设，其证为夏冬两季气势过亢而自伤（故有心气不足、肾气不足）。朱鸟汤（小朱鸟汤为黄连阿胶汤，大朱鸟汤为黄连阿胶汤加人参干姜）用于夏季繁茂，气热，位南属火，夏势炎燥，立于清滋，鸡子黄甘润，黄连苦寒清热（芩芍），病甚者加人参干姜。玄武汤（小玄武汤为真武汤用干姜，大玄武汤为附子汤加干姜）用于冬季万物归藏，位北属水。冬势过亢而自伤，附子回阳，姜术补中，茯苓淡渗，芍药酸收益阴，病甚者加人参甘草。

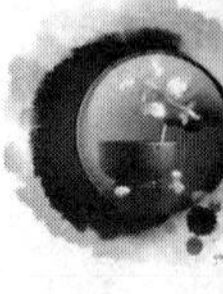

接下来再看具体的方剂，我们应该注意与《伤寒论》原文相关描述的异同。

小阳旦汤：发热，自汗恶风，鼻鸣干呕。

大阳旦汤：汗出不止，气短身劳力怯，恶风，腹中拘急，不欲饮食。小阴旦汤：身热，汗出头目痛，腹痛干呕下利。

大阴旦汤：头目眩晕，咽干喜呕，食不下，心中烦满，胸胁支满，往来寒热。

小青龙汤：发热恶寒，无汗而喘，身痛脉紧。

大青龙汤：表不解，心下有水气，干呕发热，咳喘不已。

小白虎汤：热病，大汗不止，口舌干燥，饮水数升不已，脉洪大。

大白虎汤：热病，心中烦热，时自汗出，口舌干燥，渴欲饮水，时咳嗽不已，久不解。

小朱鸟汤：热病，心气不足，内生烦热，坐卧不安，时下利纯血，如鸡鸭肝者。

大朱鸟汤：热病，恶毒痢，痢下纯血，日数十行，羸瘦如柴，腹中绞痛急，痛如刀刺。

小玄武汤：肾气不足，内生虚寒，小便不利，腹中痛，四肢冷。

大玄武汤：肾气虚疲，少腹冷，腰背重，四肢冷，小便不利，大便溏日十余行，气短力弱。

另外，还有据称是后人补充的勾陈汤和螣蛇汤，不妨作为参考。

小勾陈汤（理中汤去参加枣）：脾虚，腹痛，下利不止。

大勾陈汤（半夏泻心汤生姜易干姜）：脾虚，腹痛，下利不止，心下痞满，呕不能食。

小螣蛇汤（大承气汤去大黄加甘草）：胃家实，身热，汗出，腹满痛。

大螣蛇汤（大承气汤加葶苈子、生姜）：身热，汗出，不大便六七日，神昏不识人。

很明显，六经中的主要方剂以上基本具备了，如桂枝、麻黄、白虎、承气、柴胡、理中、真武等。这些内容作为一个架构，很完整，基本治法具备，而且也有了临证的适应范围。从这一角度看，和六经病证的证治几乎很相近了。如果《辅行诀》的这些内容主要出自《汤液经法》，那么可以提示仲景的六经病证基本治法方药原来的基础，仲景论广汤液，功夫是下在了六经病证治法方药的布局，下在了代表方的类方以及相关的加减变化上面了。

大小二旦四神汤六合辨证的平面时位图（表5－1）：

表5－1　大小二旦四神汤六合辨证的平面时位图

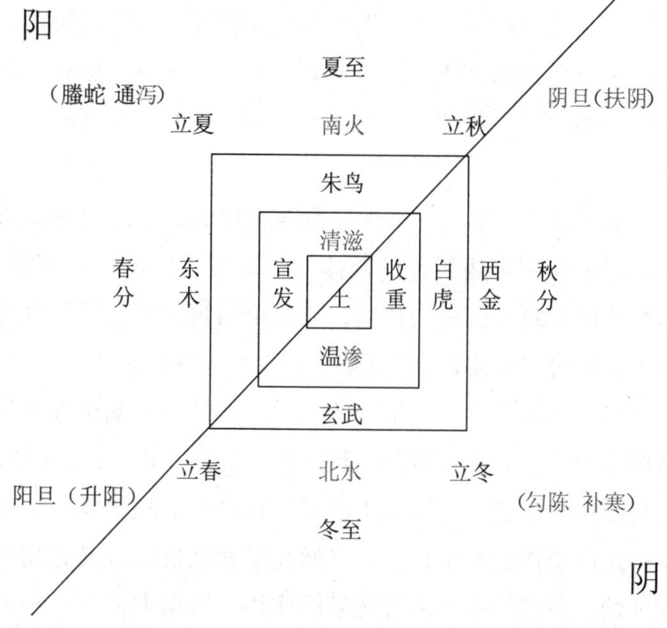

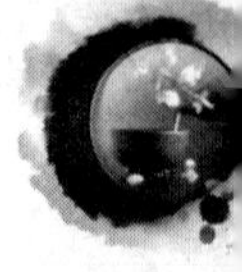

2. 三段三层六经九分的治法方药框架

《伤寒论》六经病证的治法方药，是个开合自如的体系，它所展现的是一个药物治疗基本框架。构成这个体系的主要线条是六经、病证和方证。这里沿着六经的脉络，将治法方药稍作展开。六经的阶段和层次，初、中、晚和上、中、下，三三得到九大块的内容，如果坚持用六经表述，则有如下的表格（治法方药前的序号与框图中的六经序号对应）。左寒右热，上实下虚，先表后里。其实六经这个框架里也是能够容纳卫气营血和三焦辨证内容的。若要讲常用的治法，诸如辛温、甘温、辛热、苦温、辛凉、苦寒、甘寒、咸寒、辛苦等，大都也能够找到各自合适的位置，而且都有相应的方药。在九大块中间再作细分的话，一是对仲景方可以把握得更加精确，一是对后世方能够认识得更加具体。执简驭繁，从六经到整个热病，再从热病到杂病，所谓"以六经钤百病""六经为百病之六经"。

对于经方的运用，必须注意两个问题，一是走在高层的，即中医的辨病辨证的规律，临证的思路原则方法等，这要从原文的阅读中去体悟，要从证与证、病与证、方与方等事物的相互关联中去揣摩，这就要求我们不能把六经、病证和方证看作是静止不动的东西。另外一个就是方剂的具体运用，每一张方都有一定的适应范围，加减变化规律，这是走在低层的。高层的东西要用自己的心思去觉悟，低层的东西要在经验中积累，当然高层和低层二者又是相辅相成的，高层的东西起着统领的作用，所谓大道理管小道理。低层的东西起着奠基的作用，所谓皮之不存，毛将焉附。

《伤寒论》六经证治治法方药的基本框架（框内外序号对应）（表5－2）：

1. 麻黄汤（温散）。
2. 桂枝汤（调和营卫）。
3. 越婢汤（凉泄）。
4. 理中汤（温补）。
5. 小柴胡汤（扶正达邪）。
6. 白虎、承气汤（寒泻）。
7. 四逆汤（回阳）。
8. 乌梅丸（寒热虚实兼顾）。
9. 黄连阿胶汤（救阴）。

表5－2　《伤寒论》六经证治治法方药的基本框架

1 太阳寒	2 太阳中	3 太阳热
4 太阴	5 少阳	6 阳明
7 少阴寒	8 厥阴	9 少阴热

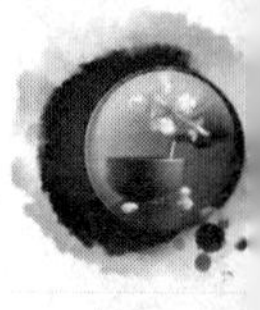

六经证治中的寒热虚实与治法的关联（左寒右热上实下虚）（表5－3）：

表5－3　六经证治中的寒热虚实与治法的关联（左寒右热上实下虚）

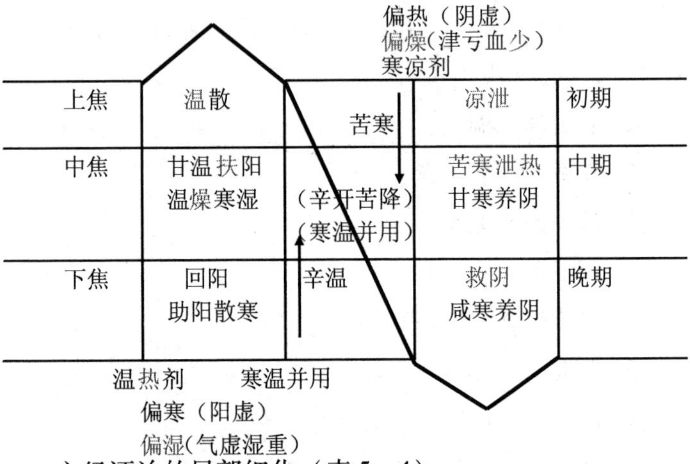

偏热（阴虚）
偏燥(津亏血少)
寒凉剂

上焦	温散	苦寒	凉泄	初期
中焦	甘温扶阳 温燥寒湿	（辛开苦降） （寒温并用）	苦寒泄热 甘寒养阴	中期
下焦	回阳 助阳散寒	辛温	救阴 咸寒养阴	晚期

温热剂　　寒温并用
偏寒（阳虚）
偏湿(气虚湿重)

六经证治的局部细化（表5－4）：

表5－4　六经证治的局部细化

<table>
<tr><td>甘温复阳</td><td>辛温发散
太阳寒</td><td rowspan="2">营卫不和
调和营卫（辛散苦酸收）
太阳中</td><td>辛凉解表
太阳热</td><td>甘寒生津</td></tr>
<tr><td colspan="2">助阳解表</td><td colspan="2">滋阴解表</td></tr>
<tr><td rowspan="3">甘温
补中</td><td>表寒里湿
温散和中</td><td rowspan="3">寒热往来
扶正达邪（少阳、膜原）
苦泄辛透甘补
湿热内蕴（辛开苦降）
太阴阳明相合</td><td>胸膈肺热
寒降透泄</td><td rowspan="3">甘寒生津</td></tr>
<tr><td>太阴寒湿
温燥通利</td><td>阳明热结
苦泄寒下</td></tr>
<tr><td>寒实内结
温下</td><td>热入营血
苦咸寒凉
泄热散血</td></tr>
</table>

表5－4　　　　　　　　　　　　　　　　　续表

<table>
<tr><td rowspan="2">温阳散
寒利水
（辛温）
少阴寒</td><td rowspan="2">回阳救逆
辛热</td><td>厥热胜复
厥阴（肝、心包）
寒温并用，阴阳互求</td><td rowspan="2">息风开
窍寒凉</td><td rowspan="2">滋阴清热安
神（咸寒）
少阴热</td></tr>
<tr><td></td></tr>
</table>

《伤寒论现代解读》这段话讲得好：“尽管张仲景没有给病、证、症下定义，但他把病、证、症区分开来，并以它们之间存在的关系建立起病证结合的理论体系，在疾病分类学的历史上是一次突破，这种分类方法与达尔文进化论、动物分类法、门捷列夫元素周期分类法、人类社会历史进化分类法具有同样的思路与光辉。……《伤寒论》六经分病，六经传变，病与证之间的关系，完全符合上述分类方法的共同点，而近代西医对于疾病的分类方法没有反映出疾病由简单到复杂、由轻到重、由表及里的发生发展的动态变化过程，按照病原体分类、按照人体解剖学分类。这种传统的分类方法，还没有进化到综合的系统分类方法。”可见，存在于经方中的六经、病证和方证合一的诊疗体系，是一个综合的系统的分类方法。

这里所归纳和罗列的六经的证治方药，还是按照三三六九的治法框架展开。九个治疗大法，每个又可以作若干的细分，以法统方，方有主方、类方、变方，有些差别太大，则列为附方。整个方药的体系，以经方为基础，但也不排除后世的一些常用方。这里举出的代表方有60首，进

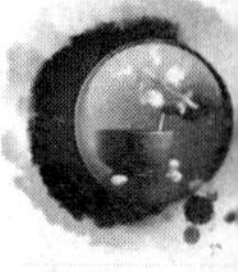

一步展开涉及的方剂近400首。

《辅行诀》和《伤寒论》，一个是六合布局，一个是六经框架，都是用以指导临证遣方用药的，都反映了一定的规律，都可以作为临床证治的依靠。而且二者都应该是出自经方《汤液经法》，陶弘景是知道张仲景的《伤寒论》的，但两个人走的路明显不同。陶弘景是道家，兼通医药，而张仲景是医家，和道教基本无涉。两个用药法式，两相比较，十分清楚，二者有相同的地方，也有不同的地方。很明显，六经比六合更加靠近临床实际。为什么？我们不妨从以下几个方面加以考虑。

①六经病证除了基本证候以外，直接与人体的脏腑经络相联系。六经证治立足于人体的具体表现，面对的是临证实际问题。

②六经病证除了阴阳归属以外，有了相互间的先后传变规律。六经证治呈现出病证之间的动态关联。

③六经病证除了典型方剂以外，有了进一步的加减类方的演示。六经的方治某些地方沿袭了大小的表述，但方药的加减变化更加复杂丰富，教人如何自如地应对临证的变化。

④六经框架除了经方内容以外，可以无限容纳后世的补充发展。六经证治由三段三层分成九块内容，包括了典型和不典型的种种证治，基本可以包容后世无限的内容。

⑤六经框架不用五行循环理论，直接以药物的性味升降浮沉来表述表里寒热虚实的基本原则，这样的做法，避免了刻板僵硬，而体现了灵活多变，随证治之，更加符合

临床实际。

虽然，陶弘景生长的年代晚于张仲景，但我们可以判断，也许目前我们看到的《伤寒论》六经辨证的治法方药，是出自《辅行诀》所记载的这些内容。《伤寒论》六经证治的内容，毫无疑问，比《汤液经法》是跃上了一个更高的层次，六经更加符合实际，贴近临床，所以能够流传到今天，并仍然作为临证基础而不可动摇，以至于在今天的临床上，《伤寒论》仍然有着蓬勃的生命力，令人百读不厌。

四、思考《伤寒论》和《金匮要略》

最近阅读冯世纶主编的《解读伊尹汤液经》，从中了解到杨绍伊的《伊尹汤液经》，真有相见恨晚的感觉。从神农、伊尹到仲景、叔和，从《神农本草经》《伊尹汤液经》到《伤寒杂病论》，最后到宋定本《伤寒论》和《金匮要略方》，从六经、方证到临床具体病证的治法方药，其中的历史沿革、学术渊源如何？是我们每一个中医教学和研究工作者所十分关心和经常在思考的问题。

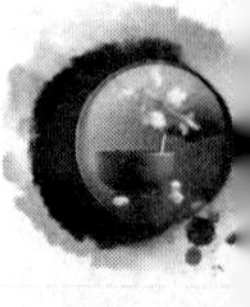

1.《针灸甲乙经》序文中的伊尹、仲景、叔和

将《神农本草经》《伊尹汤液经》、仲景与叔和联系起来表述的是皇甫谧，他在《针灸甲乙经·序》中说：“夫医道所兴，其来久矣。上古神农始尝草木而知百药。”“伊尹以亚圣之才，撰用神农本草以为汤液。”“仲景论广《伊尹汤液》为十数卷，用之多验。近代太医令王叔和撰次仲景遗论甚精，皆可施用。”皇甫谧（215～282 年）生活在

汉末晋初，《针灸甲乙经》成书于晋太康三年（282 年）。王叔和，西晋太医令（一说魏），具体生卒年不详。仲景、叔和、皇甫谧 3 人生活年代相近，故皇甫谧的序文参考价值大。皇甫谧所讲的内容可以归纳成以下 3 句话：伊尹撰用《神农本草》以为《汤液》，仲景论广《伊尹汤液》用之多验，叔和撰次仲景遗论皆可施用。王叔和的《脉经·序》中也提到仲景和伤寒：“仲景明审，亦候形证，一毫有疑，则考校以求验，故伤寒有承气之戒，呕哕发下焦之问。而遗文远旨，代寡能用，旧经秘述，奥而不售。遂令末学，昧于源本，互滋偏见，各逞其能。”宋代林亿等在《伤寒论》序文中赞同皇甫谧的讲法，并勾勒出临床治疗进展的主要脉络：“是仲景本伊尹之法，伊尹本神农之经，得不谓祖述大圣人之意乎！”。我认为以上所引用的叙述作为临床药物治疗的源头以及前后的相贯联系是基本可信的。

2.《神农本草经》

对药物性味功效的发现总结源于长期的临床实践，“神农尝百草，一日而遇七十毒”这句耳熟能详的话是最为简明和生动的写照。《神农本草经》现在也只有辑复本，它的存在一般认为早于《伤寒杂病论》，对单味药物的经验积累也应该早于《汤液经》，这符合认识事物由简单到复杂的一般规律。《神农本草经》序录中有如下说：“药有酸咸甘苦辛五味，又有寒热温凉四气及有毒无毒。”“凡欲治病，先察其源，先候病机。五脏未虚，血脉未乱，精神未散，服药必活。若病已成，可得半愈。病势已过，命将难全。”“治寒以热药，治热以寒药。饮食不消，以吐下药。鬼注蛊毒，以毒药。……各随其所宜。”最后列有主要的病证，并提出“各宜依端绪以取之。”药物的性味和治疗效果密切相关。同时，察病源，候病机，各随其所宜而治，也多少已经包含了一些辨证论治的意思。

3.《汉书艺文志·方技略》中所说的经方及《汤液经法》

药物在治疗中如何配合？如何体现具体的治法？如何达到各不相同的治疗目的？所谓方剂的学问，随之而产生。这也成为中医临证的基础之一，并且使中医进一步脱离了单纯的民间疗法，而更富有规律性。现在一般以法统方，形成了相对固定的格式，这些内容在一定程度上有助于初学者记忆。讲到经方，必须要提《汉书艺文志·方技略》中的这段话：“经方者，本草石之寒温，量疾病之浅深，假药味之滋，因气感之宜，辨五苦六辛，致水火之剂，以通闭解结，反之于平。及失其宜者，以热益热，以寒增寒，精气内伤，不见于外，是所独失也。故谚曰：有病不治，常得中医。”同时，该书在“经方类”中记有“汤液经法32卷”，以脏腑归纳病证治疗的方书也不少。秦汉时期的医学，有医经、经方、神仙、房中之分，据称当时的经方有11家，相关的记载达274卷之巨。经方和医经相对，二者互有联系，但关联并不密切。

4.《辅行诀脏腑用药法要》

关于《汤液经》，在《辅行诀脏腑用药法要》（20世纪70年代，张大昌所献家藏敦煌传抄本）中提到：“汉晋已还，诸名医辈，张玑、卫汜、华佗、吴普、皇甫玄宴、支

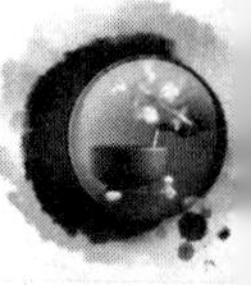

法师、葛稚川、范物军等，皆当代名贤，咸师式此《汤液经法》。”该书中录有《汤液经法》。《辅行诀脏腑用药法要·外感天行病方》中有如下说：“外感天行之病，经方之治有二旦、六神大小等物。昔南阳张机，依此诸方撰为《伤寒论》一部……今亦录而识之。”“阳旦者升阳之方，以黄芪为主；阴旦者扶阴之方，以柴胡为主；青龙者宣发之方，以麻黄为主；白虎者收重之方，以石膏为主；朱鸟者清滋之方，以鸡子黄为主，玄武者温渗之方，以附子为主。此六方者为六合之正精，升降阴阳，交互金木，既济水火，乃神明之剂也。张机撰《伤寒论》，避道家之称，故其方皆非正名，但以某药名之，亦推主为识之义耳。”（阳旦、青龙、白虎、朱鸟、玄武等都有大小，小阳旦即桂枝汤，小朱鸟即黄连阿胶汤）

5.《伊尹汤液经》

1948 年，杨绍伊对《伊尹汤液经》做了辑复工作。杨绍伊，四川成都人，早年师从清末民国初期的今文经学大师廖平习儒，兼习医。1936 年定居上海，为沪上川派儒医，40 年代末辞世。杨氏考证《伤寒论》得出的主要结论是：《伤寒论》是张仲景论广汤液而成，并非据《内经》由个人撰写而成。杨氏认为现在流行的《伤寒论》原文主要由以下 3 部分内容组成：

①汤液原文（以六经病名题首）。

②仲景论广（以伤寒二字题首）。

③仲景遗论（无题首的条文，为仲景弟子及叔和补充）。

杨氏提出："（仲景）书既称《论广汤液》是其所作，必为平生经验，就任圣原经，依其篇节，广其未尽，据其义法，著其变通。所论广者，必即以之附于伊经各条之后。""若然，则《汤液经》全文则在仲景书中，一字未遗矣。"根据这样的说法，那么张仲景应该是传经大师，而不是《伤寒论》的原始作者。这样张仲景的写作动机也就不一定是主要因为"宗族素多，死于伤寒"了。事实上，仲景以后的战乱和疾病流行更甚。杨氏认为："汉世岐黄家言最盛，汤液经学最微，以是传者盖寡。""岐黄学派，秦汉以来，流派甚多，著录亦广。岐黄之说，不如农尹之学之切实精纯。""汤液家以六经统百病，岐黄家以五脏六腑统百病。"在汉以前，岐黄学派和农尹学派各有承袭，各成格局，以后相互渗透，逐渐有所融合，特别是药物治疗方面后来较多受到脏腑经络学说的影响。

《伊尹汤液经》的主要内容如下：卷一为六经病证论；卷二、三为病汗吐下可不可证；卷四、五、六为结胸、痞、腹痛、呕吐、哕、吐利、下利、下利便脓血、火邪、清血、气上撞、心下悸、消渴、衄、如疟、热入血室、发狂喜忘瘀血、发黄、中湿、风水、皮水、黄汗、肺胀、中暍、刚痉柔痉项背僵、咽痛；卷末为辨脉法、平脉法。从以上这些记载看，热病和杂病的内容应该都被包含在其中了。

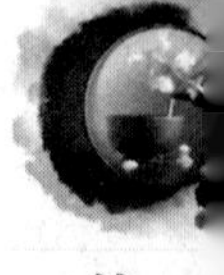

6. 杨绍伊眼中的《伤寒论》

杨绍伊提出：所谓三阴三阳的六经概念，早在商代已经存在。《伤寒论》中的六经提纲原文为仲景弟子集成，原来的《汤液经》中只有一表（太阳）二里（阳明、少阴）

三门。只立方于太阳、阳明、少阴三经中，因为少阳、太阴、厥阴三经无专病（少阳之表里病皆为太阳阳明并病、少阴皆为与太阴、厥阴并病之文。"既吐且利，手足厥逆，脉微欲绝"为三阴合病。）汉以前只有表里、内外、浅深，无半表半里的概念。仲景在六经中加入了半表半里的证治，才使六经的证治趋于完善。如果没有和法，六经的理论就不完善。杨绍伊的这些观点，我们应该加以注意，如六经实质为八纲概念，而非经络。由于王叔和对《伤寒论·序》曾经有所改动，以至于影响后世千余年。叔和将书名定为《伤寒论》，实际是受《难经》的影响。叔和原来承袭的是岐黄之学而非农尹学派，叔和亦非仲景的衣钵弟子。所以序文中提到的《素问》《九卷》《八十一难》《阴阳大论》等，其实应该是叔和撰用之书，而并非仲景博采之书。杨氏认为叔和致力于仲景书颇勤，其生平对《伤寒论》的撰次共有3次，对遗论、余论亦撰次过两次。初撰之《伤寒论》在《脉经》卷七，遗论、余论在卷八、卷九。今天的《金匮》，即遗论、余论的再撰本（卒，通倅，释为副，指伤寒以外的副病）；再撰的内容为诸可不可八篇（叔和："夫以为疾病至急，仓促寻按，要者难得，故重集诸可不可方治，比之三阴三阳篇中此易见也"）；三撰的内容为三阴三阳篇。杨氏进而提出，叔和本岐黄之学，以经络释六经，则六经辨证被误导，使后学偏离经方而倾向岐黄。

7. 历代医家论伤寒与六经

历史上其实不少医家已经认识到了这一问题，讲得比较好的如王肯堂，他曾经指出："王叔和编次张仲景《伤寒论》，立三阳三阴篇，原文曰何病者入何病篇。其不称三阳三阴之名，但曰伤寒某病用某方主之，而难分其篇者，则病属阳证发热、结胸、痞气、蓄血、衄血之类混入太阳篇；病属阴证厥逆、下利、呕吐之类混入厥阴病篇也。后人不悟是理，遂皆谓太阳篇不称名者亦属太阳，而乱太阳病之真；厥阴篇不称名者亦属厥阴，而乱厥阴病之真，大失仲景之法也。”（《证治准绳·伤寒凡例》）以后柯韵伯更加明确地指出：“六经之为病，不是六经之伤寒，乃六经分司诸病之提纲，非专为伤寒一证立法也。”“或因伤寒，或非伤寒，纷纭杂沓之中，正可思伤寒杂病合论之旨矣。盖伤寒之外皆杂病，证不脱六经，故立六经而分司之，伤寒之中最多杂病，内外夹杂，虚实互呈，故将伤寒杂病而合参之。”“凡条中不贯伤寒者，即与杂病同义。”“不知仲景六经是经界之经，而非经络之经。”（《伤寒论翼·全论大法·六经正义》）古代医家中尚且不乏见识超群者，能够抓住问题的根本。而今天我们反而一讲六经就云里雾里，容易失去方向。

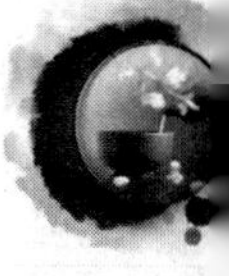

方有执以下的话讲得也很到位，他说：“医之事物，治病用药是也。穷药病之理，核药病之实。病与药对，药到病解，医家日用常行之所当然，此之谓道也。”“脉之理在《难经》，病之理在《素灵》，药之理在《本草》，然则伤寒论云何？曰：以上言之，各一其道也，以此书言之，总其道而会其全也。故传曰：古今治伤寒，未有能出其外者，以书之名言也，岂惟伤寒哉！”方有执的话至少有两点要记取，一者治病用药，病是病证，药是方药，对病的认识无止境，但对证的把握有大概，这就是六经。二者伤寒会医药之全，即《伤寒论》集病脉证治于一体，换用今天的话说，它是贯通医药之理，教人如何看病的书。吕搽村在《伤寒寻源·统论六经》中也指出过："能解仲景六经辨证之法，可以识伤寒。即推此六经辨证之法，可以识万病。""其可定者，理也法也。欲读此书，先要使六经辨证之法分得开。分得开，则一经有一经之定证，而不为旁议所扰，可以识病体之常。又要使六经辨证之法合得拢，合得拢，则此经有彼经之兼证而不为疑似所惑，可以穷病情之变。"胡希恕认为，中医辨证而不辨病，有历史原因，当时只能凭借人的自然官能，于患病人体的症状反应来探索治病的方法经验，在反复的实践中促进了四诊的进步、药性的理解和方剂的配置，同时总结出了治疗的大体规律，归纳出了一般疾病的通治验方。

8. 六经辨证的形成及其本质

从《本草经》《汤液经》到《伤寒论》，一脉相承。神农时代已有八纲的概念，东汉出现六经提纲和半表半里的病位概念，这就是叔和三撰后所形成的《伤寒论》版本。《伤寒论》一书并非专门论治外感，而是通过人体患病后所出现的症状，用八纲分类，以六经辨证再辨方证来进行治疗的证治体系（这是一种在患病机体一般规律反应的基础上，讲求一般疾病通治的方法）。胡希恕提出：仲景所著伤寒论以六经名病，乃述万病一致的病变规律。因而可以说，经方展现给我们的是一个精彩纷呈的世界，经方是一个相互关联着的整体，经方提供了一个次序井然的临证规范，这是我们在议论经方时，始终不能忘记的。经方中蕴含着中医临床治疗的基础，有着辨病辨证和对证的临床诊疗的思维，通过原文对六经、病证和方证的叙述逐步展开，示人以一定的认识论和方法论，教人如何一隅三反，旁及其余。我们可以看到，明清时期的一些医家对问题的认识已经比较深刻，如方有执说："昔人论医，谓前乎仲景有法无方，后乎仲景有方无法。方法具备者，惟仲景此书。"徐灵胎说："医者学问，全在明伤寒之理，伤寒理明，则万病皆通。"陆九芝也说："学医从《伤寒论》入手，始则难，既而易；若从后世分类书入手，初若易，继则大难矣！""废《伤寒论》则六经失传，废六经则百病失传。"就连温病学家杨栗山也说："寒证有六经之传变，温病亦有六经之传变，其阴阳脏腑顺逆无二也。"王孟英也指出："（仲景书）法虽未尽，名已备焉。"

9. 六经应该返璞归真

有关《伤寒论》注释或研究类的书目截至1990年，已达1604种之多，日本方面也有297种。有统计《注解伤寒论》自宋至今共刊行过41种不同版本。仅人民卫生出版社自1963~1997年印刷汪济川版《注解伤寒论》就达10次，总数有345，700册之多。对于《伤寒论》的研究，张璐曾说："古来讲仲景氏之学者，递代不乏。名医衍释仲景之文日多，而仲景之意转晦，何者？人皆逐其歧路，而莫能溯其原本也。""仲景书不可以不释，不释则世久而不传；尤不可以多释，多释则辞繁而易乱。"徐灵胎也讲过：（《伤寒论》在晋代）"已无成书，乃叔和之所搜集者，虽分定

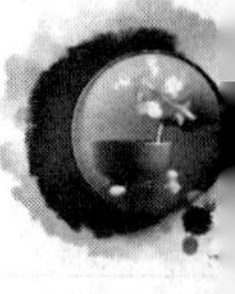

六经而语无伦次，阳经中多阴经治法，阴经中多阳经治法，参差不一，后人各生议论，每成一书，必前后更易数条，互相訾议，各是其说，愈更愈乱，终无定论。”所以中医要回归经典，《伤寒》的研究也应该由繁归简，要回归临床，方便实用，这样才有助于临床实际。

10. 我们必须认真考虑的观点

如果杨绍伊在书中所述的观点能够成立，那么我们既往的一些定论将受到挑战，而以下的一些看法必须重新加以认真考虑了。

①《伤寒论》不是张仲景个人的作品。六经证治作为临床的治疗体系，其形成有一个过程，并非一个人可以完成的发明创造，六经提纲也有可能为后来所加。作为学术传承的顺序应该是神农、伊尹、仲景、叔和。叔和是岐黄家派，他的努力在某种程度促进了医经和经方的合流，但也有指责他使《汤液经法》反而变得晦涩难通。

②对《伤寒论》序文应当质疑（“撰用”等23字为小字注，有版本上的依据。为《伤寒杂病论》合一十六卷，则和史实有抵牾。）。《伤寒论》和《内经》并没有直接的学术渊源（农尹与岐黄原来就是两个不同学派），因而不必刻意于用脏腑经络的体系来诠释六经病证的具体证治。

③从《本草经》《汤液经》到《伤寒论》（包括《金匮要略》）以及最后的宋定本，历史上凝聚了多少代人的不懈努力。其实，也许就连叔和亦未见过仲景的《广汤液论》，王叔和仅据《胎胪药录》《平脉辨证》进行编撰，《伤寒论》的内容编排以及书名均由王叔和所定。

④六经提示的是疾病治疗的通则（不止是针对伤寒、中风、温病）。六经病是证，伤寒、中风也是证，所以仲景只有小伤寒。伤寒、杂病的分法出自叔和，于是，伤寒有了大小概念，且容易混杂不清，产生歧义和误解。杂病则强调脏腑经络，更多地靠向了岐黄家，进一步从脏腑经络用药角度谋求疗效。

11. 我们应该进一步思索的问题

①六经与八纲。八纲是基础，六经把八纲演绎得更加符合临证实际。我们今天为什么反而疏远了六经？把六经辨证限定在了外感热病证治中了呢？

②六经与方证。六经是框架，方证使临床治疗能够更加细致、深入和贴切。我们今天为什么只提证型而忽略了方证？强调病机而轻视了临床的具体见症？

③六经与病证。六经是准则，病证使治法方药能更加简便易行到位，临证并不能完全排除专病专方的做法。古人已经有病证并举的做法，那么，我们今天为什么只强调辨证而不注意对病的研究呢？

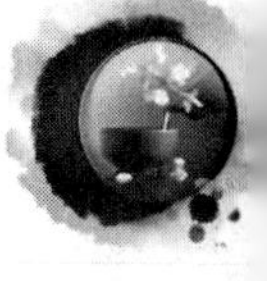

④从张仲景、王叔和到北宋的林亿，从《论广汤液》《伤寒杂病论》到宋定本《伤寒论》《金匮要略方》，宋代在校订的过程中对原著和原文有多少改动、补充？为什么？

⑤对《伤寒论》《金匮要略》的本意与后人的理解发挥如何看？对于六经证治与《内经》中的相关论述如何看？其实，后人无论从哪个角度来理解和发挥《伤寒论》，都有他一定的合理性，都有一定的参考价值，只要有助于临床。所以，后人的看法哪怕和文献记载的初衷有一定的游离，

有时我们不必过多在意对和错的问题，能够有所启悟即可。

⑥中医的基础理论与临床治疗并未紧密吻合，经验医学与后来的实验医学、现代医学并不是一回事。中医过分地强调基础理论，是否是用西医的眼光在看中医？是否在用西医的一套约束中医？中医以临床经验为基础，理论是后来的，理论是人脑的加工。经验疗效是具体的，理论相对是抽象的，甚至可以说有时是远远不够甚至是靠不住的。所以要使治疗更加精确到位，我们的认识需要不断提升。同时要使中医的治疗继续持有效果，临床的实践不应该日趋减少。

回首过往的历史，我们的视野越开阔，我们对事物了解得越细，就越能够理解现实中的一切，也更加会发现很多似是而非的说法在窒息着我们进一步的思考。以历史的客观的眼光看问题，我们应该厘清事物的原来面貌，它是如何发生发展的，然后可以知道它和今天的现实是如何相关的，然后可以明白以后它的走向，从而清楚自己的努力是作用在哪个方位，我们应该如何去做。通过冯世纶的《解读伊尹汤液经》，我们了解了杨绍伊的《伊尹汤液经》。通过杨绍伊的《伊尹汤液经》，我们进入了对本草、汤液和经方的深思，追源溯流，从学术沿革的角度，使我们能够清楚中医临床治疗的发展过程，从而了解各种学术流派的短长，学会对事物的取舍。

五、从疫病角度对补中益气汤的思考

对古代医家以及古方的认识，离不开当时的历史背景，就事论事的方法往往得不到正确的认识，而容易止于肤浅。

本文试将补中益气汤与当时的疫病联系，从李东垣生活年代的政治经济文化和疾病流行的背景来加深对他的学说以及具体方治的认识，然后再延及中医临证治疗的其他方面。

众所周知，金元时期是个动乱的年代。金兴于1115年，北宋结束于1127年，其后南北对峙约150年，征战不断。1233年1月元兵入汴京（开封），金被元所灭。1280年元灭南宋，持续统治南北约90多年，直到1368年明兴元亡。那二三百年间，北方的中原大地战乱不已，动荡不定，百姓饥寒交迫，流离失所，征役亦重。同时疫病的流行也十分频繁（据称在1213～1362年间大的流行病多达15次），导致北方人口的锐减。

1232年汴京大疫的情况必须提及，其前后经过大致如下：那一年4月14日元兵围城，“攻城十六昼夜，内外死者以百万计。”4月30日元兵突然撤退（估计军内发生疫情）。5月5日汴京戒严，6月1日，寒流南下，汴京大寒如冬。疫病估计在5月中旬爆发，历6月，至7月上旬熄灭。《金史》有记载：“五月辛卯，大寒如冬，汴京大疫，凡五十日，诸门出死者九十万人。贫不能葬者，不在是数。”李东垣也有记载：“壬辰首乱以来，民中燥热者多，发热，痰结，咳嗽。医不识时变，复投半夏、南星，以益其燥热，遂至咳血，痰涎逆涌，咯吐不已，肌肉干枯而死者多矣。”这些文字的记载，有助于我们对此次疫病的认识。

其实，1232年夏汴京温疫过后，元军再度围城，劝降不成，于是击溃了金的援军，汴京马上又陷入粮尽援绝的

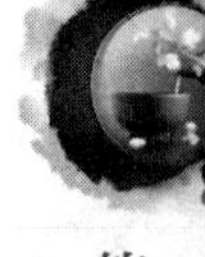

境地。1233年元月，汴京陷落。在这将近半年的时间，城里的人忍饥挨饿加上过度劳役，日子的艰难可以想见（当时人口147万，如果加上死去的90万，汴京人口一度达250万，可见北宋当年的繁华）。

金元时期整个医学的走向，毫无疑问是摆脱不了这样一个政治动乱、疾病流行的历史背景的。李东垣（1182～1251年）生逢其时，亲历了1232年那场两个月内死亡百万人的大疫，现实中病痛的强烈刺激，不能不引起他的深思，这些都流露在他的著作以及他留下的方治中间（有些著作是晚年的作品）。张子和（1156～1228年）没有赶上那场大疫，刘完素（1110～1200年）生活的年代更要早些，但他们基本上年代相近。刘完素在治法上变温为清，发起了对热病证治的第一次变革。王安道（1332～？）继续推进，提出：“仲景方专为即病之伤寒设，不兼为不即病之温暑设。”温病“决不可以伤寒六经病诸方通治。”口气中伤寒和温病完全对立起来了。热病证治的最后完善在明清，吴又可（1582～1652年）著《温疫论》，叶天士（1667～1746年）述《温热论》，吴鞠通（1775～1836年）撰《温病条辨》。可以说，伤寒六经证治得到了温病卫气营血及三焦证治的具体补充，如虎添翼，中医临床治疗热病的某些方面更加趋于细密和完备。

1.《内外伤辨惑论》中的补中益气汤

李东垣在该书的首篇“辨阴证阳证”中提到：“甚哉！阴阳之证，不可不详也。……举世医者，皆以饮食失节，劳役所伤，中气不足，当补之证，认作外感风寒。有余客邪之病，重泻其表，使荣卫之气外绝，其死只在旬日之间。所谓差之毫厘，谬以千里，可不详辨乎？……计受病之人，饮食失节，劳役所伤。因而饮食内伤者极多，外伤者间而有之，世俗不知，往往将元气不足之证，便作外伤风寒表实之证，而反泻心肺，是重绝其表也，安得不死乎？”

接下去就讲到了1232年的那场疫病：“向者壬辰改元，京师戒严，迨三月下旬，受敌者凡半月，解围之后，都人之不受病者，万无一二，既病而死者，继踵而不绝。都门十有二所，每日各门所送，多者二千，少者不下一千，似此者几三月。此百万人岂俱感风寒外伤者耶？大抵人在围城中，饮食不节，及劳役所伤，不待言而知。由其朝饥暮饱，起居不时，寒温失所，动经三两月，胃气亏之久矣，一旦饱食太过，感而伤人，而又调治失宜，其死也无疑矣。非惟大梁为然，远在贞佑、兴定间，如东平、如太原、如凤翔，解围之后，病伤而死，无不然者。余在大梁，凡所亲见，有表发者，有以巴豆推之者，有以承气汤下之者，俄而变结胸，发黄，又以陷胸汤丸及茵陈蒿汤下之，无不死者。盖初非伤寒，以调治差误，变而似真伤寒之证，皆药之罪也。往者不可追，来者犹可及，辄以平生已试之效，著内外伤辨惑论一篇，推明前哲之余论，历举近世之变故，庶几同志者，审其或中，触类而长之，免后人之横夭！僭易之罪，将何所逃乎？”

李东垣在书中多处提到发热的问题，如在“辨寒热”中说：“外伤寒邪之证，与饮食失节、劳役形质之病，及内伤饮食，俱有寒热，举世尽将内伤饮食失节、劳役不足之

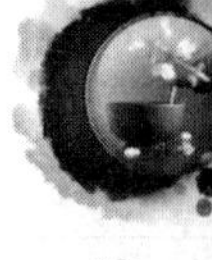

病，作外伤寒邪、表实有余之证，反泻其表，枉死者岂胜言哉！皆由不别其寒热耳。”在“辨证与中热颇相似”中说：“始受病之时，特与中热外得有余之证相似，若误与白虎汤，旬日必死。此证脾胃大虚，元气不足，口鼻中气皆短促而上喘，至日转之后，是阳明得时之际，病必少减。若是外中热之病，必到日晡之际，大作谵语，其热增加，大渴饮水，烦闷不止，其劳役不足者，皆无此证，尤易为分解。”

关于补中益气汤立方的本旨，李东垣是这样讲的：“夫脾胃虚者，因饮食劳倦，心火亢甚，而乘其土位，其次肺气受邪，须用黄芪最多，人参、甘草次之。脾胃一虚，肺气先绝，故用黄芪以益皮毛而闭腠理，不令自汗，损其元气。上喘气短，人参以补之，心火乘脾，须炙甘草之甘温以泻火热，而补脾胃中元气；若脾胃急痛并太虚，腹中急缩者，宜多用之。经云“急者缓之”。白术苦甘温，除胃中热，利腰脐间血。胃中清气在下，必加升麻、柴胡以引之，引黄芪、甘草甘温之气味上升，能补卫气之散解，而实其表也，又缓带脉之缩急。二味苦平，味之薄者，阴中之阳，引清气上升也。”

李东垣写《内外伤辨惑论》（该书刊于1247年），反复强调莫将内伤当外感，所以立补中益气汤的证治。我们无法评价当时补中益气汤对那场大疫究竟有无疗效，但我们大致可以判断当时流行的是鼠疫，病原由元兵携带过来。针对鼠疫的流行，辛温发散不行，苦寒清热也乏效，李东垣看到的尽是饮食失节和劳役困乏的人群，立补中益气汤证治，临床观察有对的一面。但限于条件，他还是无法真正了解人们得的到底是什么疾病。

2.《脾胃论》中的补中益气汤

书中李东垣有“饮食劳倦所伤始为热中论”，他提出：“若饮食失节，寒温不适，则脾胃乃伤。喜怒忧恐，损耗元气。即脾胃气衰，元气不足，而心火独盛。心火者，阴火也。起于下焦，其系击于心，心不主令，相火代之。相火，下焦胞络之火，元气之贼也。火与元气不两立，一胜则一负。脾胃气虚，则下流于肾，阴火得以乘其土位，故脾证始得，则气高而喘，身热而烦，其脉洪大而头痛，或渴不止，其皮肤不任风寒，而生寒热。盖阴火上冲，则气高，喘而烦热，为头痛，为渴，而脉洪。脾胃之气下流，使谷气不得升浮，是春生之令不行，则无阳以护其荣卫，则不任风寒，乃生寒热，此皆脾胃之气不足所致也。”

李东垣继续提出：“然而与外感风寒所得之证颇同而实异，内伤脾胃，乃伤其气，外感风寒，乃伤其形。伤其外为有余，有余者泻之，伤其内为不足，不足者补之。内伤不足之病，苟误认作外感有余之病，而反泻之，则虚其虚也。实实虚虚，如此死者，医杀之耳！然则奈何？惟当以辛甘温之剂，补其中而升其阳，甘寒以泻其火则愈矣。经曰：劳者温之，损者温之。盖温能除大热，大忌苦寒之药，损其脾胃。脾胃之证，始得则热中，今立治始得之证。”

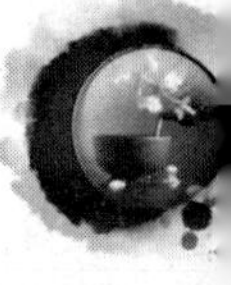

书中对补中益气汤的煮服法作如下说：黄芪，病甚，劳役热者一钱。甘草，以上各五分，炙。人参，去芦，三分，有嗽去之。以上三味，除湿热烦热之圣药也。当归身二分，酒焙干，或日干，以和血脉。橘皮不去白，二分或三分，以导滞气，又能益元气，得诸甘药乃可，若独用泻脾胃。升麻，二分或三分，引胃气上腾而复其本位，便是行春升之令。柴胡二分或三分，引清气，行少阳之气上升。白术三分，除胃中热，利腰脐间血。上诸药㕮咀，都作一服，水二盏，煎至一盏，量气弱气盛，临病斟酌水盏大小，去渣，食远，稍热服。如伤之重者，不过二服而愈，若病日久者，以权立加减法治之。（加减法略）

随手翻检东垣先生的著作，以下几条对认识问题也有一定的帮助，不妨再作摘录如下：

《东垣试效方》的"杂方门·时毒治验"中记载："泰和二年，先师以进纳监济源税，时四月，民多疫疠，初觉憎寒体重，次传头面肿盛，目不能开，上喘，咽喉不利，舌干口燥，俗云大头天行。亲戚不相访问，如染之，多不救。……凡他所有病者，皆书方以贴之，全活甚众，时人皆曰：此方天下所制，遂刊于石，以传永久。"其中提到的用方即普济消毒饮子，药用升麻、柴胡、黄芩、黄连、板蓝根、连翘、玄参、牛蒡子、马勃、僵蚕、桔梗、橘红、人参，甘草等，若大便硬则加大黄，肿甚可砭刺之。

李东垣另有"误服白虎汤变证"的记载："西台掾肖君瑞，二月中，病伤寒，发热，以白虎投之，病者面黑如墨，本证遂不复见，脉沉细，小便不禁。……可用温药之升阳行经者。……病隐于经络间，阳不升则经不行，经行则本证见矣，本证见又何难焉？果如其言。"文中讲到的面黑当是重证，若治疗后能够回到阳明本证，则预后相对较好。

另外，东垣以当归补血汤治妇人肌热，躁热，目赤面红，烦渴引饮，昼夜不息，其脉洪大而虚，重按全无。以黄芪当归汤治热上攻头目，沿身胸背发热。补中益气汤用以治气高而喘，身热而烦，其脉洪大而头痛，或渴不止，皮肤不任风寒而生寒热。（补中益气汤证、当归补血汤证与白虎汤证发热同而脉相异，脉象的有力与否是否提示了正气的强弱？）

东垣还有补脾胃泻阴火升阳汤（柴胡升麻芩连膏，参芪苍术羌活草）；升阳益胃汤（参芪白术陈皮草，半夏茯苓泽泻，柴胡防风黄连芍）；清暑益气汤（参芪当归苍白术，泽泻神曲青陈皮，升麻黄柏葛味麦）；神圣复气汤（寒水来复，为火土之仇。药用参归姜附草，升麻防风羌活藁，半夏郁李白葵花），很明显，除了神圣复气汤，其他都是甘温升补和苦寒降泻同用，不同的是二者间的比重而已。

李东垣在《兰室秘藏》的“饮食劳倦门”中有关于劳倦所伤的专论：“推其百病之源，皆因饮食劳倦而胃气、元气解散，不能滋荣百脉，灌溉脏腑，卫护周身之所致也。”《脾胃论》撰于1249年，是东垣的晚年作品，书中收方61首。强调人以胃气为本，强调火与元气不两立，一胜则一负，提出升阳泻火、甘温除热，提出用平胃、建中、四物、四君、五苓调理脾胃虚弱，（东垣说：“予平昔调理脾胃虚弱，于此五药中加减，如五脏证中各显一二证，各对证加药，无不验。”）强调治疗用药要搞懂升降沉浮。东垣所用的方药多以温补、温燥药与辛凉、苦寒药相伍，实际上也

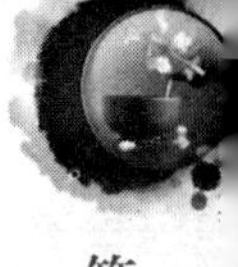

可以看作小柴胡汤的变化，主要都在中焦脾胃寒热间作移动调整。我认为普济消毒饮子治疗疫病其实是一张更有针对性的方子，据载治疗大头天行（从具体的文字描述看，鼠疫的可能性大。）全活者众，而补中益气汤虽然东垣本人着力最深，但究竟疗效如何不得而知。

关于鼠疫的病名表述，后来有核疟、疫核、恶核、鼠核瘟、瓜瓤瘟（肺鼠疫）等不同叫法，似乎更加形象而具体了，对该病的严重性，有讲到“宴饮之际，席未终而身已亡；谈笑之余，音尚存而魂已散。”一旦感染鼠疫，死多活少，中国南方19世纪末发生过鼠疫，1894年春广州死亡约1万人，香港也爆发鼠疫，4个月中患病2679人，死亡2552人。以后持续影响香港30年，患者达21867人，死亡20489人，死亡率在95%以上。20世纪初发生在东北地区的鼠疫，在伍连德的指导下，主要是采取了严格的隔离措施，才阻止了疫情的进一步蔓延。试想在古代社会中对该病的发生尚未摸到门道，所以在防治上是相当被动的，在欧洲14世纪鼠疫的流行导致四分之一人口的死亡，并且在以后的300年间一直被疫情所困扰。

3. 后世医家的看法以及我们今天的把握

这里，我们不妨先看看庞安常（1042~1099年）《伤寒总病论》中的圣散子，该方的治法以温阳散寒、燥湿祛风、行气利水为主，用药有附子、麻黄、细辛、藿香、藁本、独活、防风、良姜、吴茱萸、肉豆蔻、菖蒲、苍术、厚朴、半夏、茯苓、猪苓、泽泻、柴胡、芍药、枳壳、甘草等。从方药的具体配伍中大体可以看出，其中有麻黄附子细辛汤、五苓散、四逆散、半夏厚朴汤等方的影子。书中号称此方“治瘟疫之疾，百不一失。时疫流行，平旦辄煮一釜，不问老少良贱，冬饮一大盏，则时气不入其门。平居无病，能空腹一服，则饮食甘美，百疾不生，真济世卫家之宝也。”该方药宏而力强，专于温散、温燥，对疫病的防治应该会有一定效果，但也有不同意见的。

元好问在《脾胃论》的序文中说：“往者遭壬辰之变，五六十日之间，为饮食劳倦所伤而殁者将百万人，皆谓由伤寒而殁。后见明之辨内外伤及饮食劳倦伤一论，而后知世医之误。学术不明，误人乃如此，可不大哀耶！明之既著论矣，且惧俗蔽不可以猝悟也，故又著《脾胃论》叮咛之，上发二书之微，下祛千载之惑。此书果行，壬辰药祸，当无从而作。仁人之言，其意博哉。”王好古（1200～1264年）为东垣的弟子，认为那场瘟疫（伤寒之源）“非天之伤人，乃人自伤也。”将当时鼠疫的不治，称作药祸，认为是自伤，于今看来很明显应该是时代的局限。

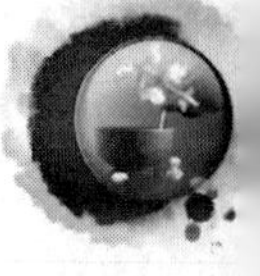

罗天益在《脾胃论》一书的后序中说道：“伤寒为病最大，仲景广而论之，为万世法。至于内伤脾胃之病，诸书虽有其说，略而未详，我东垣先生作《内外伤辨》《脾胃论》以补之。”“善乎！鲁齐先生之言曰：东垣先生之学，医之王道也！观此书则可见矣。”治外感向内伤着眼，向扶正用力，所谓王道，对病原的治疗乏效，则改从人体的抵抗入手，应该不失为聪明的做法。

张景岳对补中益气汤有如下说：“东垣用此以治劳倦内伤发热等证，虽曰助阳也，非发汗也。然实有不散而散之意，故于劳倦感寒或阳虚痎疟及脾气下陷等证则最所宜也。若全无表邪寒热，而但有中气亏甚者，则升柴之类，大非所宜。"升柴的解毒清热，被后来的升阳说掩盖。补中益气汤在临证中应该是一张可以变化的方剂，即升柴这边完全可以加权，辛寒如石膏，苦寒如芩连知母都可以加入，同样，人参黄芪也都可以暂时不用。

柯琴解释补中益气汤，强调："风木内干中气，用建中；寒水内凌中气，用理中；劳倦伤寒，阳气下陷阴中发热，用补中益气法。补中之剂，得发表之品而中自安；益气之剂，赖清气之品而气益倍。是方用以补脾心肺肝，惟不宜于肾。"所谓发表和清气，应该是指升柴，这部分的力量为辅助，所以只能轻用，原因其实很简单，中焦虚羸的病人，容易被苦寒所败，故用药主次不能颠倒。

王孟英曾指出东垣此方命名的错误，使人仅知其为补脾胃益气，而忘却其为治中虚兼外感之方。姜春华也指出李氏解释药物的升降浮沉、引经报使，主要是从药物的本来作用加上去的，所以尽管大体上符合临床的实际治疗，但也包含着脱离实际、牵强附会的形而上学（如补中益气汤中的柴胡、升麻，李氏认为是升提清阳的药物）。

根据上述的内容，我们是否可以这样认为：李东垣提出的患者或当时人群脾胃虚弱中气不足、必须重视脾胃的理论是完全正确的。但在外感疫病中，脾胃虚弱只是致病条件，而疫毒才是主要病因。在现实中，如果强调了一面，而舍弃了另一面，则在认识上还是不全面。然而，补中益气汤在急性热病的证治中仍有适用之处，按照一般常规，急性热病的初期不能以补法为治，现在竟然在急性热病初期投用补中益气汤，这倒是值得我们深思的。李氏治病用药一分为二，为过去医生所少见，对治疗身体虚弱不胜药力者可资参考，同时为慢性衰弱性病证的治疗也提供了有效的治法方药。

关于脾胃中焦的重要性，古人早有认识，并且非常具体地体现在临证的治疗用药之中。在六经中以太阴和阳明对举，虚寒与实热对应，温补与寒泻对立，升降浮沉，体现人体的平衡，临床也最容易观察和把握。少阳的证治处在寒热虚实之中，在某种程度上也体现了要从脾胃的升降补泻入手，半夏泻心汤的证治则更加具有典型意义，用辛开、苦降、甘补的三合一的治法来消除局部或全身的症状。补中益气汤的证治则是从局部入手来消除全身症状（发热）。

讲到脾胃，讲到补中益气，有必要提一下《伤寒论》的桂枝汤。对桂枝汤的证治，也可以站在脾胃中焦的立场上看。胃气的有无，关系到机体的活力和存亡，中医的治疗着眼于正气，在这个意义上也完全可以理解。如何认识桂枝在太阳病证治中的重要性？徐大椿曾说："二味（麻黄、桂枝）扶阳补中。"麻黄无桂，发汗力弱。曹颖甫更明确提出："桂枝汤乃太阴病第一方。"姜佐景认为："桂枝汤证乃脾虚寒也，用桂枝汤鼓舞脾阳，鼓动营血达表以发汗。"章虚谷也曾经强调桂枝汤对于"风寒湿热之邪初在表者，可用助胃以托邪。"

可见，桂枝汤为甘温除热法先导，元气中阳不足的内

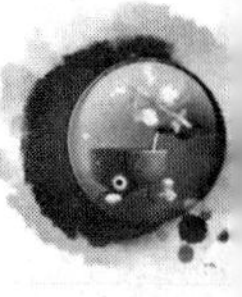

伤体质，一旦患发热、恶风、汗出，无疑是桂枝汤的适应证。治虚人感冒，一般于辛散解表方剂中，必须合益气助阳的药物，鼓舞其中阳以出汗，如《和剂局方》的人参败毒散与参苏饮，都借助于人参益气以发汗。柯琴释桂枝汤的一段文字值得我们重视，他说：“此方为仲景群方之冠，乃滋阴和阳，解肌发汗，调和营卫第一方也。凡中风、伤寒、杂证，脉浮弱，汗自出而表不解者，咸得而主之，其他但见一二症即是，不必悉具矣。粗工妄谓桂枝汤专治中风，不治伤寒，使人疑而不用。不知此汤以治自汗、盗汗、虚疟、虚痢，随手而愈。因知仲景方可通治百病，后人遇症，便集百方以眩人，使人无下手处，岂不陋哉！”张景岳善于说理，他指出：“夫汗本乎血，由乎营也。营本于气，由乎中也。未有中气虚而营能盛者，未有营气虚而汗能达者。”可见，营卫气血与中气息息相关，临证用药绝对不可忽视。

叶天士活跃在清代，对问题看得透彻，话也说得更加明白易懂，如：“脾宜升则健，胃宜降则和。”“太阴湿土得阳始运，阳明燥土得阴则安。以脾喜刚燥，而胃喜柔润。”“仲景急下存阴，其治在胃；东垣大升阳气，其治在脾。”华云岫也说：“如脾阳不足，胃有寒湿，则一脏一腑宜温燥升阳，自当格遵东垣之法。若脾阳不亏而胃有燥火，当遵叶氏养阴法。”薛生白讲湿热病证治，也重视脾胃：“中气实则病在阳明，中气虚则病在太阴。”很明显，脾与胃，太阴与阳明，是对立的统一，寒热、虚实、表里、升降、润燥等，都蕴含在脾胃之中，临证时如何巧妙地把握住这对矛盾，值得我们在临证时好好下工夫。

伤寒也用寒药，温疫也用热药，这是问题的又一个方面，不可忽略。瞿文楼曾经有如下叙述："温虽热疾，切不可专事寒凉。虽卫气营血阶段不同，方法各异，但必须引邪外透，透邪外出，气机开畅，热郁开，肺气宣，热自减。若不治邪，专事寒凉，气机闭郁，何以透热于外？又如何转气？轻则重，重则不治矣。"伤寒用温药、温热太过，即为误治。同样，温病用寒药，寒凉太过，也会抑伤正气。所以药物的运用配伍有一定的技巧，前人的经验中充满了智慧。

热病证治是中医临床发展的基础，在热病证治中得来的经验比较容易总结归纳，但也总有局限，因为每一场疾病和每一位医家的经历都有具体的时间、地域和人群限制。中医正是在成百上千年的反复经验中提升出了相应的规律，然后由六经推广到百病，由热病延及杂病。所以历史上的几次大的动乱，都出现过热病流行的高峰，这在某种程度上加深了人们对疾病的认识，推动了临床治疗的进步，促进了中医学术的发展。

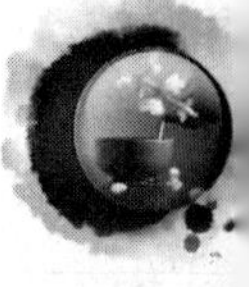

从当时的历史背景来看补中益气汤，我们看到了一个有趣的现象。针对那场瘟疫的流行，用《伤寒论》的麻桂甚或白虎都不行，用普济消毒饮子或许疗效也不那么好。晚年的李东垣痛定思痛，从内伤脾胃、劳役过度立论，以补中益气立方，尽管实际上仍然没有抓到疾病发生的根本，但是在一定的程度上对问题还是有所把握。即当我们对病的认识不够、疗效不到时，如果退到辨证的角度，重视机体在疾病中所出现的具体状态这一现实，改从机体的调整入手，也许多少可以收到一些效果。补中益气汤用于鼠疫的治疗会有如何的收效，我们难以想见，但是李东垣的内伤学说在中医临证中非常鲜明地扯起了论治脾胃的大旗，使后人在临床实践中有所凭借，补中益气汤后来被广泛运用于杂病的治疗中。尽管如此，我们还是不能忘记，补中益气汤应该是从热病证治中走出来的一张名方。

六、关于伤寒的广义和狭义

关于伤寒的狭义和广义，既是一个历史的话题，也是一个临床的话题。明白伤寒含义的狭和广，将有助于我们对许多问题的认识和讨论，以下试作展开。

1. 广义伤寒即热病

在《内经》中，伤寒作病因解者多，如“伤于寒邪，发为热病”“今夫热病者，皆伤寒之类也”“冬伤于寒，春必病温”等，不一而足。自《难经》的“伤寒有五”说一出，伤寒作为病名，含义就有了广狭之分。热病也好，伤寒也好，都是在寒热二字上做文章，体现人对寒热的敏感，以及寒热的客观可见。总之，寒是因，热为果；寒先见，热后发；寒要汗，热用泄。所以要理解《伤寒论》，有必要先把眼光移到《内经》《难经》的时代，当时对热病已经形成的认识不可不知，因为这是以后发展的基础。《难经》的“伤寒有五”说以后，在历史上将伤寒作广义或狭义解者均多，由于各自的着眼点不同，常常会导致混乱。将伤寒作狭义观者，力倡温热学说，但一直到明清，哪怕是温病学派面世以后仍有坚持广义伤寒者。有一个事实必须尊重，即温病学派形成后，对伤寒病名的理解已经难以划一，所以仍旧沿用伤寒，就有问题。不得已还是回到《内经》所称的“热病”二字为好，或者称外感热病，则大家都容易接受。

2. 狭义伤寒的实际存在

概念的广与狭也是相对的，太阳伤寒为狭义伤寒，《伤寒论》的伤寒则为广义伤寒。若以历史上整个热病为广义，则汉末仲景所经历的“伤寒”就是狭义的了。在汉代末年，张仲景所经历的“伤寒”究竟是什么疾病，这应该属于狭义的范畴。众所周知，仲景所处的年代，气候寒冷，战乱频繁，疫病流行，同时临床的治疗经验积累也达到了一定的水平。不少文章从当时的政治、经济等方面展开，探讨张仲景所经历的伤寒到底是什么病，此在文献学上有极大的意义，应该视为《伤寒论》研究的重要内容之一。最近读到一篇文章，印象非常深刻，这里不妨稍微介绍几句。该文提出了“克罗米亚－刚果出血热”（新疆出血热）的说法，作者认为中国汉代曾流行的这种以虫媒病毒为传播源的疾病，其病程发展经过与伤寒传经过程表现极为相似，特别在疾病的转归方面，二者完全一致。这种疾病当时被称作“伤寒”，这种疾病西域自古即有，由于生态环境与社会历史的变迁，促使该病一度由西域传入中原，隋唐以后消退。文中所讲的道理，值得认真参考，这应该看作是对狭义伤寒的探讨。文章提出，在东汉时期，人们对疾病的认识还只能遵循从个别到一般的过程，尚不具备为多种或

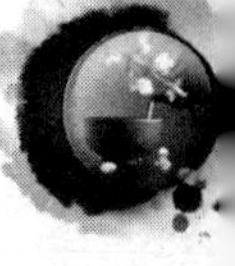

全部外感热病做总结的条件，这样的看法同样发人深省。历史在这里开了个玩笑，随着当时流行的出血热消失，伤寒从狭义一跃而为广义。当然坚持将伤寒作狭义解者仍然不乏其人。是耶非耶，各执己见，竟然到了互不相让的地步。

3.《伤寒论》针对的是广义伤寒

宋以后，对伤寒的理解走向两端，且壁垒分明。作广义解者，提倡执六经而驭百病；作狭义解者，想要废伤寒而立温病。《伤寒论》由汉及宋，开始广为传播，得以提升，成为临证的指导。宋以后对《伤寒论》的学习和研究兴盛，并且形成一定的局面，宋版《伤寒论》所起的作用当予以足够的重视，校正医书局所付出的努力功不可没。这一变化倾向提示了中医临床经验的总结逐渐提高，并且具备了较为普遍的指导意义，也可以视为时代的需要吧！对《伤寒论》广泛的学习和探讨，催生出一代又一代的名医。原来“外感宗仲景，热病用河间”，一变而为“以六经钤百病”，仲景也被尊为医中之孔圣。宋版《伤寒论》可以看作临床经验的大总结，这是伤寒向广义方向的提升。与此同时，我们也不得不正视事物的另一面，即宋元以后温病学派的兴起，既然真伤寒不见，就有必要“脱却伤寒，辨证温病”，于是有刘河间、王安道、吴又可，及至清代温病名家迭出。温病学说的兴起，与广义伤寒形成对峙，又把伤寒挤到了狭义的一边，表面上看，寒温各占一半。其实不管医家的主观意识如何，事实上都是在积累热病治疗的经验，都是在为广义伤寒作补充。《伤寒论》作广义解，可以容纳后世温病的临床证治。尽管宋版《伤寒论》有了脱胎换骨的变化，但是汉代“伤寒”的痕迹依然深刻，另外临床上对热病的经验和认识从来不会停止，所以在理解上不可避免会有两个极端。对历史上的寒温之争从狭义广义去想就容易明白些，即与温病相对的是狭义伤寒，而可以包容温病的是广义伤寒。目前，为了避免产生歧义，用外感热病称呼应该更加合适。伤寒是温病的基础，温病是伤寒的发展，伤寒在前，温病在后，这无疑是站在广义伤寒的立场上的，当然用于整个外感热病也无碍。

4. 六经是广义伤寒的灵魂

讲《伤寒论》的临证指导，是指广义的伤寒，六经辨证正是建立在这一基础上的。六经是《伤寒论》的灵魂，不管广义和狭义。六经源自经络，经络可以区分，且互有联系，可以区分是因为有相对的独立性，互有联系则产生进一步的传变和重叠。六经作为一个抽象出来的框架，具有普遍的适用性。对每一个具体病证都能够用六经去衡量，六经由经络而气血、脏腑、病邪，成为一个涵盖和包罗甚广的体系，成为一把方便实用的尺度。外感热病的治疗有明显的阶段性，外感热病的治疗与病机密切相关，阶段性的变化中体现出病机的不同。显然，一切都可以用六经病证来归纳和表达，六经中有脏腑经络，六经中有寒热虚实，六经中有表里轻重，六经中有升降沉浮，六经中有干湿润燥……六经是个布局，后世的补充与发展，大体于此都可以发现痕迹，找到归宿。六经病证给人一个临床证治的框架和方位，最初是用来应对热病的证治，后世医家悟出了

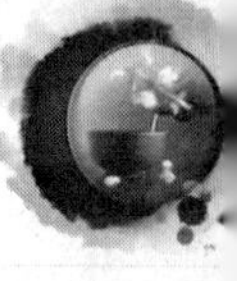

百病皆然的道理。也就是说，六经辨证实在是可以应对百病的，这就是《伤寒杂病论》奠定临床辨证论治基础的最好注脚。六经病证的正治是常，是框架，合并病、传变、兼变证是变，是延伸或重叠。六经分看各有一个格局，合看又反映了某些病证的规律。三阳的重合处是合并病，太阴、少阴的重合是程度和范围的表示，少阴、厥阴的重合表达了二者均为最后的极期，都有厥热胜复的问题。狭义伤寒无疑是在广义伤寒的统辖之中，大道理管小道理，一般规律如此。

5. 伤寒六经成为中医临证的基础

搞清楚广义伤寒六经的目的，是为了把握住临证的治法和方药，汗吐下和温清消补，治法以六经来区分，井然有序。六经病证的代表方，有各个板块的证治规定，如麻黄汤、桂枝汤、白虎汤、承气汤、柴胡汤、理中汤、四逆汤、乌梅丸等，由此再深入，则有青龙汤、陷胸汤、抵当汤、泻心汤、五苓散、茵陈蒿汤、黄连阿胶汤等，再往深走，则又有更加细微的方药加减变化。用药有太过不及，汗吐下之际尤当注意，所以在六经之外，又有可不可作为补充。六经病证的正治，也即最具有代表性的治疗方法，是六经证治的根本。在充分理解了这样的框架以后，才可以作进一步的延伸，否则就是舍本求末，难以得其要领。从整个外感热病的治疗过程看，太阳为初期的汗法，阳明和少阳为中期的清法，太阴为中期的温法，少阴为末期或应急时而用的回阳救逆法，厥阴理当扶阳顾阴，可惜原文脱漏，反映不全。六经传变可以作为参考，但不必过分拘泥，有是证，用是药，此为辨证论治的基本原则。六经方治后面的空白框内，可以用仲景的相关方剂填入，也可以用后世医家的方剂进行补充，当然也可以将现代临床的经验采纳进来。收起来很简单，放开来很复杂，一收一放之中反映出事物的内在规律，这也许正是广义伤寒六经的胜人之处！

6. 应该重视对伤寒六经的理解

时代变迁，西学东渐。近代对《伤寒论》的理解也站到了更广更高的层面，此以民国时期的祝味菊、陆渊雷先生为代表。这里不妨引一下祝味菊先生对六经所作的五段论说："疾病之来，引起体工之反应，不出五种阶段。于义云何？太阳之为病，正气因受邪激而开始合度之抵抗也；阳明之为病，元气愤张，机能旺盛，而抵抗太过也；少阳之为病，抗能时断时续，机能屡进屡退，抵抗之力，未能长相继也；太阴少阴之为病，正气懦怯，全体或局部之抵抗不足也；厥阴之为病，正邪相搏，存亡危急之秋，体工最后之反抗也。一切时感，其体工抵抗之情形，不出此五段范围，此吾三十年来独有之心得也。"文中"体工"二字，于今用"机体"来表达较合适，这两个字是祝氏五段的立脚之处。祝氏对五段进一步有如下的说明："伤寒五段者，人为之假定也，制亢扶怯使其合符自然疗能，要言不烦，如是而已。夫疾病之变迁，随自然而发展，消除病原，即可制止病变，把握自然，亦可变更病程，是故良工治病，不能去邪，即当安人，治病若无特效之药，即当维护自然疗能，吾人区分伤寒为五段，欲以明抗力之消长也，利用

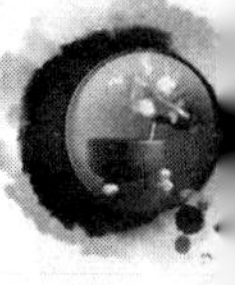

寒热温凉之药，以调整体力之盛衰，选取辛苦酸甘咸各种具有特别作用之药物，以解除纷纭之证候，缓和非要之痛苦，开合升降，诱导上下，使其长为适度之抵抗，减少损害，缩短过程，使其早至于康复，此祝氏伤寒心法也。”祝氏的五段说以人体机能的反应来设定，除去一头一尾的开始和结束，大体是抵抗太过、抵抗不及和邪正相持这样3种状态，其实在实际中也是很容易理解和把握的。这可以看作对广义伤寒作出的与时俱进的诠释。回头我们再看对伤寒六经的解释，可以说，每个人、每个时代都会产生独到的见解，一般而言，大都是从广义来理解的，但即便是作广义解，仍然有各种角度的不同，见仁见智，各有所偏，但只要有助于从广义上来理解《伤寒论》的就是好东西，应该认真参考。

7. 对伤寒六经的现代解读

今天，对《伤寒论》原文所描述的一切，不管狭义或广义，如何作出大家都能接受的解释，仍然是个备受关注的问题。传统的外感热病治疗中积累起来的经验和现代对感染疾病的最新认识，是否可以沟通，以及如何沟通，这是相当一部分人所十分关切的，《伤寒论现代解读》在一定程度上对此做出了肯定的回答，并且做了有益的尝试，我认为书中的不少认识都是独到而精辟的。当代中医认为《伤寒论》与温病学说应当统一为中医外感热病学，现代西医把传染病、寄生虫病与各科的感染病综合在一起形成了现代感染病学。二者研究的对象都是感染—炎症—发热这一主题，所以中西医两大理论体系在一定程度上的融合，将有利于解读《伤寒论》。《伤寒论》及其一脉相承的温病学说把外感热病（感染病）作为一个整体，研究其发生发展的规律，并将其看作一个动态的连续的发展过程，看作一个全身性的反应状态。《伤寒论》以六经传变作为时间结构，以证作为空间结构，构建其理论框架，这种思维方式传承给了温病学说，构建出了卫气营血的时空理论框架。外感热病作为一个整体，六经是一个连续的过程，每一经既是这个过程中的一个阶段，又是独立的某种事物本质的反映。作者在书中提出了证态的概念，也许更加方便大家接受。外感染热病证态体系：外感染热病是中医外感热病与现代医学感染病两个概念融合后暂定的名称，是指外邪与机体相互作用，在机体内产生的变化过程，主要是指病理过程。证、病理状态、证态既是一组最常见、最典型、相对固定的症状、体征组合，又是一个发生发展着的动态变化过程，是非匀速的过程，动态中有停顿，连续中有阶段。证的固定是相对的，证的变化是绝对的。证与证之间是连续的，证与证之间有许多过渡型。对六经病证的现代诠释，应该也是《伤寒论》研究的内容之一，真理都是相对的，认识永无止境，因此，我们不必害怕幼稚和不成熟，重要的是我们必须善于思考，古今和东西总是可以沟通的，在这个过程中自然会有创新。

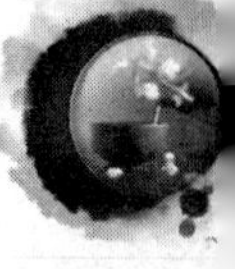

8. 温病学说是对广义伤寒的发展和补充

局部产生的经验，又回到实践中被反复锤炼，最后形成相对体系化的东西，用以指导整个临床。伤寒从狭义到广义，到整个热病证治，再到整个中医临床。温病的卫气营血与三焦辨证基本上沿袭了伤寒六经的方法，即从疾病的阶段和层次上来把握临床的具体证治，只是这部分的内容可以看作是六经病证中偏于热证治疗的补充与扩展。卫气营血和三焦辨证也注重阶段性和层次性的变化，有是证，用是药，章法井然，也强调传变，在治疗中着意于扭转病势，截断传变。伤寒以太阳病篇内容庞杂，温病则以气分证治方法详尽，寒温各有所到，从学术传承发展的先后看，也可以说，温病学说基本上是放大了的阳明证治。除了阳明之外，卫分证可以看作是对太阳病证的补充，而少阳病证在气分证中也有所补充，厥阴病证也可以从营血证治中看出个大概。伤寒不排斥热证，温病也未必就无视寒证，所以六经中的太阳、太阴、少阴，在温病的证治中都可以找到相应的位置，事物有常有变，泥于常则欠变化，乱于变则少规矩，临证的千变万化，六经也好，卫气营血与三焦也好，充其量提供的只是一种方法、工具，就看你在实际中如何去应用而已。同样是一个框架，六经分证在前，涵盖面广，表里寒热虚实尽在其中；卫气营血在后，偏重于热，强调清热养阴开窍息风。故以六经钤百病可，而用卫气营血包罗万象则难。

9. 理解了伤寒的广义和狭义才能从整体上把握住热病的临床证治

《伤寒论》面世以后，其实就产生了理解上的广狭之别，这一点不清楚会影响到具体问题的进一步讨论。当然，一个在临床上具有普遍指导意义的伤寒六经，本身也需要在实践中接受考验，不断修正和补充。仲景对《素问·热论》六经的承袭和扩展，温病学家对《伤寒论》六经的发展和补充，都是说明了这个问题。对疾病的认识和处理可以有一定的原则，但就具体方法而言，是永无止境的。中医和西医好比是在用不同的语言说明同一件事，二者的翻译和汇通最终有助于认清问题讲清道理。广义伤寒、六经辨证的原则，在临床上始终立于不败之地，后世温病是它的补充，甚至西医的临床各种治疗也可以看作它的补充。中医立框架，西医描细部，从这一点看，西医甚至可以被包容在中医的模式中了，西医是对中医的细化，细化到了对各个相异的疾病的认识和治疗上。从历史沿革来看，小伤寒而大温病，可以迎合后世临床疾病证治的变化；大伤寒而小温病，可以强调基本方法不可变，其实就连温病的概念也是有广狭之分的。今天用外感热病的提法，可以平息寒温之争和统一寒温之说，历史好像还是回归到了“热病”两个字。从《内经》的热病到今天的热病，有了临证高层次的提升，是螺旋的上升，对外感热病的证治我们应该作出符合时代的解释。热病证治的整体框架，不是一项单一的科技发现，它需要几代几十代人的反复实践，需要历代医家的共同努力，而不可能由一位医家单独完成。

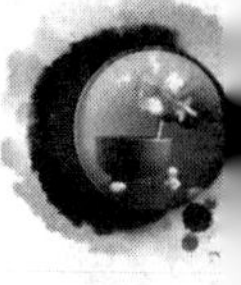

七、返朴归简话六经

最近读到冯世纶的《解读张仲景医学·伤寒六经方证直解》，冯氏以八纲释六经，简单明了，容易理解。是不是我们后来越搞越复杂，迷失了方向，甚至于走向了虚玄？也许正是因为简单，所以过去具备了一定的文字能力的人都容易上手，所以有“儒医”“秀才学医，笼中抓鸡”等讲法。其实，临证用药，既有简单的一面，又有复杂的一面。但是，不管是什么病，用六经应对是中医临床的基本。

六经源自八纲，这是一个大前提，在《伤寒论》六经体系建立之前，还仅仅是一表二里三法，即临证主要用发汗、攻下和温里三种治法为主，所以临证中误治也多（用了极端的治法）。为了作出一定的规范进而减少临证中的误治，就有了“可不可”的归纳，然而这样的做法毕竟还是比较被动的。而“三阳三阴篇”建立起来的六经体系，其价值远在“可不可”之上，是由于它为临床提供了一个整体思路和框架，它是主动积极的。最初对六经的归纳和使用并不过分纠缠于脏腑经络的，所以才显得简单、便捷、实用。而后世对六经的理解和发挥逐渐趋向了复杂。这样的做法，有利于活跃和开阔思路，把六经向更加细微处引导，有一定的好处。但是，我们又必须认识到，脏腑经络都是比较抽象的东西，所以即便你努力往那儿靠，有时仍然难以具体细化。

在六经走过了复杂化的阶段后，今天不妨让我们回到六经的原点看看，也是十分有意义的事情。冯氏对伤寒六经方证的直接解释犹如一股清风，使我们能够保持几分清醒，有助于我们把握住临证的方向。下面我们按照表、里、半表半里的顺序来看看六经的具体证治，先对冯氏的观点作一些归纳介绍，然后谈点自己的看法。

1. 表阳证和表阴证

太阳和少阴均主表，一阳一阴。太阳主阳热之表，故发热恶寒，少阴主阴寒之表，故恶寒身冷而无热。太阳容易走阳明或少阳，少阴容易进太阴或厥阴。所谓太阳病，不是指太阳经络病或某一脏腑的病，而是各种疾病常见的一般的证，它通过一系列特定的症状表现出来，即脉浮，头项强痛而恶寒。另有补充说明："发热，汗出，恶风，脉缓者名为中风。""或已发热，或未发热，必恶寒，体痛呕逆，脉阴阳俱紧者名为伤寒。""太阳病，发热而渴，不恶寒者为温病，若发汗已，身灼热者，名风温（仲景将此归属阳明）。"太阳病（病位在表，阳热性质）证治分中风伤寒二端，以辛温和中健胃解表为主。典型的麻黄汤证和桂枝汤证少见，而合并证多见（或表里、或半表半里、或痰饮、水湿、瘀血）。冯氏所举太阳病方证 50 个，其中麻黄汤方证 13 个（葛根汤、小青龙汤、射干麻黄汤等），桂枝汤方证 37 个（建中汤、苓桂术甘汤、防己黄芪汤等），麻桂类方的数字相差悬殊。可见桂枝汤的应用，不限于热病、急病，也用于慢性病，故列为全书之首。

少阴病（表阴证），少阴与太阳同在表，一阴一阳而相对立。少阴病的判断基于两点，一为无热恶寒；一为脉微细，但欲寐。病在表当汗，方用麻黄附子甘草汤。此方居少阴病之首，堪称少阴发汗的代表。麻黄细辛附子汤为夹有里饮，用细辛化饮。白通汤为夹有太阴里寒下利，用葱白发汗。由于少阴里虚，故在表的持续时间不会很长，二三日后即传里或成为半表半里，因此汗不可过，且必须配以姜附等温药。诸病之死，皆在胃气衰败之后，即太阴病末期。少阴死证，多二阴并病，《伤寒论》列于少阴病篇当有深意。少阴传太阴为常，少阴之表要重视早治。少阴三

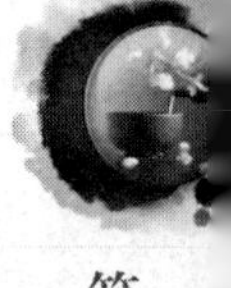

急下为病传阳明，已属阳明证治。冯氏所举少阴病方证16个（麻辛附汤、桂去芍加麻辛附汤、桂芍知母汤、三附子汤、乌头汤、真武汤、乌头桂枝汤、天雄散等），桂枝加附子汤、桂枝去芍药加附子汤等都可以看作少阴病的治疗。

2. 里阳证和里阴证

阳明和太阴均主里，也是一阳一阴。阳明病（邪实于里，呈阳热证），“阳明为温病之薮”，“病至阳明则伤寒与温病无异。”（陆九芝）胃家实、太阳阳明合病、少阳阳明合病、外内皆热的温病与风温（温病与风温也是证候名），是判定阳明的大眼目。阳明病和温病都反映热盛津伤的特征和证候，治疗宜清热护津生津。在上用吐，瓜蒂散，在中用清，白虎汤，在下用攻，承气汤。温病、风温不能汗，不要说甘温的桂枝汤，就是辛凉的银翘散也不合适，而只应该用白虎汤清解（阳明也多动风谵语的危重症）。冯氏所举阳明病方证89个，其中太阳阳明23个（大青龙汤、越婢汤、麻杏甘石汤、白虎加桂汤、竹叶石膏汤、厚朴麻黄汤、厚朴七物汤、木防己汤、桂枝加大黄汤等），少阳阳明3个（大柴胡汤、柴胡加芒硝汤、柴胡加龙牡汤），正阳阳明63个（白虎汤、承气汤、抵当汤、陷胸汤、泻心汤、十枣汤、栀子豉汤、茵陈蒿汤、白头翁汤、猪苓汤、百合地黄汤、黄连阿胶汤等），可见阳明热证方治之多。

太阴病（里阴证），太阴与阳明同在里，一阴一阳，相对立而存在（以其脏有寒故也，当温之，宜服四逆辈）。太阴病多危重，死证多在太阴（四逆辈用于回阳救逆），有胃气则生，无胃气则死。太阴病有缓有急，缓者为慢性里虚寒证。太阴病多夹瘀、夹饮，或兼血虚等。太阴病篇只有8条原文，大多是合并证治。太阴病证治多见于少阴病篇，强调用四逆辈温。疾病善后调理的众多补益祛邪方都是治疗里阴证的。冯氏所举太阴病方证81个（四逆汤、大建中汤、吴茱萸汤、理中汤、大小半夏汤、桃花汤、半夏厚朴汤、橘枳姜汤、枳术汤、外台茯苓饮、瓜蒌薤白半夏汤、枳实薤白桂枝汤、当归芍药散、温经汤、炙甘草汤、肾气丸、麦门冬汤、酸枣仁汤等)，补中祛寒为主，也有兼化饮、祛瘀，或生津养血的。太阴病篇虽然只有原文8条，具体证治其实多出现于少阴病篇中，治疗只强调用四逆辈温法，也许此中寓有深意。

3. 半表半里的阳证和阴证

显然，非表即里的做法过于简单，必须要有一个半表半里的缓冲地带，从治法上看，用和解来表达也是恰当的。我理解这应该是一个模糊区，临证只要排除典型的表里、寒热、虚实的状态，其落点就应该在这个范围之内。半表半里是一个错杂区，或者称为非典型区，所以临证不能用单纯的极端的治法，如汗吐下。这个半表半里最容易理解的是少阳，与少阳相对的是厥阴的半表半里，处理的方法相近，但一在阳，偏重于清热，一在阴，偏重于温里。这样的治法毫无疑问现在用在慢性病证中多，但在当初急性病中也是常用。

少阳病（半表半里阳证），表里易知，阴阳易判，少阳之辨，与其求之于正面，不如求之于侧面，即用排除法。凡阳证除外表里，即当属于半表半里的少阳病。《伤寒论》

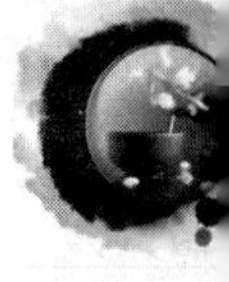

先太阳，次阳明，后少阳，即暗寓此意。提纲表述不够，半表半里为诸脏器之所在，邪入于此，往往涉及某一或某些具体脏器，故见症复杂多变，合并证也更多。疾病的传变，由外而至内，太阳不解有直传阳明者，也有先传少阳再传阳明者。病有少阳传阳明者，而绝无阳明传少阳者。所以少阳放在阳明后，是为了辨证，而不是传变。三阳中少阳变化最多，证治最繁，除了太阳的汗、阳明的吐下清之外概属少阳的和解。冯氏所举少阳病方证 12 个（小柴胡汤、柴胡桂枝汤、四逆散、黄芩汤、奔豚汤），尽管少阳病篇只提到小柴胡汤证，其实是为了方便叙述，相关证治也是散见于各篇。半表半里为诸脏器所在之地，故见症复杂，合并证更多，因此也是临证最富于变化之处。

厥阴病（半表半里阴证），厥阴病的特点一是寒多（微有热或但寒不热）；二是上热下寒。太阴、少阴皆无热，是因为邪有出路，而厥阴则邪无出路，寒易郁而化热出现上热下寒。明于此，才能理解乌梅丸中用连柏的用意；才能区别少阳与厥阴，不至于把三泻心认为少阳证治；才能看清少阳与厥阴的分水岭，小柴胡汤和乌梅丸皆用苦寒之泻和人参之补，但少阳温以生姜，厥阴则用姜附。同为半表半里，少阳和以清热，厥阴和以温阳（温下清上）。这样把半夏泻心汤都可以放入厥阴证治中了。柴胡桂枝干姜汤可以视为治疗厥阴病的典型方剂之一，小柴胡汤用于半表半里阳证，而柴胡桂枝干姜汤用于半表半里阴证。冯氏所举厥阴病 13 方（乌梅丸、柴胡桂枝干姜汤、干姜芩连人参汤、黄连汤、三泻心、麻黄升麻汤、黄土汤、鳖甲煎丸）。

刚一开始接触以上的六经模式，会感觉有些别扭，毕竟以往已经形成了的看法是相当顽固的。但仔细琢磨，理解透彻后也会习惯。以阴阳区分表、里、半表半里，而一分为六，这样形成的六经，其实并不复杂。

以这样的表里阴阳来重新布局六经的方证，规范了太阳病和阳明病的证治，太阳病以中风和伤寒为两大纲领，类聚相关方证，而不像原文中那么杂乱。阳明病则以正阳阳明、太阳阳明、少阳阳明以及温病为主，条理不乱。同时扩展了太阴的内容，简化了少阴的证治，最后，使少阳和厥阴对峙在半表半里的位置上，各有所到。

对表阳证的理解应该不会有问题，阳不一定就理解为热证，阳表示机体的整体反应可以，根据具体表现有麻黄汤和桂枝汤的不同处理。显然，作为治疗再补充一个越婢汤或大青龙汤亦可，作为热病初期的治疗常规，三方鼎立而布局，也未尝不可。辛温发汗，麻桂同用是基本。麻桂或麻石相配，用于急性病证多，而桂芍相配则更多用于慢性疾患了。表阴证，我们习惯上称太少两感，但表阴证的范围更大，凡阳虚而身痛者都可列入。阳气虚衰，全身情况较差，见有恶风、恶寒和周身关节疼痛者，当温阳散寒，麻附同用是规矩。这样的方治既可用于急性病证（感染病），也可用于慢性病证（痹证）。

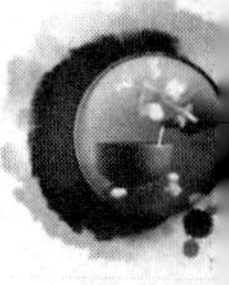

里阳证规范了阳明病证治，注意太阳阳明病的辛凉证治放在了里阳证中。辛凉的归属，从辛的角度可以走表（太阳），从凉的角度又可以走里（阳明），学术上甚至有对辛凉解表的否定，其实在临床应用上无妨，关于少阳阳

明也是这样，归纳时放在哪里都可以。所以里阳证，范围紧缩一些，就是正阳阳明，主要用吐下攻邪和寒凉清热剂。里阴证扩展了太阴病的证治，突出了太阴（脾胃）的重要性，原文中内容最少，而实际上相关的证治不少。另外将太阴作为里阴证，而将少阴作为表阴证，也是有新意的。实际上，里阴证和里阳证走到极端，就是少阴寒化和少阴热化证。

少阳的半表半里，正气已经有所不支，但药用人参、大枣、甘草即可。而把厥阴也看作半表半里，药用干姜、附子，以此为别，看来也有一定的道理。这样把少阳、厥阴与肝胆分离出来，从证治用药看，更加实用。并把半夏泻心汤等移入，也有一定的道理，拓宽了厥阴的范围，将它和少阳对应，临证有指导价值。对于慢性炎症的证治，半夏泻心汤、乌梅丸所提示的治法方药，永远堪称经典。

学术在互相的探讨中才有进步，个人的所见总是有限，所以有必要尽可能广泛地阅读，这很重要。阅读以后，常常会对自己以往的一些看法作出修正，会想早知道这些，也许我会那样讲了。在今天，仅用六经显然不够，要有针对的病，其实古人也已经有了进一步的追求，即将用药和脏腑经络联系起来了。

八、纠偏补世须古法

陆九芝（1818～1886年），清末医家。《世补斋医书》成于1884年，为陆氏医学观点和临床经验的体现。陆氏精研《内经》理论，恪守仲景心法，博通后世各家的论述。书中阐发先圣经典，评析后人得失，议论风生，言辞犀利，切中肯綮之处不少，过于偏激之词也有，但都有助于我们的思考。

陆九芝所处的晚清年代，叶天士、吴鞠通的温热学说影响日隆，世风有所变转。但矫枉常易过正，面对时医临证喜用清淡之品敷衍塞责，以至于延误病情的现状，陆氏毫不犹豫地挺身出来纠正时弊，大声疾呼医学必须守住自己的本原，临证治疗不能离开《伤寒论》。中医对外感热病的治疗，由伤寒到温病是历史的进步，温病的理法方药原本只是对伤寒的补充，然温病既出之后，世间竟然又有以温病另立门户而废伤寒者，以至于相当一部分医者竟然不知经方为何物，或视经方的使用为畏途，这实在是一件令人遗憾的事情。可以说，在历史上对任何事物的认识都有一个反复曲折的过程，在这一进程中，总是不断需要有人出来纠偏补遗，中医对外感热病的证治也是这样，陆九芝也正是这样一位应运而生的人。

1. 定六经为热病之提纲

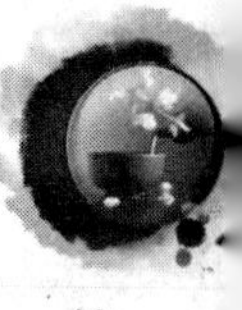

以六经辨治热病，起源于《内经》而成熟于《伤寒论》。伤寒六经证治的框定，标志着中医临床对外感热病论治的基本成熟。所谓成熟即体现在对热病整个过程的合理把握，体现在对每个阶段中的表里、寒热、虚实的详细鉴别，体现在最终能够方证相对，取效快捷。后世临床再怎么发展，都不可能离开这一基本框架，故陆氏提倡对《伤寒论》的回归和重视，不难理解。

从外感热病的角度，陆氏为伤寒正名，大伤寒而小温病，欲理清伤寒、温病、瘟疫各自的范围和脉络，于临证有相当的积极意义。从认识论的角度出发，人们在实践中对疾病的了解也总是由浅到深、由粗到细的，伤寒六经的框架无疑是正确的，但框架中许多局部尚欠细化，甚或还有空缺，此有待于后人的补充和发展，故经过一定年月的积累又有温病学派之兴起。然新说一出，即毁旧学，这恰恰不是中医学术历史进展的方式，所以，温病学再怎么发展，总还是在六经的范围之中。陆氏以伤寒六经为热病的基础，强调阳明为成温之薮，提出温热病为阳明证，证在伤寒论中，方亦不在伤寒论外，道理也在于此。陆氏认为温热异于伤寒者只在不用桂麻青龙，此外伤寒与温病无少异。其实，温病学家对经方的变通运用，对热病治法的补充，相对以往伤寒的治法无疑大大跨进了一步。站在伤寒的立场上来看瘟疫，也基本上能够把握住大概。陆氏提出传染而有寒有热者为瘟疫，不传染有热无寒为温病。瘟疫强调以温疫、寒疫分，临证治疗亦遵伤寒以寒温分，取普济消毒饮概括清法，以圣散子概括温法。

以上，由伤寒而温病、而瘟疫，循此论治外感热病，思路清晰，既不违背经典所述的原则，也符合临床诊疗实际。从原则上讲，以伤寒六经来统外感热病也是完全可以的。

2. 立伤寒为百病之基础

早在陆九芝之前，俞根初有“以六经钤百病”的提倡，徐灵胎有：“医者之学问，全在明伤寒之理。伤寒理明，则万病皆通”的论说。陆氏强调以六经为临证提纲，伤寒如此，杂病亦如此。舍此则不能治伤寒，亦不能治杂病。《伤寒论》价值的被认识，在历史上也是有一个过程的，宋以后，研习《伤寒论》医家的增多，使伤寒的理论逐渐被接受和重视。另外，医学经过金元的争鸣以后，重新回到了最初的基本点上。明清医家在这方面意识逐渐增强，如张景岳提出的两纲六变、程钟龄提出的八纲等，虽然不是直接用六经或伤寒来表达，但都是对临床辨证中基本要素达成的共识，如果连这些要素都把握不住，怎能提进一步的治疗？

以六经框定外感热病时，我们更多注意的是六经所提示的阶段性的变化，而六经中蕴含的寒热虚实表里等错综复杂的变化，以及风寒燥湿热和脏腑经络气血津液的变化，却是可以用来应对所有病证的治疗的。陆氏在《世补斋医书》中对上述问题均有论及。如陆氏强调，古今之病不外寒热两途，古今之治不外温清两法。陆氏提出，一部《伤寒论》只有3种方：麻黄桂枝的辛散，石膏大黄的寒泻，干姜附子的温补。升麻葛根柴胡细辛统于麻黄桂枝，黄芩黄连山栀黄柏统于石膏大黄，吴萸蜀椒统于干姜附子。干姜附子桂枝麻黄为温法，石膏大黄为清法。桂枝之与石膏、芩连之与干姜、附子之与大黄为温清合用法。陆氏强调："医之为道，莫要于不使病大。不使病大，莫要于先分虚实。虚实之不分，则一错到底。"虚实关系到补泻，补泻要不失时机，若判断失误，出手即错。

陆氏赞赏柯韵伯的观点：仲景杂病即在伤寒论中，而《伤寒论》中也最多杂病，参错而见，故仲景之六经，为百病立法，伤寒杂病治无二理，总归六经之变。陆氏认为：

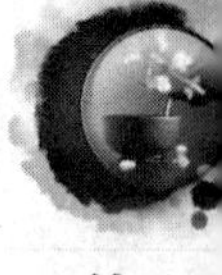

“故凡不能治伤寒者，亦必不能治杂病，人孰知杂病之茫无治法，即由于《伤寒论》之废而不读耶。”不读《伤寒论》，不能理解活生生的经验，中医面临的只能是混乱，是失传。

陆九芝的伤寒观，有一定的时代烙印，有相当的合理成分，即便时至今日，仍然不失其昔日里曾经闪烁过的耀眼光芒。

九、条分缕析辨寒温

自明末清初吴又可著《温疫论》，历数温疫与伤寒的不同，在以后的二三百年间，温病学家辈出，众多医家丰富的临床实践，为中医辨治外感热病增添了大量的经验。由于每个人的师承、经历的不同，所出的著述也各有偏重，由此形成了温病学说精彩纷呈的繁荣局面。对外感热病的辨治，最能体现一个医家的水平，而对外感热病的把握，医家又有各自独到的经验和体系，除了广为人知的叶天士的《温热论》外，几乎同一时代的还有俞根初的《通俗伤寒论》，杨栗山的《伤寒温疫条辨》等，前者从六经立论，融寒温治法于一炉，后者则从病原相异立说，欲辨寒温治法为二途。不管是强调合，还是注重分，对寒温证治的辨析却是不变的主题。本文主要围绕《伤寒瘟疫条辨》，略作议论。

杨栗山，生于1705年，卒年不详。《伤寒温疫条辨》成书于清乾隆四十九年（1784年）。杨氏痛感时医辨不明寒温，以至于“无人不以温病为伤寒，无人不以伤寒方治温病。”造成了寒温混淆不清，贻害无穷的局面，进而深入研究伤寒与温病的不同之处，最后“集群言之萃，择千失之得。”从前人的著述和自己的经验中领悟，写成《伤寒温疫条辨》一书。该书从病因病机、症状鉴别、处方用药等方面展开，叙述伤寒和温疫各不相同的诊治规律。全书共分六卷，卷一为总论，卷二、卷三辨证，卷四、卷五辨方，卷六辨药。面对临床不少医家墨守伤寒辛温法以治温疫的现状，杨氏紧随吴又可之后，“条分缕析，将温病与伤寒辨明”，其目的是要使“温病与伤寒另为一门，其根源、脉证、治法、方论灿然昌明于世，不复搀入《伤寒论》中，以误后学。”无疑，这样的认识和做法在当时有一定的积极意义。

1. 以寒温剖析病因脉证

对寒温的辨识，是临证治疗取效的前提。首先是对伤寒与温病的辨析，然后伤寒与温病又有各自不同的寒温证治规律。杨氏正是循着这样的思路深入，直至具体方药的裁定。

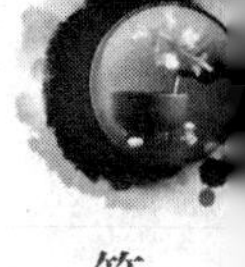

《伤寒温疫条辨》以运气开篇，强调一个“变”字。天变无常，故病变亦每每不同，当然治法也就没有定体。“今之非昔，可知后之非今。”因此临证不设成见，惟证为的，这真是一切从实际出发的精神。对于温病的病因，杨氏有过一个冥思苦想以至于顿悟的过程。前贤刘河间、王安道虽也强调寒温为时不一，并立出不同方治，但对于温病所以然之故，终究未能阐发到底。杨氏“一日读《温疫论》，至伤寒得天地之常气，温病得天地之杂气，而心目为之一开。又读《缵论》，至伤寒自气分传入血分，温病自血分发出气分。不禁抚卷流连，豁然大悟。"所谓"千古疑案，两言决矣!"进而感悟《伤寒论·辨脉法》"清邪中于上焦，浊邪中于下焦"之说。杨氏的觉悟，受吴又可的启发，故他对《温疫论》的观点多有继承，首先从病因的源头上将寒温分清，即伤寒得天地之常气，风寒外感，自气分而传入血分；温病得天地之杂气，邪毒内入，由血分而发出气分。伤寒为冬月感冒风寒之常气而发；温病为四时触受天地疵疠悍潦之杂气而成。如此，小伤寒而大温病，为在治法方药上的进一步展开站稳脚跟。

医之为难，难在不识病本。从病因相异出发，杨氏在卷一总论中详细分出二十一节阐述自己的认识，有关于伤寒温病的根源辨、脉证辨、治法辨，从病因、脉证、治法上将寒温一一辨清，使之不再互相混淆。在卷二、卷三中列出证候七十余条，一一与伤寒相对照，"俱从《伤寒论》中驳出温病证治之所异来，令阅者了然于心。"从而不再以温病为伤寒，不再以伤寒方治温病。在这些章节中，杨氏针对临床常见的症状，具体解析出伤寒与温病的不同治法方药，使人有所遵循，杨氏的苦心卓识，于此可以体现。

杨氏除了强调伤寒与温病的表证不同，提出温病无风寒阴证，故禁用麻桂等辛温之剂外，还提出伤寒与温病的里证也相异，即温病无阴证的说法：强调温病由"热变为寒，百不出一，此辨温病与伤寒六经证治异治之要诀也。"温病之里，由邪热炽盛于里所致，杨氏指出温病表现尽管变化多端而难以枚举，但"其受邪则一而已，及邪尽，一任诸证如失，所谓知其一，万事毕。”即温病为热毒一贯到底，为他倡导清泻二法奠定根基。

2. **以寒温区分治法方药**

杨氏提出，温病的治法无多，主要以清下二法祛邪而已，这就使温病的治法更加简洁明了地呈现在世人面前。杨氏强调，伤寒与温病的治法在病变的初期就有极大的不同。伤寒急以发表为第一义，温病急以逐秽为第一义。因为伤寒不见里证，一发汗外邪即解，而温病虽有表证，实无表邪，一发汗则内邪愈炽。若误用辛温，犹“抱薪投火，轻者必重，重者必死。惟用辛凉苦寒，如升降、双解之剂，以开导其里热，里热除而表证自解。”

杨氏秉承了喻嘉言的观点，强调温病的逐秽，当与解毒并行，同时应当区分部位，如邪在上焦者，应升而逐之；邪在中焦者，应疏而逐之；邪在下焦者，应决而逐之。恶秽既通，乘势追拔，勿使潜滋。杨氏补充：“所以温病非泻则清，非清则泻，原无多方，视其轻重缓急而救之。”同时，杨氏十分赞同吴又可“承气本为逐邪而设”的观点。同样是苦寒攻下，伤寒与温病的用法也大相径庭，如伤寒里实方下，温病热胜即下；伤寒下不嫌迟，温病下不嫌早。因为伤寒之邪由表入里，而温病之邪是由里出表。

攻下之后，邪去正衰，伤寒与温病之治也有不同，如伤寒后证多补气，温病后证多养血，由于温病无阴证，纵有平素虚损之人，也不可峻用辛温，而应该在温补中加入滋阴之品。以上这些治疗上的一般规律，其实已为当时的温病学家所共识，杨氏皆能从容应对。

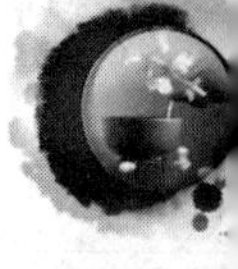

杨氏采摘前人的成方181首，附方34首，作为温病临证的参考，而杨氏留下的治疗温病的15首方剂则是他的经验独创之处。15首方皆以升降散为基础，升降散以僵蚕为君，蝉蜕为臣，升阳中之清阳，姜黄为佐，大黄为使，降阴中之浊阴，另以米酒为引，蜂蜜为导。全方一升一降，使内外通和，则杂气之流毒顿消。升降散的应用贯穿温病治疗的始终，无论是初起憎寒壮热、头痛如破、烦渴引饮，或是病至吐衄便血、神昏谵语、舌卷囊缩，皆可运用。考升降散，其实在杨氏之前已有临床应用，如《万病回春》治疗蛤蟆瘟的内府仙方（即升降散，用姜汁不用米酒），《伤暑全书》也有该方的应用。在升降散的基础上，偏于清者有神解散、清化汤、芳香饮、大小清凉散、大小复苏饮、增损三黄石膏汤等，用于证情较轻者，在药物方面始终以银、翘、芩、连、知、柏相随，体现了早用、重用清热解毒药的治疗特色。偏于泻者有增损大柴胡汤、增损双解散、加味凉膈散、加味六一顺气汤、增损普济消毒饮、解毒承气汤等，用于证情较重者，在药物的运用上，以前者为基础，再增承气之类攻下，清泻并投，速战速决，体现了杨氏临证的胆识。从这些方剂中的药物增损变化，可以看出杨氏对前人经验的继承和出新，正因为在根本上紧紧把握，所以当古方今病不尽相合时，杨氏都能够巧手化裁，“信手拈来，头头是道。”

杨氏辨析寒温，并不存在对伤寒温病褒贬的问题，相反可以看出他对仲景心法的娴熟，杨氏本人也是从《伤寒论》中体悟临证大法的，正如他所说：“读仲景书，一字一句都有精义，后人之千万论，再不能出其范围。”杨氏辨析寒温，也不存在舍弃辛温而偏爱寒凉的问题，他说：“古方未有不善者，偏于温补而死与偏于清泻而死，其失等也。人之一身，阴阳气血，寒热虚实尽之，临证者果能望闻问切，适得病情，则寒温补泻，自中病情矣。”同样，吴瑭在谈到吴又可温病禁黄连时也有类似的话语：“医者之于药，何好何恶，惟当之是求。”寒温之辨，惟此为大，失之毫厘，差之千里。清代医家之所以要另立出区别于伤寒的温病治法，也是出于临床实际的需要，时至清代，对温热病的治疗就如瓜熟蒂落。作为具体的治法，有别于既往的传统，所以有必要加以强调。杨氏如此执著地要区分温病于伤寒，曾被人问到，你这样做“得勿嫌于违古乎？”杨氏理直气壮地答道：“吾人立法立言，特患不合于理，无济于事耳，果能有合于理，有济于世，虽违之庸何伤。”这是何等求实的精神！

清代医家在温病证治方面所做的努力，分而言之，各有独到，合而视之，则是一个整体，而对寒温的辨析始终是个不容模糊的问题。

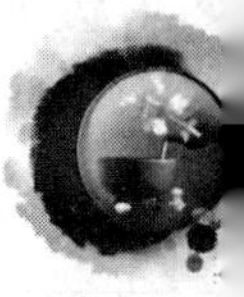

后　记

研究中医经典的方法，有时要注意循实以责名，即应该根据原文的具体描述和疾病的临床表现，来推敲和理解文字表述中的实际内容到底如何。当我们将流行性出血热与"伤寒"关联起来时，我想以下这些问题应该有助于思考与理解：

① 流行性出血热的特殊性，对人体器官组织侵害广泛，临床表现复杂。

② 流行性出血热在汉末魏晋的流行，有着政治、军事、地域等的背景。

③《伤寒论》是一本实践的书，原文的描述客观实在，要点明确，绝不是空谈理论的书。

④《伤寒论》用六经病证的方法体现了古人的应对方法，反映了流行性出血热的证治规律。

⑤ 在某种意义上可以说，流行性出血热造就了《伤寒论》，奠定了临证处理的基本框架体系，体现了六经方法的优越性。

⑥ 正是从流行性出血热证治中出来的六经证治才有可

能走向百病的治疗，读《伤寒论》必须注意伤寒的广义和狭义。

⑦ 古人的局限在于有时将互相关联的事物割裂开来，有时将不相关联的事情凑在一起，因为仅凭现象的观察不一定能够深入事物的本质。后人仅凭零碎的文字记载不一定能够理解历史的事实，所以，对原文的注释也会带有相当的盲目性。

⑧ 用现代知识来重新理解古代文献中记载的事实是有可能的，同时也十分必要。

⑨ 临床医学必然要受到实际疗效的检验，我们要尊重医学的经验性，而不应该仅仅满足于对经典原文的纯理论的解释。

赵洪钧先生在他的《伤寒论新解》中提到过这样的有趣现象："如果有人公然批驳《伤寒论》，那些不常用仲景方的人又要大发火，他们会说《伤寒论》无一字不对。倘请他讲一下仲景学说的所以然，则要么强词夺理，要么到处支支吾吾，这是一种病态心理。"我不知道从现代医学的角度来探究《伤寒论》是否会被认为是大逆不道？我想，如果我们把无限的临床医学作为追求的目标，那么《伤寒论》所反映的也只是有限的一部分。我们要用一颗平常心来解读《伤寒论》，就像姜春华老先生所说，我们读的是《伤寒论》，而不是《圣经》。

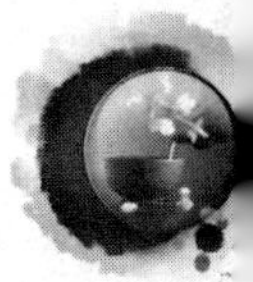

关于西学和中学，王国维在《国学丛刊》中有如下说："夫虑西学之盛之妨中学，与夫虑中学之盛之妨西学者，均不根之说也。中国今日，实无学之患，而非中学西学偏重

之患……故一学既兴，他学从之，此由学问之事，本无中西，彼鰓鰓焉虑二者之不能并立者，真不知世间有学问事者矣。”学无中西，但中西之学毕竟有异，我们今天的努力正是追求二者的沟通与融合，尽管认识一时可以不同，但事实只有一个，这是基础。

朝闻道，夕死可也！我想这句话是否也可以理解为一种殉道精神，即超脱了世俗功利的羁绊，纯粹以学问为追求和乐趣的境界呢？这也许是一种比较奢侈的享受。困扰已久的问题一下子迎刃而解，思路突然贯通，眼前豁然开朗，真是美不胜收，妙不可言！

张再良

2012 年 8 月 20 日

参考文献

[1] 付滨，等．从疾病演变史探“伤寒”原义．河南中医，2007，5：P1—5.

[2] 林永焕．流行性出血热诊疗学．北京：中国医药科技出版社，2005.

[3] 李建中．世纪大疫情．上海：学林出版社，2004.

[4] 曹东义．中医外感热病学史．中医古籍出版社，2004.

[5] 张剑光．三千年疫情．江西：江西高校出版社，1998.

[6] 伯恩特·卡尔格—德克尔．医药文化史．上海：三联书店，2004.

[7] 牟重行．1232 年汴京大疫与气候因素探讨．中华医史杂志，2008（38）1：15—18.

[8] 李同宪、李月彩 伤寒论现代解读．西安：第四军医大学出版社，2003.

[9] 冯世纶．解读伊尹汤液经．北京：学苑出版社，2009.

[10] 李东垣. 东垣医集·脾胃论. 北京：人民卫生出版社，1993.

[11] 李东垣. 东垣医集·内外伤辨惑论. 北京：人民卫生出版社，1993.

[12] 张景岳. 景岳全书. 上海：上海古籍出版社，1991.

[13] 连建伟，等. 订校《三订通俗伤寒论》. 北京：中医古籍出版社，2002.

[14] 何廉臣，增订通俗伤寒论. 福州：福建科学技术出版社，2004.

[15] 吴宜兴. 伤寒论方证新识. 上海：第二军医大学出版社，2006.

[16] 冯世纶、张长恩. 解读张仲景医学·伤寒六经方证直解. 北京：人民军医出版社，2006.

[17] 杨栗山. 伤寒瘟疫条辨. 北京：人民卫生出版社，1986.

[18] 祝味菊. 伤寒质疑. 上海：上海大众书店，1950.

[19] 费振钟. 中国人的身体与疾病. 上海：上海书店出版社，2010.